DR. NIGHAT ARIF

Frauen GESUNDHEIT

Bibliografische Information der Deutschen Nationalbibliothek
Die Deutsche Nationalbibliothek verzeichnet diese Publikation in der Deutschen Nationalbibliografie. Detaillierte bibliografische Daten sind im Internet über https://dnb.de abrufbar.

Für Fragen und Anregungen
info@m-vg.de

Wichtige Hinweise
Dieses Buch ist für Lernzwecke gedacht. Es stellt keinen Ersatz für eine individuelle medizinische Beratung dar und sollte auch nicht als solcher benutzt werden. Wenn du medizinischen Rat einholen möchtest, konsultiere bitte einen qualifizierten Arzt oder eine qualifizierte Ärztin. Der Verlag und die Autorin haften für keine nachteiligen Auswirkungen, die in einem direkten oder indirekten Zusammenhang mit den Informationen stehen, die in diesem Buch enthalten sind.

1. Auflage 2024

Türkenstraße 89
80799 München
Tel.: 089 651285-0

Die englischsprachige Originalausgabe erschien 2023 bei Aster, einem Imprint der Octopus Publishing Group Ltd unter dem Titel *The Knowledge: Your guide to female health from menstruation to menopause.*

Übersetzung: Simone Fischer
Redaktion: Ulrike Reinen
Umschlaggestaltung: Karina Braun
Layout: © Octopus Publishing Group 2023
Illustrationen: Liliana Rasmussen
Satz: Daniel Förster, Belgern
Druck: Firmengruppe APPL, aprinta Druck, Wemding
Printed in Germany

ISBN Print 978-3-7423-2728-4
ISBN E-Book (PDF) 978-3-7453-2492-1
ISBN E-Book (EPUB, Mobi) 978-3-7453-2491-4

DR. NIGHAT ARIF

Frauen GESUNDHEIT

DEIN GUIDE VON DER PUBERTÄT BIS ZUR MENOPAUSE

riva

Inhalt

Einführung 6
Die weibliche Anatomie und Selbstuntersuchungen 11
Selbstuntersuchung: Brüste 16
Trage die richtige BH-Größe! 18
Selbstuntersuchung: Vulva und Genitalbereich 21
Gerechter Zugang zur Gesundheitsversorgung für alle Menschen 24

Phase 1
Deine Pubertätsjahre 35

Deine Pubertätsjahre: Einleitung 36
Körperliche Veränderungen während der Pubertät 38
Die Periode 40
Gesundheits- und Wohlfühlprobleme während deines monatlichen Zyklus 58
Die Pflege deiner Vulva und Vagina 67
Infektionen der Genitalien und Harnwege 69
Sexuelle Gesundheit und Verhütung 71
Geschlechtskrankheiten 85

Phase 2
Deine fruchtbaren Jahre 95

Deine fruchtbaren Jahre: Einleitung 96
Die Planung einer Schwangerschaft 99
Unfruchtbarkeit 104
Schwangerschaftstest 111
Schwierigkeiten in der Frühschwangerschaft 113
Dein Körper während der Schwangerschaft 115
Psychische Gesundheit in der Schwangerschaft 119
Die Geburt 121

Postnatale Probleme 126
Gynäkologische Erkrankungen 129
Schmerzen in der Vulva und Vagina 144
Gynäkologische Krebsarten 149

Phase 3

Deine mittleren Jahre 159

Deine mittleren Jahre: Einleitung 160
Die Menopause und Perimenopause 162
Frühe Menopause 164
Symptome der Perimenopause 165
Vaginale Atrophie 168
Harninkontinenz und Blasenkontrolle 172
Sexuelle Probleme in der Lebensmitte 176
Perimenopause und psychische Gesundheit 179
Änderungen des Lebensstils zur Linderung von Wechseljahrsbeschwerden 181
Komplementäre und alternative Therapien 186
Hormonersatztherapie 188
Die Risiken der Hormonersatztherapie 206
Hormonersatztherapie – Versorgung und Lieferengpässe 212
Weitere Behandlungen für Wechseljahrsbeschwerden 213
Das Gespräch mit deiner Ärztin oder deinem Arzt über die Wechseljahre 218
Brustkrebs 222

Teile das Wissen 228
Glossar 230
Quellen und weiterführende Informationen 239
Sachregister 243
Dank 247
Über die Autorin 250

Einführung

Im Frühling 2019 arbeitete ich als Hausärztin in einer Praxis im ländlichen Buckinghamshire, mit dem besonderen Interesse am Thema Frauengesundheit. Dieser Bereich der Medizin hatte mich schon immer fasziniert, von der Menstruation bis zur Menopause, und es war zu meiner Berufung und Leidenschaft geworden, Menschen zu helfen, die richtige Betreuung und Behandlung zu erhalten.

Neben meiner Tätigkeit als Hausärztin begann ich daher, in den sozialen Medien Beiträge zu verfassen, um das Bewusstsein für verschiedene Themen zu schärfen, zum Beispiel für die Bedeutung der Gebärmutterhalskrebs-Früherkennung oder die Vorteile der Hormonersatztherapie. Ich wollte meine Erfahrung als Ärztin nutzen, um Frauen durch Wissen zu stärken, sie zu ermutigen, ihren Körper kennenzulernen und mit den Mythen aufzuräumen, die sich im Bereich der Frauengesundheit oft hartnäckig halten. Um diese wichtigen Botschaften so effektiv wie möglich zu vermitteln, achtete ich darauf, eine klare Sprache, eine sachliche Terminologie und evidenzbasierte Daten zu verwenden. Da ich pakistanischer Abstammung bin, wollte ich auch ein südasiatisches Publikum erreichen und veröffentlichte die Inhalte deswegen nicht nur auf Englisch, sondern auch auf Urdu und Pandschabi.

Meine Tweets, TikTok- und Instagram-Posts nahmen an Fahrt auf und erregten bald die Aufmerksamkeit des *BBC-Breakfast*-Teams. Im Mai 2019 luden sie mich in die Sendung ein, um über typische Symptome der Wechseljahre zu sprechen und über meine Bemühungen, das Bewusstsein dafür in der Gemeinschaft der ethnischen Minderheiten zu schärfen. Der Auftritt einer Muslimin in den Dreißigern, die einen Hidschab trug, sorgte für Aufsehen – nicht nur weil ich in einer populären Fernsehsendung offen über nächtliche Schweißausbrüche und Scheidentrockenheit sprach – Themen, die von vielen als Tabu angesehen werden –, sondern auch weil Allgemeinmedizinerinnen, die so aussehen wie ich, selten im Fernsehen zu sehen sind. Die positive Resonanz, die ich daraufhin erhielt – vor allem von Women of Color – haute mich völlig vom Hocker.

Es folgten weitere Fernsehauftritte (darunter in *This Morning* des Senders ITV) – und meine Social-Media-Zugriffe schossen in die Höhe. Ich erhielt Tausende von Nachrichten von Menschen auf der ganzen Welt, die eines meiner Videos gesehen, ihre eigenen Symptome erkannt und – mit neuen Informationen ausgestattet – medizinische Beratung in Anspruch genommen hatten. Als Hausärztin war das natürlich Musik in meinen Ohren, aber es machte auch deutlich, dass ein großer Bedarf an klaren, sachlichen und verständlichen Ratschlägen besteht. Und das war es, was mich dazu veranlasste, mir meinen Laptop zu schnappen und *Frauengesundheit* zu schreiben.

Ich möchte mein Wissen weitergeben. Ich möchte mit dir in Kontakt treten. Ich möchte, dass du deinen Körper verstehst, Veränderungen erkennst und weißt, wann und wie du dir Hilfe holen solltest. Vor allem möchte ich, dass du dich so gut wie möglich um dich selbst kümmerst, damit du ein langes, glückliches und gesundes Leben führen kannst. Du wirst auf diesen Seiten vielleicht nicht auf jede Frage eine Antwort finden, denn in der Medizin gibt es selten ein Patentrezept und die

Symptome sind nicht bei allen Menschen gleich. Aber wenn du einen Ratschlag findest, der dich dazu bringt, deine Ärztin oder deinen Arzt aufzusuchen, oder dich zu deiner ersten Selbstuntersuchung ermutigt, dann hat diese Herzensarbeit ihren Zweck erfüllt.

Ich habe das Buch ganz bewusst in drei Abschnitte unterteilt, um die wichtigsten Lebensphasen einer Frau widerzuspiegeln: Pubertät, fruchtbare Jahre und Wechseljahre. Ich bin der festen Überzeugung, dass alle, die bei der Geburt als weiblich eingestuft werden, unabhängig von ihrem Alter etwas über diese Lebensphasen und die damit verbundenen Veränderungen erfahren sollten. Während des Schreibens fand ich es hilfreich, die Dinge aus der Perspektive meines 14-jährigen Ichs zu betrachten. Ich bin in einem traditionellen und religiösen muslimischen Haushalt aufgewachsen, in dem über das Thema Frauengesundheit kaum gesprochen wurde, sodass ich mich auf andere Weise über Dinge wie Menstruation und Verhütung informieren musste. Mein jugendliches Ich hätte ein Buch wie dieses zweifellos zu schätzen gewusst, denn es hätte mir ein tieferes Verständnis für mich selbst vermittelt ... und ein tieferes Verständnis für meine Mutter und meine Großmutter.

Ich möchte nicht nur Frauen und Mädchen jeden Alters helfen, sondern auch ihren Angehörigen – also Müttern, Vätern, Geschwistern, Großeltern und anderen Verwandten oder Bezugspersonen. Ich richte mich vor allem an Väter, die alleinstehend, getrennt lebend oder verwitwet sind oder gleichgeschlechtliche Beziehungen haben und darum vielleicht keine Partnerin, die sie beraten kann. Es ist so wichtig, dass ihr mit euren Töchtern offen und ehrlich über Menstruationsprodukte oder Familienplanung sprechen könnt.

Die Scham und die Stigmatisierung der Frauengesundheit zu überwinden ist für mich eine fortwährende Mission und bildet ein zentrales Thema dieses Buches. Der Faktor Scham kann im wahrsten Sinne des Wortes tödlich sein, wenn er jemanden daran hindert, die richtige Behandlung zur richtigen Zeit zu erhalten. Gynäkologische Krebserkrankungen fordern jedes Jahr Tausende von Menschenleben, aber durch Selbstuntersuchungen des Brustgewebes, der Vulva und der Vagina sowie durch regelmäßige Abstrichuntersuchungen können Veränderungen oder Anomalien rechtzeitig erkannt werden, um eine erfolgreiche Behandlung zu ermöglichen. Darüber hinaus müssen wir unsere Kinder und Jugendlichen ermutigen, sich mit ihren Genitalien vertraut zu machen, ohne sich dafür zu schämen. Indem wir diese Dinge normalisieren – Mädchen untersuchen ihre Vulva, Jungen ihren Penis –, etablieren sich gute Gewohnheiten und Infektionen beziehungsweise Krankheiten können verhindert werden. Ein großer Teil meiner Arbeit als Allgemeinmedizinerin besteht in dieser Art der Prävention, und dies kann wirklich Leben retten.

Frauengesundheit bietet auch Hilfe und Ratschläge für Menschen, die nicht in das Schema passen, das die Gesellschaft – und das Gesundheitssystem – immer noch als »normal« betrachtet (obwohl ich dieses Konzept infrage stelle, denn in der Medizin gibt es so etwas wie eine »normale« Periode oder eine »normale« Menopause nicht). Ich bin sehr stolz darauf, dass dieses Buch auch

Hinweise für Trans*Menschen und Menschen mit Behinderungen enthält. Diese Menschen haben genau die gleichen Rechte auf sexuelle und reproduktive Gesundheitsversorgung wie alle anderen Patient*innen und sollten ohne Diskriminierung oder Vorurteile behandelt werden. Der Inhalt dieses Buches kann daher auch für andere Ärztinnen und Ärzte nützlich sein, die sicherstellen möchten, dass ihre Praxen und Beratungen so inklusiv und zugänglich wie möglich sind.

Ein ähnliches Prinzip wende ich auf Menschen an, die mit Unfruchtbarkeit oder dem Verlust eines Babys zu kämpfen haben. Deren Umstände sollten niemals übersehen oder heruntergespielt werden. Erfolgreiche Empfängnis, Schwangerschaft und Geburt sind immer noch Teil des gängigen Narrativs, was bedeutet, dass sich Menschen, die diesbezüglich mit Problemen zu kämpfen haben, oft ausgeschlossen fühlen. Auch viele Women of Color fühlen sich häufig ausgegrenzt. Institutioneller Rassismus in Kombination mit systemischer Frauenfeindlichkeit ist im Gesundheitswesen immer noch vorherrschend, und ich höre nach wie vor erschreckende Geschichten von Women of Color, deren Symptome abgetan und deren Schmerzen nicht anerkannt werden. Ich bin entschlossen, dagegen anzukämpfen, und werde weiterhin nach Verbündeten suchen, die sich für uns einsetzen, und nach Botschafterinnen und Botschaftern, die mit den Gemeinschaften in Kontakt treten.

Und um es klar zu sagen: Wenn jemand fragt, warum mir Inklusion, Vielfalt und Allyship so wichtig sind und warum sie einen so wesentlichen Teil meines Ethos (und dieses Buches) ausmachen, werde ich immer antworten: »Warum sollte das nicht wichtig sein? Und warum muss die Frage überhaupt gestellt werden?« Meiner Meinung nach sind die Grundprinzipien der Medizin universell. Eine Gesundheitsversorgung auf höchstem Niveau sollte für alle zugänglich sein. Niemand sollte benachteiligt oder ausgeschlossen werden, im Gegenteil, allen steht ein Platz an diesem Tisch zu.

Als Angehörige einer ethnischen Gruppe und Mitarbeiterin des britischen Nationalen Gesundheitsdienstes (National Health Service, NHS) liegt mir die Frage der Repräsentation sehr am Herzen. Bekanntermaßen sind auf den meisten Werbematerialien für das Gesundheitswesen – Broschüren, Postern, Diagrammen und Illustrationen – nicht immer auch People of Color abgebildet. Das kann verständlicherweise die falschen Signale an Menschen senden, die sich von der Schulmedizin ausgeschlossen fühlen und deshalb weniger bereit sind, mit Ärztinnen und Ärzten zu sprechen. Ich tue mein Bestes, um dies zu ändern, und bin sehr stolz auf die vielfältigen (und bahnbrechenden!) Illustrationen, die speziell für dieses Buch erstellt wurden. Ich wünschte nur, es hätte sie schon gegeben, als ich jünger war. Damals waren die Botschaften zur öffentlichen Gesundheit eindeutig: für die weiße, westliche Mittelschicht.

Mir liegt auch viel daran, die kulturellen Barrieren zu überwinden, die Women of Color davon abhalten, die nötige Gesundheitsversorgung in Anspruch zu nehmen. Viele ihrer Gesundheitsangelegenheiten, wie zum Beispiel die Menstruation und die Wechseljahre, werden »unter den Teppich gekehrt« (mit anderen Worten: es wird nicht darüber gesprochen), was sich sehr negativ auf ihr Wohlbefinden auswirken kann. Diesen Menschen – und allen anderen, die sich allein und isoliert fühlen – möchte ich sagen: Ich hoffe sehr, dass ich dir helfen kann, deine Stimme zu finden und über all diese Themen zu sprechen.

Aber neben dem Gefühl, gehört zu werden, solltest du dich auch gesehen fühlen. Und als jemand, der klinische Medizin voller Herzblut lebt, möchte ich dich wissen lassen, dass ich dich sehe. Ich sehe, dass du unter Endometriose leidest. Ich sehe, wie du mit der Perimenopause lebst. Ich sehe, wie du Unfruchtbarkeit bewältigst. Ich sehe, wie du mit Geschlechtsdysphorie kämpfst. Ich sehe dich, wie du einfach nur sicher sein willst, dass deine Periode normal ist. Ich hoffe, dass dieses Buch dich dazu befähigt, die medizinische Versorgung zu bekommen, die du verdienst, und dass es dich ermutigt, deine Geschichte weiterzugeben und zu erzählen. Dein Wissen ist ein Geschenk, das es sich mit anderen zu teilen lohnt. Ich hoffe, dass dieses Buch dir auf deinem Weg eine Stütze sein wird.

Schließlich trägt jeder von uns eine Kerze des Wissens in sich. Angezündet durch Weisheit und Erfahrung, bringt sie Licht, Wärme und Energie. Aber wir sollten die Kerze nicht für uns behalten. Wir sollten sie benutzen, um die eines anderen Menschen anzuzünden. Auf diese Weise brennt die Flamme auch weiterhin hell.

In Liebe,

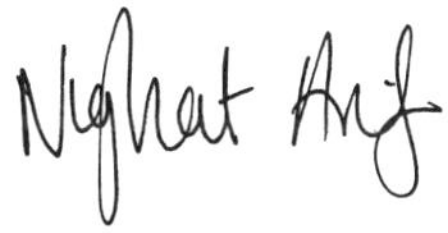

Dr. Nighat Arif

Lieber Körper, danke, dass du mich beherbergst, mich schön machst, mich nährst und mich zu bemerkenswerten Dingen befähigst. Ich verspreche dir, dich zu lieben und zu respektieren.

Die weibliche Anatomie und Selbstuntersuchungen

Die Kenntnis und das Verständnis deines Körpers ist der Schlüssel zu einer guten Gesundheit. Deshalb ist es wichtig, dass du dich über deine innere und äußere Anatomie informierst. Auf den folgenden Seiten findest du Illustrationen des inneren weiblichen Fortpflanzungssystems und der Brüste sowie eine Illustration der äußeren Vulva und des Schambereichs. Diese Abbildungen und Informationen sind eine wichtige Orientierungshilfe für viele Abschnitte des Buches.

Auch wenn ein Großteil deiner inneren Anatomie für dich nicht sichtbar ist, solltest du dir dennoch bewusst machen, wie bestimmte Bereiche deines Körpers aussehen und sich anfühlen – denn jeder Mensch ist anders und nur du kannst deinen eigenen Körper am besten kennen. Wenn es nach mir ginge, würde jede Frau oder jede Person, die bei der Geburt als weiblich eingestuft wurde (AFAB: *assigned female at birth*, auf Deutsch: »bei Geburt dem weiblichen Geschlecht zugewiesen«), ab dem 13. Lebensjahr regelmäßig ihr Brustgewebe und ihre Genitalien untersuchen. Idealerweise solltest du ab dem 18. Lebensjahr alle Selbstuntersuchungen einmal im Monat zwischen den Blutungen durchführen. Je mehr wir darüber lernen, wie wir aussehen und wie wir uns anfühlen, desto eher bemerken wir Veränderungen und Anomalien. Wenn du deiner Ärztin oder deinem Arzt deine Bedenken mitteilst, kann sie oder er bestimmte Symptome erkennen und frühzeitig – manchmal lebensrettende – Diagnosen stellen. Auf den Seiten 16 bis 17 und 21 bis 23 erfährst du, wie du diese Selbstuntersuchungen im Detail durchführst.

Das weibliche Fortpflanzungssystem

Das weibliche Fortpflanzungssystem umfasst alles, was mit der Zeugung und dem Austragen eines Babys zu tun hat. Es ist enorm wichtig, dass du dir dein System in jeder Phase deines Lebens bewusst machst, auch wenn du keine Schwangerschaft planst. Das Fortpflanzungssystem beginnt an der Vulva, dem äußeren Genitalbereich, den du bei deiner Selbstuntersuchung sehen kannst (Seite 21 bis 23), geht dann in die Scheide (auch oft als Vagina bezeichnet) und dann in den Gebärmutterhals über, der die Öffnung zur Gebärmutter darstellt. Die Gebärmutter ist mit der Gebärmutterschleimhaut ausgekleidet. Wenn du schwanger bist, wächst dort der Fötus und wird während der gesamten Schwangerschaft dort versorgt. Wenn du nicht schwanger bist, durchläuft dein Menstruationszyklus einen Prozess, bei dem sich die Gebärmutterschleimhaut verdickt und dann mit deiner Periode abgestoßen wird. In den Eierstöcken reift jeden Monat eine Eizelle heran, die dann in die Eileiter abgegeben wird, um sich auf den Weg zur Gebärmutter zu machen.

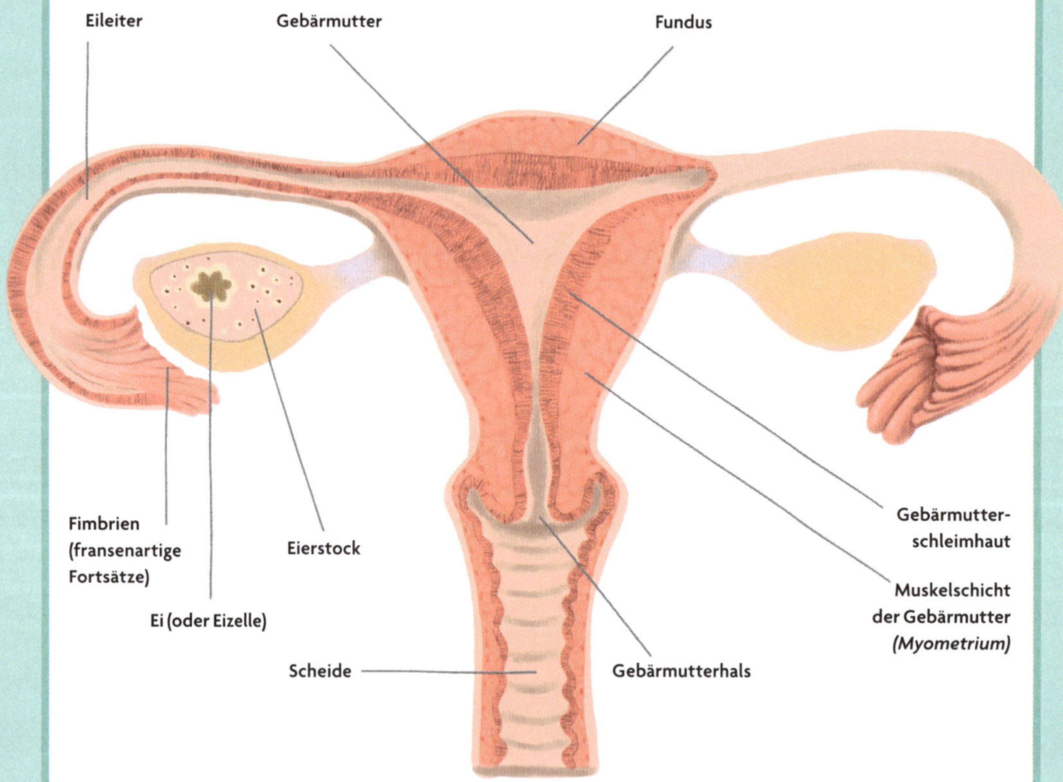

Das weibliche Fortpflanzungssystem (Seitenansicht)

Für manch einen ist es überraschend, wie nahe die Fortpflanzungsorgane am unteren Teil des Verdauungssystems liegen, doch sie sind alle im Becken eng miteinander verbunden. Das ist vor allem wichtig zu wissen, wenn dein natürlicher Östrogenspiegel sinkt, da dies der Grund dafür ist, dass eine vaginale Atrophie (Seite 168) Infektionen im Harntrakt verursachen kann. Die Blase und die Harnröhre befinden sich direkt vor der Gebärmutter und den Schamlippen, während Darm, Mastdarm und Anus direkt dahinter liegen. Zwischen der unteren Öffnung der Vulva und dem Mastdarm liegt ein Bereich, der Damm genannt wird und leicht einreißen oder wund werden kann, wenn die Haut trocken wird.

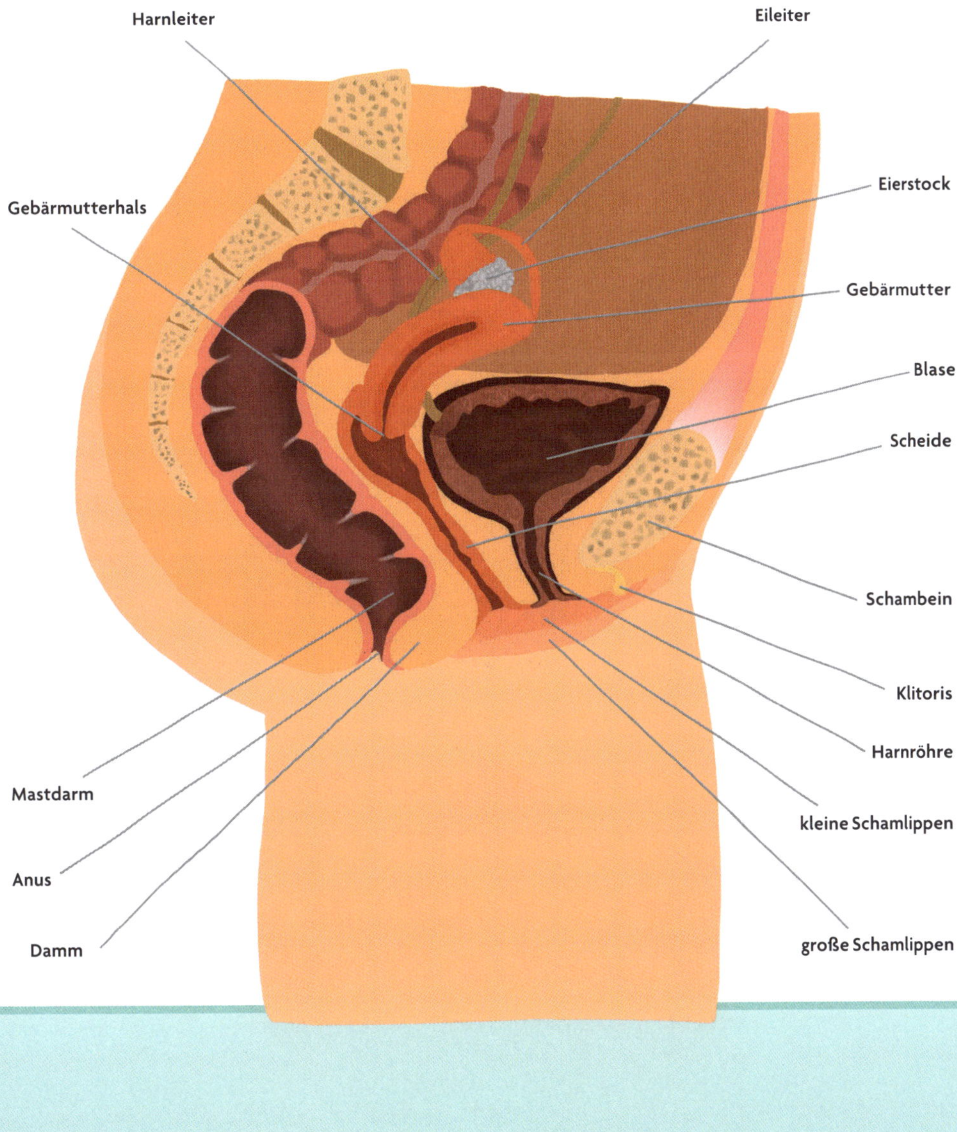

Die Vulva und der Schambereich

Die Vulva ist der äußere Teil deiner Genitalien, während der Schambereich zwischen deinen Beinen oberhalb deiner Vulva ist, wo deine Schamhaare wachsen. Wenn du dir die Vulva anschaust, siehst du, dass sie aus den äußeren und inneren Schamlippen besteht. Die Klitorisvorhaut sitzt oben auf den inneren Schamlippen und bedeckt die Klitoris, während sich die Harnröhrenöffnung (aus der du urinierst) direkt darunter befindet. Der Eingang zur Vagina liegt am unteren Ende der inneren Schamlippen. Der Damm ist ein Hautbereich, der sich zwischen den Öffnungen der Scheide und des Anus befindet.

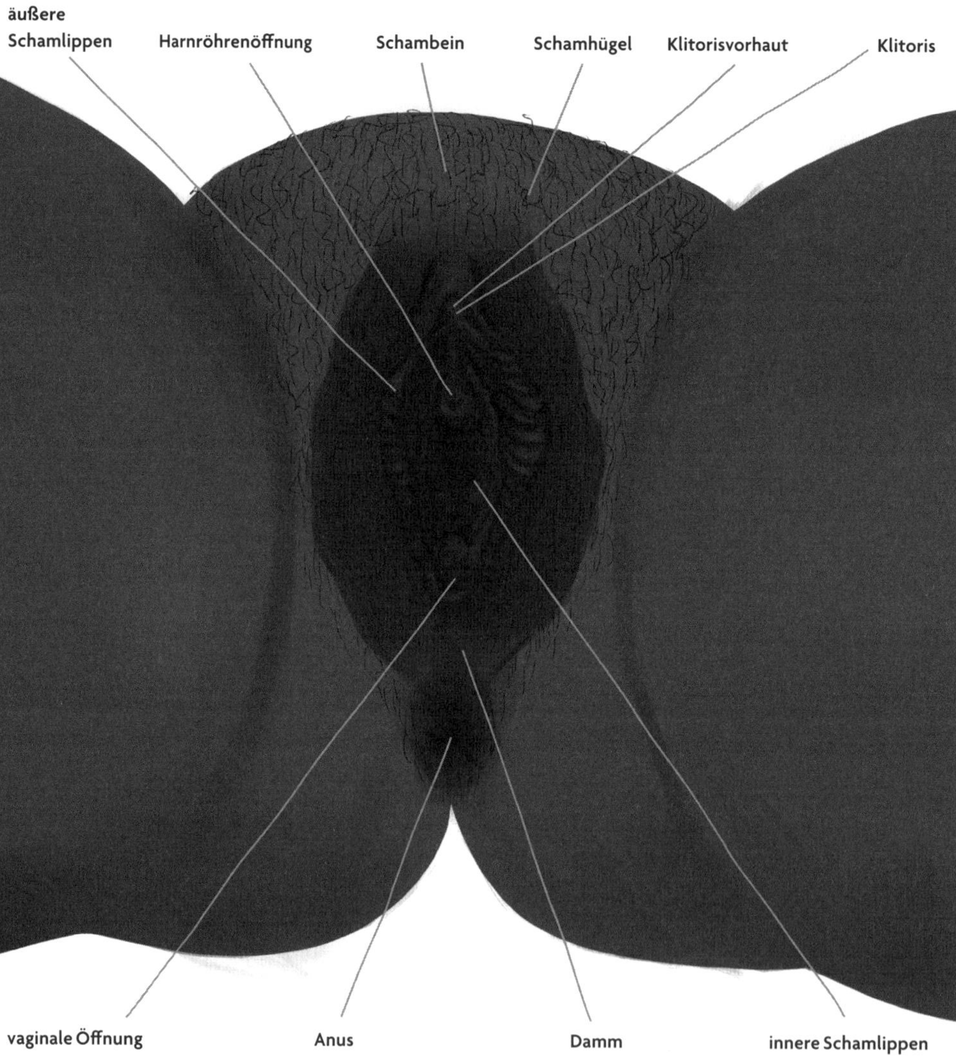

Die Brust

Die Brüste sitzen vorn auf dem Brustkorb und sind durch die Brustmuskeln von den Rippen getrennt. Jede Brust besteht aus mehreren Drüsen, etwa 15 bis 20 in jeder Brust, die über Milchgänge und Milchsäckchen mit winzigen Öffnungen in der Brustwarze verbunden sind. Die hormonellen Veränderungen, die mit der späten Schwangerschaft und der Geburt einhergehen, veranlassen die Drüsen zur Milchproduktion. Wenn das Baby an der Brust saugt, wird die Milchbildung angeregt und die Milch aus den Drüsen durch die Milchgänge und -säckchen in die Öffnungen der Brustwarze abgegeben. Die erste Milch, die aus der Brust kommt, ist eine reichhaltige, fettige Substanz, die Vormilch oder Kolostrum genannt wird, und etwa zwei Tage nach der Geburt eines Babys wird die »reife« Muttermilch gebildet.

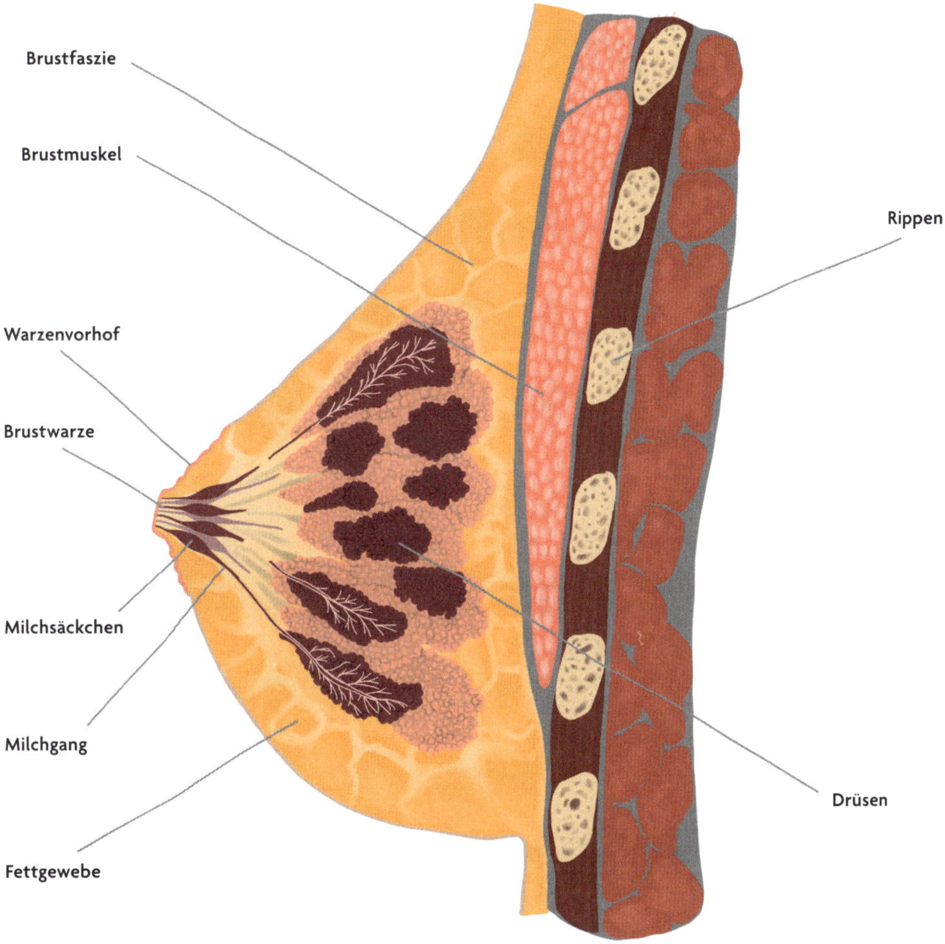

Selbstuntersuchung: Brüste

Dank der zunehmenden Aufklärung durch das Gesundheitswesen – und der fabelhaften Arbeit von Wohltätigkeitsorganisationen – untersuchen mehr Frauen als je zuvor ihr Brustgewebe. Hilfreiche Informationen zum Thema Brustkrebs gibt es auf dem Portal der Deutschen Krebsgesellschaft. Eine sorgfältige Selbstuntersuchung sollte etwa zehn Minuten dauern und könnte dir das Leben retten.

Mache es dir zur Routine

Ich empfehle meinen Patientinnen, ihre Brüste einmal im Monat zu untersuchen: immer ungefähr zum gleichen Zeitpunkt oder zwei Wochen vor oder nach der Periode, sofern du menstruierst (denn Östrogenschwankungen während der Periode können Schmerzen oder Schwellungen in der Brust verursachen und dazu führen, dass du Knoten übersiehst).

Führe deine Brustuntersuchung dort durch, wo du dich wohlfühlst – am besten an einem ruhigen Ort, wo du nicht gestört wirst – vielleicht im Bett, in der Badewanne oder unter der Dusche. Ich sage meinen Patientinnen oft, dass sie die Untersuchung zu einer festen Tageszeit durchführen sollen, damit sie sich daran erinnern und es zur Routine wird, wie zum Beispiel vor dem Spiegel in ihrem Schlafzimmer, wenn sie sich am Montagmorgen für die Arbeit anziehen. Ich kenne einige Frauen, die ihre Partner bitten, ihr Brustgewebe abzutasten – du wärst überrascht, wie viele Knoten von ihren Liebsten entdeckt werden –, und du kannst dich jederzeit umgekehrt auch erkenntlich zeigen, indem du ihnen bei ihrer persönlichen Untersuchung hilfst. Es ist wichtig, darauf hinzuweisen, dass auch Menschen, die bei der Geburt als männlich eingestuft wurden, an Brustkrebs erkranken können, also sollten auch sie ihre Brust regelmäßig untersuchen.

Brustimplantate können die Selbstuntersuchung erschweren, die aber dennoch wichtig ist. Du kannst in diesem Fall die Position des Implantats sanft verschieben und dann das Brustgewebe um das Implantat herum abtasten.

Worauf du achten solltest

- Einen neuen Knoten in der Brust oder in der Achselhöhle, der Schmerzen verursachen kann, aber nicht muss.
- Eine Reizung, Rötung, Verdunkelung oder Schuppung der Haut im Bereich der Brust.
- Eine Schwellung oder Verdickung an irgendeiner Stelle der Brust.
- Hautabschürfungen, Falten oder Grübchen im Bereich der Brustwarze.
- Ausfluss oder Blut aus der Brustwarze, wenn du nicht schwanger bist oder stillst.
- Eine deutliche und sichtbare Veränderung der Brustgröße (es ist normal, dass eine Brust größer ist als die andere, aber achte auf Veränderungen).
- Einen dumpfen oder stechenden Schmerz in irgendeinem Bereich der Brust.

Konzentriere dich, während du deine Brüste abtastest, und führe dies nicht halbherzig durch. Denke daran, dass du nach Knoten und Beulen im Brustgewebe und in der Achselhöhle tastest und auf Veränderungen der Haut oder der Brustwarze achtest.

Wenn du bei der Selbstuntersuchung Unregelmäßigkeiten feststellst, versuche, nicht in Panik zu geraten oder das Schlimmste anzunehmen. Notiere diese Veränderungen, egal wie klein sie sind, und vereinbare so schnell wie möglich einen Termin bei deiner Ärztin oder deinem Arzt.

Zögere die Sache nicht hinaus und rede dir nicht ein, dass du dir unnötig Sorgen machst. Je eher du einen Arzttermin bekommst, desto besser. Und sollten weitere Untersuchungen erforderlich sein, wirst du umgehend an Spezialist*innen überwiesen.

So untersuchst du deine Brüste

Untersuche dein Brustgewebe monatlich, am besten zwischen zwei Monatsblutungen. Suche dir dafür einen bequemen Platz und führe deine Untersuchung entweder im Stehen oder auf dem Rücken liegend durch. Ziehe dein Oberteil und deinen BH aus und führe die folgenden Schritte auf beiden Seiten durch.

1 Drücke mit den Fingerkuppen der vier Langfinger langsam in kreisenden Bewegungen auf das fleischige Brustgewebe und bewege dich dabei von der Brustwarze nach außen zu deinen Rippen und Achselhöhlen. Übe dabei einen festen, aber angenehmen Druck aus. Achte auf Veränderungen des Fleisches oder der Haut, wie nebenstehend beschrieben.

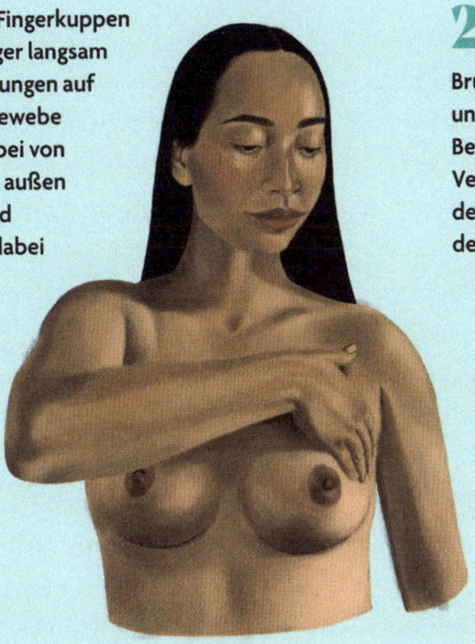

2 Lege deine Finger unter und um die Brustwarze herum und ertaste diesen Bereich. Achte auf Veränderungen des Fleisches oder der Haut.

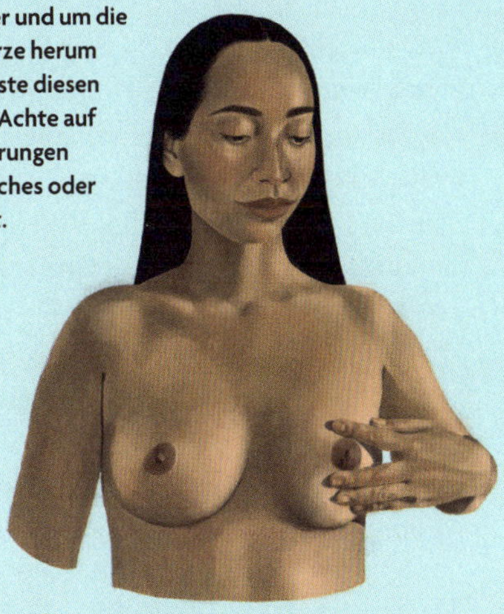

3 Taste mit deinen Fingern den Bereich unter der Achselhöhle ab und achte dabei auf Veränderungen des Fleisches oder der Haut.

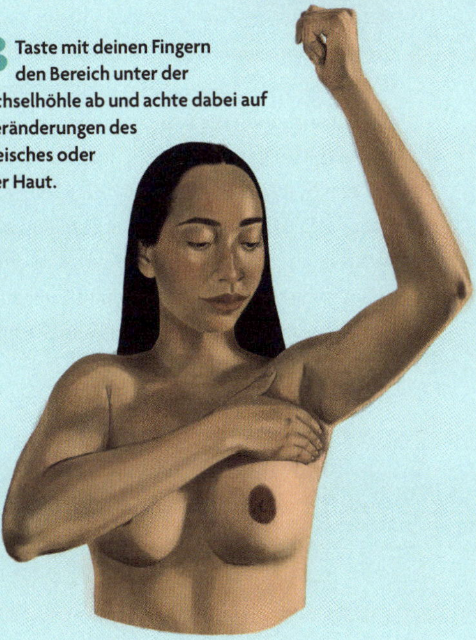

4 Streiche mit deinen Fingern die Brust hinauf in Richtung des Halses und achte dabei auf Veränderungen des Fleisches oder der Haut.

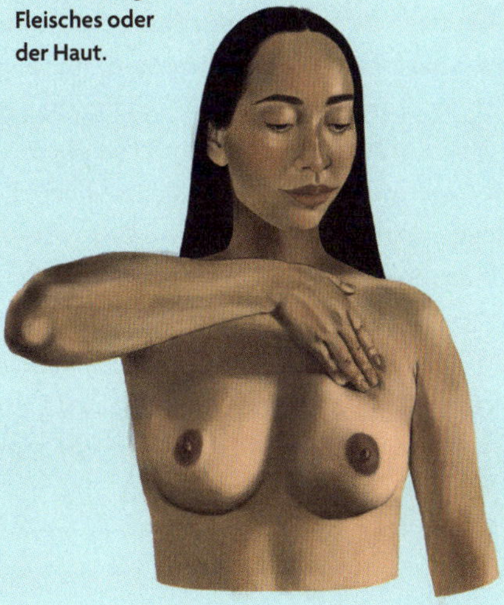

Trage die richtige BH-Größe!

Ich treffe in meiner Praxis so viele Frauen mit chronischen Brustschmerzen, die eindeutig die falsche BH-Größe tragen. Als ich jünger war, wurde ich nicht darüber aufgeklärt, wie wichtig es ist, den richtigen BH zu wählen. Davon hatte ich keine Ahnung, bis ich 23 Jahre alt war und eine nette Dame in der Wäscheabteilung eines örtlichen Ladens mich in die Freuden (und den Tragekomfort) eines richtig sitzenden BHs einweihte!

Am einfachsten findest du deine BH-Größe in der Wäscheabteilung deines örtlichen Kaufhauses oder in einem Wäschegeschäft heraus, denn die Mitarbeiter*innen dort sind speziell für das Messen von Oberweiten geschult. Viele BH-Verkäufer*innen bestimmen deine Größe inzwischen nach Augenschein, ohne ein Maßband – sie sind darin wahre Spezialist*innen! Wenn du dich allerdings nicht wohl dabei fühlst oder keine Zeit hast, in ein Geschäft zu gehen, kannst du deine Brüste auch zu Hause abmessen und daraus deine BH-Größe berechnen.

So ermittelst du deine BH-Größe

Um deine BH-Größe zu berechnen, musst du zwei Maße nehmen: den Unterbrustumfang und den Brustumfang, der die Körbchengröße ergibt, auch Cup-Größe genannt.

Um den Unterbrustumfang zu ermitteln, misst du einmal rund um deinen Brustkorb herum, direkt unter deinen Brüsten. Wenn das Ergebnis eine ungerade Zahl ist, kannst du die nächsthöhere oder nächstniedrigere gerade Zahl wählen. Diese Zahl ist dein Unterbrustumfang.

Dann misst du deinen Brustumfang an der stärksten Stelle deiner Brust einmal rundum, wobei das Maßband fest, aber bequem anliegen sollte. Aus der Differenz zwischen Brustumfang und Unterbrustumfang errechnet sich deine Körbchengröße:

Weniger als 12 Zentimeter = AA
12 bis 14 Zentimeter = A
14 bis 16 Zentimeter = B
16 bis 18 Zentimeter = C
18 bis 20 Zentimeter = D
20 bis 22 Zentimeter = DD (oder E)
22 bis 24 Zentimeter = F
24 bis 26 Zentimeter = G
26 bis 28 Zentimeter = H

Größen über H sind normalerweise nur im Fachhandel erhältlich.

Worauf du bei einem gut sitzenden BH achten solltest

- Er sollte eng anliegen, wenn er am lockersten Haken geschlossen ist.
- Der Schulterträger sollte bequem sein, um Schulterschmerzen zu vermeiden.
- Die Körbchen sollten bündig mit deinem Busen abschließen.
- Der mittlere Bügel oder der Stoff sollte flach an der Brustwand anliegen. Wenn er wegrutscht, ist das Körbchen nicht tief genug, und wenn er wackelt, sitzt es zu tief.
- An den Seiten sollte der BH-Bügel oder -Stoff unter der Brust entlang der Rippen sitzen; wenn er auf dem Brustgewebe sitzt, ist der Cup zu klein, und wenn der seitliche Bügel zu groß ist, schneidet er im Bereich der Achselhöhle ein.

Körbchengröße = Maß 1 minus Maß 2

So misst du deine BH-Größe

Suche dir einen Ort, an dem du bequem messen kannst, ohne abgelenkt zu werden, und miss dann entweder über einem weichen, nicht gepolsterten BH – am besten einem, der sich für dich gerade angenehm anfühlt – oder an deinen nackten Brüsten.

1 **Miss den Umfang an der stärksten Stelle deiner Brüste (im Bild durch die durchgezogene Linie dargestellt). Das Maßband sollte bei dieser Messung etwas Spielraum haben.**

2 **Miss den Umfang um deinen Brustkorb unterhalb deiner Brüste (siehe gepunktete Linie im Bild). Das Maßband sollte bei dieser Messung sehr eng, aber immer noch bequem anliegen.**

3 **Berechne deine BH-Größe anhand der angegebenen Formel.**

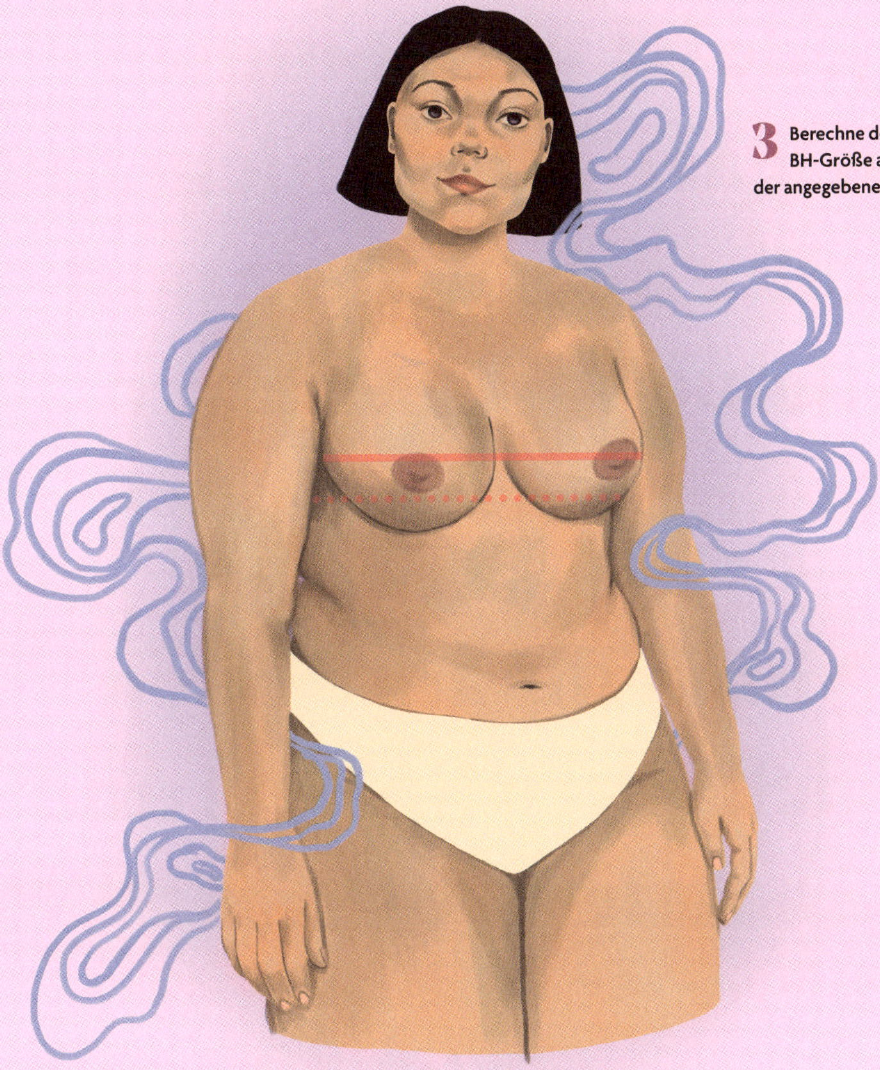

Zur Erinnerung: Keine Vulva gleicht der anderen, jede ist vollkommen einzigartig. Und niemand sollte deine Vulva und deine Vagina besser kennen als du selbst.

Nimm dir am besten gleich einen Spiegel und lege los!

Selbstuntersuchung: Vulva und Genitalbereich

Während die Selbstuntersuchung der Brüste inzwischen etwas ganz Alltägliches ist – und schon unzählige Leben gerettet hat – ist das Bewusstsein für die Selbstuntersuchung des Genitalbereichs nach wie vor kaum ausgeprägt. Das muss sich ändern, wenn wir die Zahl der Scheiden- und Vulva-Krebserkrankungen verringern wollen. Also mache dich mit deiner Vulva und deinem Genitalbereich vertraut.

Die Untersuchung deiner Vulva und deines Genitalbereichs

Vulva- und Vaginalkrebs kommen zwar selten vor, werden jedoch häufig übersehen oder fehldiagnostiziert (Seite 149). Sie können bei Frauen jeden Alters auftreten, häufiger jedoch bei Langzeitraucher*innen oder bei Frauen, in deren Familie ein Melanom (eine Form von Hautkrebs) aufgetreten ist. In Deutschland gibt es jedes Jahr 3500 bis 4000 neue Fälle von Vulvakrebs, dazu kommen 500 Fälle von Vaginalkrebs. Beides sind schreckliche Krankheiten, doch wenn sie früh erkannt werden, ist die Prognose ermutigend. Daher ist die Selbstuntersuchung so enorm wichtig. Und wie auch im Rest dieses Buches verwende ich keine Euphemismen, sodass du hier keine Begriffe wie »Mumu«, »da unten« oder Ähnliches finden wirst.

Die Vulva ist nicht zu verwechseln mit der Scheide, also der Vagina. Mit dem Begriff Vulva werden deine äußeren Genitalien bezeichnet, die aus den äußeren und den inneren Schamlippen und der Klitoris bestehen. Als Ärztin, die Tausende von Frauen untersucht hat, kann ich dir versichern, dass keine Vulva so aussieht wie eine andere. Es ist sehr, sehr wichtig, dass du dich damit vertraut machst, wie deine Vulva aussieht und sich anfühlt.

Wenn wir das Bewusstsein für Vulva-Untersuchungen fördern wollen, müssen wir jedoch zuerst das Stigma beseitigen und die Sexualisierung des weiblichen Körpers in der heutigen Gesellschaft überwinden. Die Untersuchung und Berührung deiner Vulva zu Gesundheitszwecken ist nicht im Entferntesten pornografisch – es ist etwas sehr Vernünftiges und nichts Sexuelles – und die Männer in unserem Leben sind aufgefordert, uns in dieser Hinsicht zu respektieren und zu unterstützen.

Darüber hinaus müssen wir so weit kommen, dass wir unsere Kinder ermutigen können, ihre Genitalien regelmäßig ohne Scham zu untersuchen. Durch die Normalisierung dieses Verhaltens werden gute Gewohnheiten geprägt und Infektionen und Krankheiten können frühzeitig erkannt und behandelt werden.

Eine Vulva-Untersuchung sollte idealerweise einmal im Monat stattfinden, ungefähr zum gleichen Zeitpunkt wie die Untersuchung der Brust – ich ermutige meine Patientinnen oft, die Untersuchungen direkt nacheinander durchzuführen. Du brauchst dazu etwas Privatsphäre und möchtest natürlich nicht gestört werden, also wähle ein abgeschlossenes Bade- oder Schlafzimmer, am besten mit natürlichem Licht. Besorge dir einen kleinen Handspiegel und nimm dir etwa zehn Minuten Zeit.

Worauf du achten solltest

- Jegliche Form von Knötchen, Beulen, Flecken oder Wunden, die auf eine Infektion, Krankheit oder andere Zustände hinweisen könnten.
- Veränderungen in der Farbe oder Größe
- Schlecht riechender Ausfluss (ein wenig Ausfluss ist normal und die Menge hängt von der Phase deines Menstruationszyklus ab). Wenn dein Ausfluss unangenehm riecht oder eine ungewöhnliche Farbe hat (Seite 68), könnte dies auf eine Infektion hindeuten.

So untersuchst du deine Vulva und deinen Genitalbereich

Untersuche deine Vulva monatlich, am besten zwischen deinen Regelblutungen, falls du menstruierst. Bevor du beginnst, wasche dir die Hände mit Wasser und Seife und nimm dir einen Handspiegel. Suche dir einen Ort, an dem du zehn Minuten lang nicht unterbrochen wirst und an dem du genug Platz hast, um auf dem Boden oder auf einem Stuhl zu sitzen, zu hocken oder zu liegen, und an dem genügend Licht vorhanden ist, damit du gut sehen kannst.

1 Öffne deine Beine und untersuche den Bereich, in dem deine Schamhaare wachsen. Ertaste ihn mit deinen Fingern und halte den Spiegel so, dass du nach Muttermalen, Beulen, Flecken, Warzen, Geschwüren, Läsionen, Ausschlägen oder weißen Flecken suchen kannst. Notiere dir alles, was neu aussieht oder sich anders anfühlt. Untersuche dabei den fleischigen Bereich von oben nach unten.

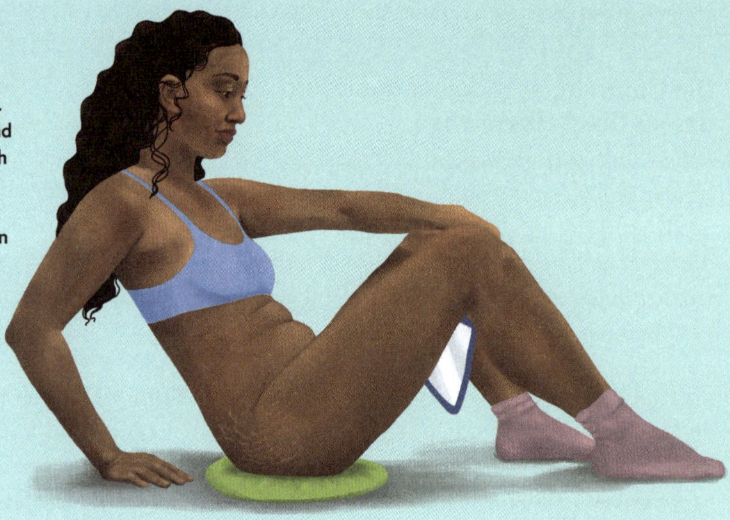

2 Als Nächstes suchst du deine Klitoris – die Hautfalte am oberen Ende der Vulva, wo die inneren Schamlippen aufeinandertreffen. Halte Ausschau nach Beulen, Wucherungen oder Verfärbungen.

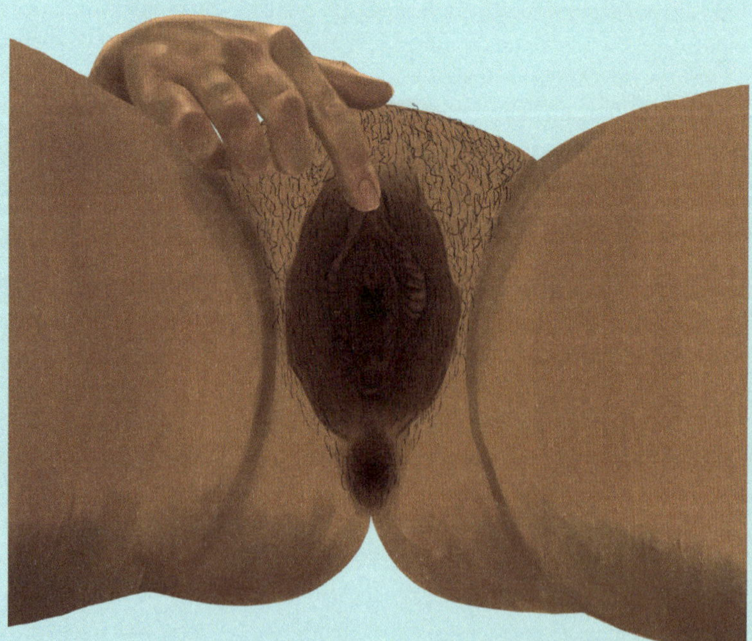

3 Untersuche nun deine großen Schamlippen und achte auch hier auf Beulen, Flecken, Läsionen oder Ausschläge.

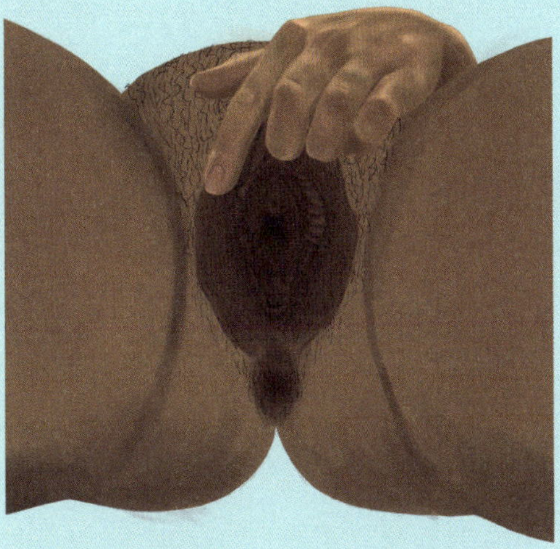

4 Untersuche dann deine inneren Schamlippen und achte hier ebenfalls auf Beulen, Flecken, Läsionen oder Ausschläge.

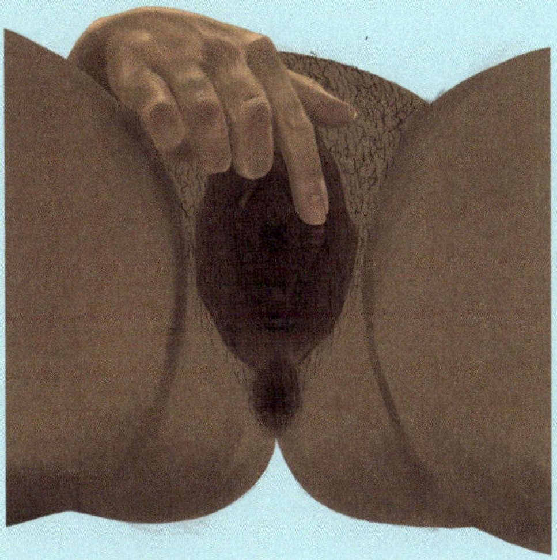

5 Halte den Spiegel vor dich und öffne mit einer Hand vorsichtig deine inneren Schamlippen, damit du in deine Vagina sehen kannst. Untersuche deine Vagina auf Beulen, Flecken, Läsionen oder Ausschläge. Vielleicht siehst du etwas, das wie »Ringe« um die Vaginalwand herum aussieht – dies ist die Ringmuskulatur der Vagina und völlig normal.

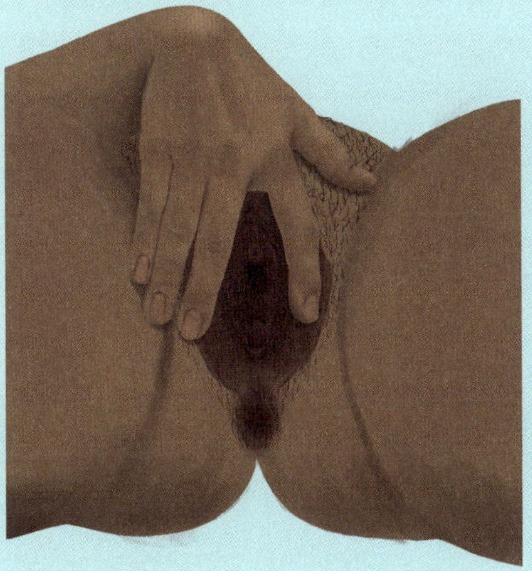

6 Untersuche schließlich deinen Damm (der Bereich zwischen dem Scheideneingang und dem Anus) auf Knoten, Beulen oder Anomalien. Wenn du fertig bist, wasche dir erneut die Hände. Notiere dir alle Veränderungen, die du feststellst, und wenn du dir wegen irgendwelcher Anomalien Sorgen machst, zögere nicht, deine Ärztin oder deinen Arzt zu einer professionellen Untersuchung aufzusuchen.

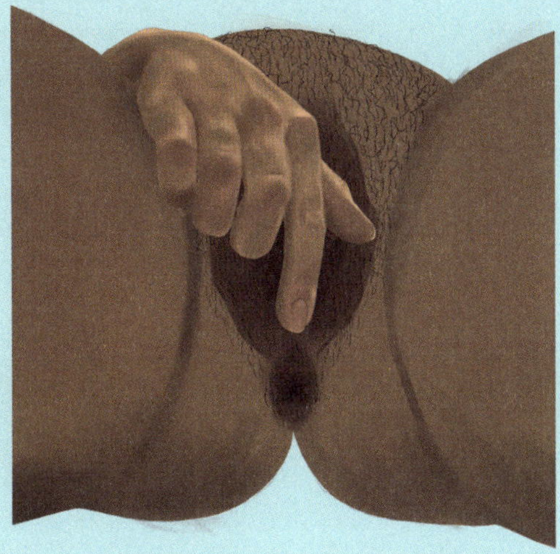

Gerechter Zugang zur Gesundheitsversorgung für alle Menschen

Ich bin der festen Überzeugung, dass alle Menschen – unabhängig von ihrem Glauben, ihrer Hautfarbe, ihrer Herkunft, ihren Fähigkeiten oder ihrem Geschlecht – den gleichen Zugang zur Gesundheitsversorgung haben sollten, wenn sie meine Praxis oder einen anderen Dienst des Gesundheitssystems aufsuchen.

Bei vielen Menschen ist dies jedoch immer noch nicht der Fall, wenn sie eine medizinische Versorgung oder Beratung in Anspruch nehmen wollen. Patient*innen können aus zahlreichen Gründen diskriminiert werden und der Zugang zu einer gerechten Gesundheitsversorgung für ethnische Minderheiten, Menschen mit Behinderungen und die LGBTQ+-Gemeinschaft liegt bedauerlicherweise unter dem Idealstandard. Um dies auszugleichen und sicherzustellen, dass solche Ungleichheiten und Diskriminierungen beseitigt werden, brauchen wir Verbündete, die uns helfen, für uns zu kämpfen, und Botschafter*innen, die versuchen, mit unseren Gemeinschaften in Kontakt zu treten.

Ethnische Minderheiten

Institutioneller Rassismus und systemische Frauenfeindlichkeit sind im Gesundheitswesen nach wie vor vorherrschend – zum Nachteil von Frauen aus ethnischen Minderheiten. Die Gesundheitsprobleme von Women of Color werden von Ärzten, Ärztinnen oder ihrer eigenen Gemeinschaft oftmals abgetan und ihr Schmerz wird heruntergespielt und nicht anerkannt.

In einigen ethnischen Glaubensgemeinschaften ist es sehr wahrscheinlich, dass jemand, dem es schlecht geht, denkt: »Ich werde geheilt, wenn ich nur fest genug bete« oder: »Das ist eine Prüfung für meinen Glauben«. Das kann dazu führen, dass diese Menschen sich scheuen, ihre Symptome mit einer Ärztin oder einem Arzt zu besprechen, und dass die Scham und das Stigma fortbestehen. Es ist auch weniger wahrscheinlich, dass Frauen mit anderen in ihrer Gemeinschaft über ihre Gesundheit sprechen – sei es über eine Selbstuntersuchung oder über einen Knoten, den sie entdeckt haben. Und das verhindert den entscheidenden Informationsaustausch. Es ist wirklich wichtig, dass wir dieses Problem in den Gemeinschaften ethnischer Minderheiten erkennen und uns bewusst machen, dass wir mehr Gesundheitsfürsprecher*innen vor Ort brauchen, um das Bewusstsein zu fördern und die Botschaften zu stärken.

Ich weiß nur zu gut, dass es unter schwarzen und asiatischen ethnischen Minderheiten immer noch viel Scham und Stigmatisierung in Bereichen wie der Brustuntersuchung gibt. In einigen Teilen der Gesellschaft – vor allem in religiösen Gemeinschaften – werden Brüste stark sexualisiert, was dazu führt, dass sie als etwas angesehen werden, das man verstecken muss. Das hält Frauen häufig davon ab, ihre Brüste zu Hause abzutasten oder sie ärztlich untersuchen zu lassen. Unabhängig von ihren Symptomen müssen Frauen auch meist länger auf einen Termin bei einer Ärztin als bei einem Arzt warten, weil bei Medizinerinnen die Nachfrage so hoch ist. Wenn du ein dringendes Gesundheitsproblem hast, wirst du möglicherweise viel schneller bei einem männlichen Behandler angenommen – dort ist aber in der Regel eine Arzthelferin dabei, oder du kannst eine Begleitperson mitbringen, zum Beispiel Freundin, Freund oder ein Familienmitglied.

Wenn du einen Arzttermin vereinbarst, solltest du dich nicht scheuen, deine Wünsche zu äußern:

- Wenn es dir unangenehm ist, von einer ärztlichen Person eines bestimmten Geschlechts behandelt zu werden, kannst du dem Empfangspersonal deine Wünsche mitteilen.
- Bitte darum, jemanden zu deinem Termin mitbringen zu dürfen (Freund*in oder ein Familienmitglied). Du kannst aber auch im Voraus darum bitten, dass die Praxis eine weitere Person zur Verfügung stellt, zum Beispiel eine andere medizinische Fachkraft.

Bitte um die Anwesenheit einer Arzthelferin während der Untersuchung, wenn du das möchtest, oder bringe jemanden mit, zum Beispiel ein Familienmitglied.

Wenn Deutsch nicht deine Muttersprache ist, frage in der Praxis nach, ob es die Möglichkeit gibt, dass jemand für dich dolmetschen kann, oder bringe selbst eine Person zum Termin mit, die für dich übersetzt. Du kannst dich auch bei den örtlichen Freiwilligeninitiativen oder -agenturen erkundigen, ob ehrenamtliche Sprachmittler*innen verfügbar sind, oder bei Anbietern für Sprachdienstleistungen.

> Wenn Deutsch nicht deine Muttersprache ist, frage in der Praxis oder bei der Stadt nach, ob jemand für dich dolmetschen kann.

Barrieren abbauen

Die Sprache kann für Frauen, deren Muttersprache zum Beispiel wie meine Urdu oder Pandschabi ist und die keine Arztpraxis finden, in der man sie spricht, ein großes Hindernis darstellen. Über die Menopause oder andere Frauengesundheitsprobleme zu reden ist für diese Patientinnen oft schon peinlich genug, aber auch noch Dinge zu sagen wie »Meine nächtlichen Schweißausbrüche durchnässen das Bettzeug« oder »Der Sex mit meinem Mann ist sehr schmerzhaft« kann über eine Familienbegleiterin oder eine andere dolmetschende Person sehr belastend sein. Um diese Probleme anzugehen, brauchen wir nicht nur eine ethnisch vielfältigere Belegschaft im Gesundheitswesen, sondern auch westlich ausgebildete Ärztinnen (mich eingeschlossen) und Ärzte, die diese kulturellen Barrieren erkennen.

Mangelndes Wissen über die Frauengesundheit kann Frauen aus ethnischen Minderheiten davon abhalten, die nötige Behandlung in Anspruch zu nehmen. Ich habe es mir zur Aufgabe gemacht, mehr evidenzbasierte Informationen für diese schwer erreichbaren Gemeinschaften bereitzustellen, und ich poste regelmäßig kurze Videos, längere Interviews und Fragen in den sozialen Medien. Die meisten meiner Beiträge auf TikTok, Twitter und Instagram werden in Urdu und Pandschabi gesprochen (oder mit Untertiteln versehen), da ich festgestellt habe, dass viele Frauen in diesen Gemeinschaften viel besser auf mündliche als auf schriftliche Informationen reagieren (die Analphabetenrate ist unter südasiatischen Migrantinnen der ersten Generation besonders hoch). Meine Social-Media-Feeds haben alle den Handle @DrNighatArif – du kannst sie darüber gern ansehen und auch teilen.

Verbesserung der Öffentlichkeitsarbeit

Auf den meisten Werbematerialien für das Gesundheitswesen – darunter viele Broschüren, Poster und Illustrationen – sind keine People of Color abgebildet. Das kann ein falsches Signal an ethnische Minderheiten senden, die sich von der Schulmedizin ausgeschlossen fühlen und dadurch weniger bereit sind, mit Fachkräften des Gesundheitswesens in Kontakt zu treten. Ich tue mein Bestes, um das zu ändern. 2019 habe ich mit der Pausitivity-Kampagnen-Gruppe zusammengearbeitet, um ein #KnowYourMenopause-Poster in Urdu zu erstellen, das sich speziell an Frauen im mittleren Lebensalter in südasiatischen Gemeinschaften richtet. Das Plakat war das erste seiner Art und hatte große Wirkung, als es in Arztpraxen und Gemeindezentren in ganz Großbritannien verteilt wurde. Es wurde auch ein Plakat in Walisisch erstellt.

Im Laufe der letzten Jahre hatte ich zudem das Privileg, in Fernsehsendungen wie *BBC Breakfast* und *This Morning* bei ITV aufzutreten, um aus der weiblichen Gesundheitsperspektive über medizinische Themen zu sprechen, die von Hitzewallungen bis zu Scheidentrockenheit reichen. Die Resonanz meiner südasiatischen Schwestern ist überwältigend positiv. Sie schätzen es, jemanden im Fernsehen zu sehen, der für sie spricht und so aussieht wie sie. Seien wir ehrlich, es gibt nicht viele muslimische Frauen, die im nationalen Fernsehen einen rosa Hidschab tragen! Es besteht kein Zweifel daran: An die Öffentlichkeit zu gehen ist wichtig.

Im Jahr 2021 nutzten 15 % der in Deutschland lebenden Menschen zu Hause neben Deutsch noch mindestens eine weitere Sprache.

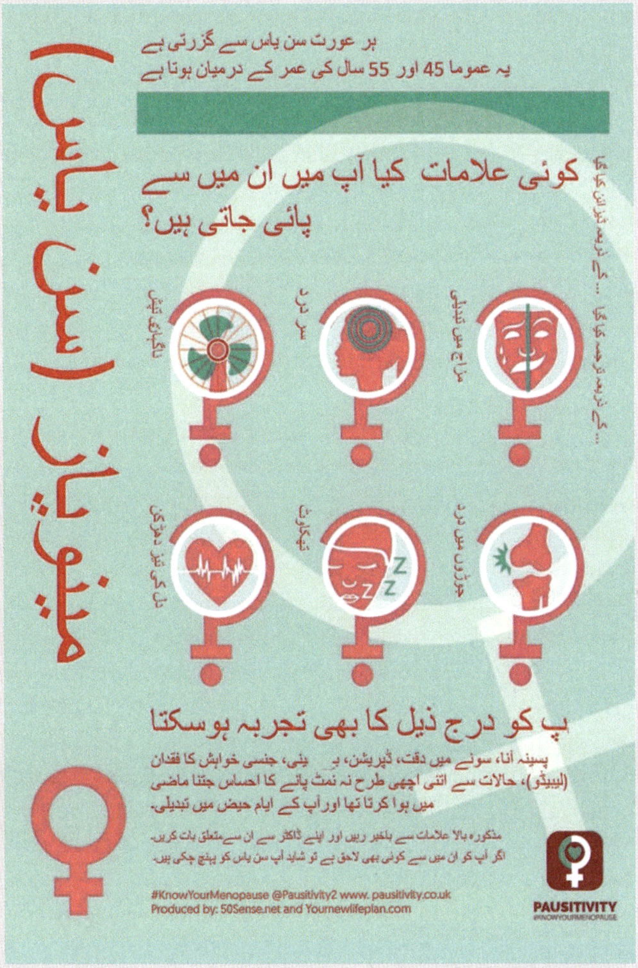
مینوپاز (سن یاس)
ہر عورت سن یاس سے گزرتی ہے
یہ عموما 45 اور 55 سال کی عمر کے درمیان ہوتا ہے
کوئی علامات کیا آپ میں ان میں سے پائی جاتی ہیں؟
پ کو درج ذیل کا بھی تجربہ ہوسکتا
#KnowYourMenopause @Pausitivity2 www.pausitivity.co.uk
Produced by: 50Sense.net and Yournewlifeplan.com
PAUSITIVITY

Während meiner Zusammenarbeit mit Pausitivity wurden im Jahr 2019 Poster in Urdu kreiert, um das Bewusstsein für Wechseljahrsbeschwerden in der südasiatischen Gemeinschaft zu erhöhen. (Das Team von Pausitivity erstellte auch ein Poster, um die walisischsprachigen Gemeinden zu sensibilisieren. Die Plakate wurden dank Elizabeth Carr-Ellis und dem Pausitivity-Team veröffentlicht.)

Frauengesundheit und Behinderung

Um Barrieren im Gesundheitswesen abzubauen, sollten Ärztinnen und Ärzte ihre Praxen und Sprechstunden so barrierefrei wie möglich gestalten und wir sollten als Botschafter*innen und Verbündete für alle Patient*innen auftreten.

In einem Artikel aus dem Jahr 2021 mit dem Titel »Barriers in access to healthcare for women with disabilities« (Barrieren beim Zugang zur Gesundheitsversorgung für Frauen mit Behinderungen) in der Fachzeitschrift *BMC Women's Health* heißt es, dass Frauen mit Behinderungen häufiger unerfüllte Gesundheitsbedürfnisse haben als Frauen ohne Behinderungen. Diese Aussage wird durch die folgenden Erkenntnisse der Organisation Sisters of Frida, einem Zusammenschluss von Frauen mit Behinderung, bestätigt:

- Behinderte Frauen haben nur begrenzten Zugang zu Schwangerschaftsvorsorge und reproduktiven Gesundheitsdiensten.
- Die meisten Leistungen der Mutterschaftsvorsorge entsprechen nicht den Bedürfnissen von Frauen mit Behinderung.
- Behinderte, ältere, Asyl suchende und »fahrende« Frauen haben Schwierigkeiten beim Zugang zur Gesundheitsversorgung.

In meiner eigenen Praxis versuche ich sicherzustellen, dass meine Patient*innen mit körperlichen Behinderungen die gleiche Gesundheitsversorgung erhalten wie meine gesunden Patient*innen. Ich berücksichtige bestimmte praktische Dinge, zum Beispiel die Art und Weise, wie ich einer Rollstuhlfahrerin eine Spirale anpasse, oder bespreche, welche Periodenprodukte für ihre Lebenssituation geeignet sein könnten. Ich kläre meine Patient*innen immer über die Risiken und Vorteile auf, damit sie die vollständige Kontrolle über ihre Entscheidung haben – dafür bin ich da! Bei sehbehinderten Patient*innen nehme ich oft Sprachnotizen auf, anstatt Dinge aufzuschreiben oder auszudrucken. Ich verwende auch gern audiobasierte Anleitungen für alle, die Schwierigkeiten mit dem Lesen haben: Eine Zusammenfassung ihrer Verhütungsoptionen per Sprachnotiz auf ihrem Telefon optimiert die Gesundheitsversorgung für diese Menschen beispielsweise eher als ein Merkblatt oder eine Website.

Gehörlose Patient*innen können gern mit einem Dolmetscher oder einer Dolmetscherin für Gebärdensprache in die ärztliche Praxis kommen, die Krankenkassen übernehmen dafür die Kosten. Allerdings sind Dolmetscher*innen nicht immer verfügbar; in diesem Fall sollte eine Vertrauensperson, die beide Sprachen beherrscht, mit zur Behandlung kommen. Eine klare Kommunikation ist von entscheidender Bedeutung, wenn es um lebensverändernde Entscheidungen geht, und ich hoffe, dass diese Barrieren bald beseitigt werden.

Beratungsgespräche können auch dann kompliziert sein, wenn ich Patient*innen mit einer kognitiven Beeinträchtigung, zum Beispiel Trisomie 21, der Huntington- oder einer neurodiversen Krankheit behandle. In diesen Fällen muss ich die Art und Weise, wie ich sie über die Möglichkeiten der Gesundheitsversorgung informiere, und wie ich die medizinische Zustimmung einhole, oft anpassen. Ich versuche zwar, die Patient*innen so weit wie möglich einzubeziehen, aber wenn sie nicht in der Lage sind, kognitive Entscheidungen über Dinge wie Fruchtbarkeit oder Empfängnisverhütung zu treffen, kann es sein, dass ich mich mit der Person berate, die eine Entscheidung für sie oder ihn treffen kann – oft ein Elternteil, ein Geschwisterteil oder ein Vormund. Dies sind nur einige Ideen, wie das Gesundheitssystem für alle funktionieren kann, und ich hoffe, dass sie dich ermutigen, die Anpassungen zu verlangen, die du brauchst, um die beste Versorgung für dich und deine Familie zu bekommen.

Werde zu deiner eigenen Fürsprecherin. Informiere dich, recherchiere, werde selbstbestimmt und akzeptiere NIEMALS diskriminierendes Verhalten.

Rechte von Trans*Menschen (und Ratschläge für ihre ärztliche Betreuung)

Angst und Furcht halten transsexuelle Menschen oft davon ab, sich ärztliche Hilfe zu suchen. Das ist eine herzzerreißende Situation, die potenziell schädliche Folgen haben kann.

Der Stonewall-Bericht *LGBT in Britain – Health Report* von 2018 kam zu dem Schluss, dass es zwar engagierte Einzelpersonen und Organisationen gebe, die hervorragende Arbeit leisten, dass aber auch Fälle von Diskriminierung, Feindseligkeit und unfairer Behandlung im Gesundheitswesen immer noch an der Tagesordnung seien. So gaben drei von fünf Trans*Personen (62 Prozent) an, dass ihnen das Gesundheitspersonal kein Verständnis für ihre besonderen gesundheitlichen Bedürfnisse entgegenbrachte.

Im Jahr 2021 führte die Organisation TransActual ihre Trans-Lives-Umfrage durch, eine Querschnittsstudie, welche die Erfahrungen von Trans*Menschen, einschließlich der People of Color und Menschen mit Behinderungen, erfasste. Die Ergebnisse waren wirklich deprimierend. 14 Prozent der Befragten wurde schon mindestens einmal die medizinische Versorgung verweigert, weil sie trans sind. 57 Prozent der Trans*Personen – das ist mehr als die Hälfte – gaben an, dass sie keine medizinische Hilfe in Anspruch genommen haben, als es ihnen schlecht ging. 53 Prozent der Trans*Personen of Color erlebten Rassismus, als sie transspezifische Gesundheitsdienste in Anspruch nahmen, und 60 Prozent der behinderten Befragten berichteten, dass sie unter ähnlichen Umständen unter Behindertenfeindlichkeit zu leiden hatten.

Wie kann also die Erfahrung mit Medizinern*innen für Trans*Menschen verbessert werden? Um diese Barrieren zu überwinden und die Gesundheitsversorgung zu optimieren, sind wichtige Schritte erforderlich, die glücklicherweise von den meisten Angehörigen der Gesundheitsberufe unterstützt werden. Ich hoffe, dass die folgenden Ratschläge sowohl für Patient*innen als auch für Ärztinnen und Ärzte hilfreich sind.

Angabe des Geschlechts

Alle Patient*innen können ihren Namen und ihr Geschlecht in ihrer Krankenakte ändern lassen.

Für Personen unter 16 Jahren kann dies als informelle Entscheidung geschehen (bevor sie ihren Namen offiziell ändern können). Eine Person kann auch ihre bevorzugten Pronomen angeben, zum Beispiel er/ihn oder sie/ihr.

In Deutschland wurde 2019 die Geschlechtsangabe auf Formularen für Artpraxen geändert. »Männlich« oder »weiblich« muss nicht mehr angekreuzt werden, stattdessen kann man die jeweilige Geschlechtsform als Kürzel angeben. W steht für weiblich, M für männlich, D für divers und x für unbestimmt. Auf diese Weise musst du dich bei einem Termin nicht »erklären«, was sehr unangenehm sein kann. In letzter Zeit habe ich mir angewöhnt, alle meine Patient*innen zu bitten, ihr bevorzugtes Geschlecht zu bestätigen, was ich als sehr ermutigend empfinde.

Trans-Politik in der Praxis

Im Idealfall verfügt deine Praxis über eine Gesundheitsrichtlinie für Trans*Personen. Noch besser, wenn sich die Ärztin oder der Arzt auf die Gesundheitsfürsorge für Trans*Personen spezialisiert hat und deine emotionalen und körperlichen Bedürfnisse am besten verstehen kann. Für Ärztinnen und Ärzte, die das Gefühl haben, dass ihr Wissen in diesem Bereich unzureichend ist oder auf den neuesten Stand gebracht werden muss, gibt es viele Möglichkeiten, sich fortzubilden und sich beruflich weiterzuentwickeln. Ich möchte alle Ärztinnen und Ärzte (und alle Menschen!) dazu ermutigen, sich über Trans-Themen und ihre Auswirkungen auf die Betroffenen bewusst zu werden.

Routinemäßige Krebsvorsorge

Wenn eine Trans*Person ihre Geschlechtsangaben ändert, ist es sehr wichtig, sich die Änderung der Daten ärztlich bestätigen zu lassen, damit sie weiterhin Einladungen für die nationalen Krebsvorsorgeprogramme erhält.

Trans*Männer, Trans*Frauen und nicht binäre Menschen ab 50 Jahren sollten die Möglichkeit zur Mammografie erhalten, wenn sie Brustgewebe haben (entweder aufgrund von natürlich vorkommendem Östrogen oder Östrogen-Hormonersatz). Ein Trans*Mann mit einer Gebärmutter sollte zwischen dem 25. und 49. Lebensjahr alle drei Jahre zu einem Gebärmutterhalsabstrich gehen, danach alle fünf Jahre bis zum 65. Lebensjahr.

Trans*Personen, die ihr Geschlecht geändert haben, erhalten nicht unbedingt automatisch Einladungen zu den entsprechenden Krebsvorsorgeuntersuchungen. Im Idealfall gibt es eine Mitarbeiterin oder einen Mitarbeiter, die oder der für die Erfassung von Trans*Menschen im Erinnerungssystem zuständig ist; in meiner Praxis haben wir eine Krankenschwester, die genau diese Aufgabe übernimmt.

Es ist lebenswichtig, dass Trans*Personen die Krebsvorsorge nicht vernachlässigen. Überprüfe daher gemeinsam mit deiner Ärztin oder deinem Arzt, ob du im System erfasst bist.

Überweisung an eine Klinik für Geschlechtsidentität

Ich höre immer wieder von Fällen, in denen Trans*Personen mit Ignoranz oder sogar Feindseligkeit konfrontiert werden, wenn sie eine Überweisung an eine Klinik für Geschlechtsidentität oder Geschlechtsdysphorie beantragen, um eine geschlechtsspezifische Beratung, eine medizinische oder chirurgische Therapie oder eine Hormontherapie zu erhalten. Diese Situation erfordert eine besondere Betreuung, und die Patient*innen sollten erwarten, dass sie mit Würde und Respekt behandelt werden, bevor sie an eine solche Klinik überwiesen werden.

Über die Gesundheitsversorgung transsexueller Menschen informiert unter anderen der Bundesverband Trans* e. V., der viele hilfreiche Informationen für Patient*innen und wertvolle Hinweise für Ärztinnen und Ärzte liefert. Du kannst dich auch an deine Krankenkasse wenden.

Datenaustausch

Einige erwachsene Trans*Personen (über 18 Jahre) entscheiden sich dafür, ihre Hormonbehandlung privat durchführen zu lassen – oftmals, weil die Warteliste bei den Kliniken so lang ist. Ich würde dazu raten, sorgfältig Buch zu führen, denn wenn du dich für eine private Behandlung entscheidest, wirst du praktisch zu deinem eigenen Betreuer (du musst zum Beispiel deine Bluthormonwerte selbst überwachen).

Du kannst jedoch darum bitten, einen Informationsaustausch zwischen deiner Privatklinik und deiner Arztpraxis zu veranlassen. Wenn du diese Aufzeichnungen zur Hand hast, kann deine Hausärztin oder dein Hausarzt dir bei Problemen im Zusammenhang mit deiner Hormontherapie helfen, beispielsweise bei Menstruationsstörungen, Klitoriswachstum, gesteigerter Libido, vermehrter Gesichts- und Körperbehaarung (bei Trans*Männern) oder reduzierter Gesichts- und Körperbehaarung, geringerer Libido, verminderter sexueller Funktion und Schrumpfung der Genitalien (bei Trans*Frauen).

Überbrückungsrezepte

Unter bestimmten Umständen können erwachsene Trans*Menschen, die auf eine Behandlung in einer Klinik für Geschlechtsdysphorie warten, von »Überbrückungsrezepten« profitieren. Alle kassenzugelassenen Mediziner*innen können Rezepte für Hormone ausstellen und die Behandlung durchführen. Hat eine andere Praxis bereits mit der Behandlung begonnen, führen zum Beispiel auch viele Hausärztinnen und Hausärzte diese fort. Das heißt: Hat man die Hormontherapie einmal angefangen, ist es meist problemlos möglich, sie auch in einer anderen Praxis weiterzuführen. Für eine Hormonbehandlung sowie die Reglements der Therapie- und Hormonverschreibung gelten in unterschiedlichen Ländern unterschiedlichen Vorgaben.

Beschwerdeverfahren

Jede Praxis hat ein Beschwerdemanagement. Wenn du irgendeine Form von Intoleranz oder Diskriminierung durch eine Ärztin oder einen Arzt oder ein Mitglied des Praxispersonals erfährst oder nichts getan wurde, um dir zu helfen, solltest du dies melden. Du kannst entweder eine Beschwerde bei der Praxisleitung einreichen oder dich an die örtliche Ärztekammer wenden (dieser Rat gilt natürlich für alle Patient*innen).

Du kannst natürlich auch ohne Angabe von Gründen die Praxis wechseln. Deine örtliche LGBTQ+-Gruppe kann dir vielleicht eine geeignetere Alternative vorschlagen.

Wenn Menschen nützliches Wissen und hilfreiche Informationen über ihre Gesundheit erlangen, werden sie diese wie Konfetti verstreuen …

PHASE 1

Deine Pubertäts-jahre

Deine Pubertätsjahre: Einleitung

Die Pubertät tritt bei einigen Mädchen bereits im Alter von neun, bei anderen erst mit siebzehn Jahren ein und für viele ist das eine unangenehme und beunruhigende Zeit. Zu all den Veränderungen, die der Körper durchläuft, kommen unzählige Emotionen und mentale Faktoren hinzu, die dazu führen können, dass sich junge Frauen manchmal völlig durcheinander fühlen. Wenn du dich gerade in dieser Phase befindest, dann möchte ich die Gelegenheit nutzen, um dir zum Beginn dieses neuen Lebensabschnitts zu gratulieren. Du wirst immer erwachsener und unabhängiger.

Ich weiß, dass sich diese Phase überwältigend anfühlen kann, aber ich glaube, dass es ein sehr wichtiger Teil des Erwachsenwerdens ist, sich darüber bewusst zu werden, was dein Körper durchmacht, was du erwarten kannst (und wie viele Varianten von »normal« es gibt) und wann du Rat einholen solltest. Hier erkläre ich dir, welche Veränderungen dein Körper in der Pubertät durchläuft, wie du mit deiner Periode umgehst und wie du verhüten kannst, wenn du so weit bist. Außerdem gehe ich auf psychische und physische Probleme ein, die während deines monatlichen Zyklus auftreten können, sowie auf mögliche Infektionen und sexuell übertragbare Krankheiten und deren Behandlung.

Ratschläge für Eltern und Betreuungspersonen

Es liegt mir sehr am Herzen, dass dieses Buch Frauen und Mädchen hilft, ihren Körper zu verstehen. Genauso wichtig ist es mir aber auch, ihre Angehörigen zu informieren und aufzuklären – also Mütter, Väter, Geschwister, Großeltern oder andere Betreuungspersonen oder Verwandte.

Insbesondere möchte ich alleinerziehende Väter oder Väter in gleichgeschlechtlichen Beziehungen informieren, die keine weibliche Partnerin haben, mit der sie über Frauengesundheitsthemen reden können. Es ist so wichtig, dass du mit deiner Tochter offen über ihre Gesundheit sprechen kannst.

Zunächst einmal sollten Eltern und Betreuungspersonen lernen, die richtigen anatomischen Begriffe für die weiblichen Genitalien zu verwenden, anstatt auf alberne Euphemismen zurückzugreifen. Das ist mir wirklich ein Dorn im Auge. Es ist für niemanden hilfreich, wenn man von »da unten«, »Mumu« und »Lulu« spricht, und kann für kleine Kinder sehr verwirrend und irreführend sein – und für ältere Kinder ziemlich abschreckend. Wenn wir als Erwachsene mit unseren Jugendlichen vernünftige und praxisnahe Gespräche über Periode und Pubertät führen wollen, müssen wir uns von dem Gedanken verabschieden, dass die Verwendung anatomischer Begriffe in irgendeiner Form vulgär und unangemessen ist. Das ist es wirklich nicht, ich würde sogar sagen, das Gegenteil ist der Fall. Deshalb fordere ich alle Eltern und Betreuungspersonen auf, die albernen Spitznamen wegzulassen und sich anzugewöhnen, mit ihren Kindern vom Kleinkind- bis zum Teenageralter über die Scheide (oder Vagina) und die Schamlippen zu sprechen. Vielleicht helfen dir die Abbildungen auf den Seiten 12 bis 15 dabei, die richtige Terminologie für die Genitalien zu verwenden.

Meiner Meinung nach ist die Aufklärung von Jungen über alle Aspekte der Frauengesundheit ebenfalls ein unglaublich wichtiger Teil ihrer Erziehung. Die meisten Jungen leben mit Frauen zusammen, die menstruieren oder in der Perimenopause sind, wie ihre Mutter, Schwester oder Großmutter, aber das Thema Frauengesundheit wird nur selten diskutiert. Die Jungen und Männer im Haushalt können von sachlichen Informationen, die ihnen helfen, diese natürlichen Körperfunktionen zu verstehen, nur profitieren.

Wenn dein vierjähriges Kind zum Beispiel einen Tampon im Bad entdeckt und dich fragt, was das ist, tu nicht so, als hättest du es nicht gehört, und wechsle auch nicht das Thema. Sei ehrlich zu deinem Kind. Verwende eine klare und einfache Sprache. Du könntest zum Beispiel sagen: »Frauen bluten jeden Monat ein wenig aus ihrer Scheide. Man nennt das die Periode. Das geschieht nicht, weil sie sich verletzt haben, sondern weil ihr Körper sich darauf vorbereitet, vielleicht irgendwann ein Baby zu bekommen. Dies hier nennt man Tampon. Er fängt das Blut auf, damit es nicht auf die Unterwäsche gelangt.« Ich bin ein großer Fan davon, einfach und ehrlich zu sein!

Körperliche Veränderungen während der Pubertät

Die Pubertät ist eine Zeit großer Veränderungen: Deine Gefühle sind in einem ständigen Auf und Ab und auch dein Körper verändert sich stark. Aber es ist eine aufregende Zeit, in der du den Übergang vom Kindsein zum Erwachsensein vollziehst!

Jeder Mensch erlebt die körperlichen Veränderungen der Pubertät in einem anderen Tempo und sie verlaufen auch nicht in einer bestimmten Reihenfolge. Mach dir also keine Sorgen, wenn deine Freundin schon Brüste entwickelt hat, du aber noch nicht. Deine Zeit wird kommen! Hier erfährst du, was sich alles verändern wird.

- Deine **Brüste** werden sich entwickeln und wachsen, allerdings wachsen nicht beide Brüste immer im gleichen Tempo. Es ist also völlig normal, dass eine Brust größer ist als die andere. Die wachsenden Brüste können ziemlich empfindlich sein. Wenn sie sich entwickeln, solltest du dir einen bequemen BH oder ein stützendes Oberteil in der passenden Größe zulegen. Auf den Seiten 18 bis 19 findest du dazu nähere Informationen.
- Deine **Körpergröße** kann plötzlich zunehmen, wenn du in der Pubertät Wachstumsschübe erlebst. Es kann auch sein, dass du langsamer wächst als deine Altersgenossen.
- Deine **Körperform** kann runder werden, vor allem an der Taille, den Hüften und den Beinen.
- In den Achselhöhlen und in der Schamgegend werden **Haare** wachsen und auch die übrige Körperbehaarung (vor allem an Armen und Beinen) kann dichter werden.
- Die **Schweißmenge** nimmt in der Pubertät zu, und vielleicht merkst du zum ersten Mal, dass du überhaupt schwitzt. Das kann zu Körpergeruch führen, weshalb es wichtig ist, sich sauber und frisch zu halten.

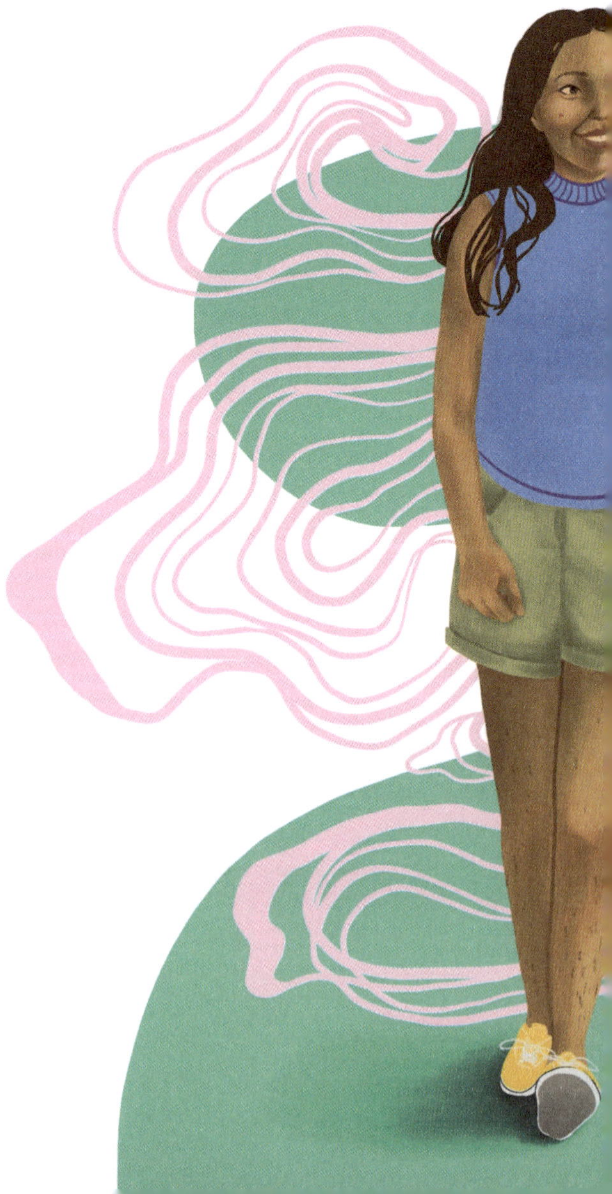

- **Vaginaler Ausfluss** ist eine dünne, klare oder weißliche Flüssigkeit, die du vielleicht in deinem Schlüpfer bemerkst. Es handelt sich dabei um ein natürliches Sekret, das deine Vagina gesund hält und Infektionen vorbeugt.
- Die **Haut** kann sich trockener oder fettiger anfühlen, weil dein Hormonspiegel schwankt. Es kann sein, dass du um deine Periode herum oder im Laufe des Monats Pickel bekommst. Akne ist eine schwerere und hartnäckigere Form der Pickel, die über die Pubertät hinaus andauern kann. Suche gern deine Ärztin oder deinen Arzt auf, wenn du herausfinden möchtest, wie du Pickel und Akne in den Griff bekommen kannst.
- Die **Periode**, auch Menstruation genannt, ist ein Zeichen dafür, dass sich deine Gebärmutter auf die Fortpflanzung vorbereitet (auch wenn es noch Jahrzehnte dauern kann, bis du dich entscheidest, Kinder zu bekommen, wenn du es überhaupt tust). Bei deiner Periode kommt es zu einer monatlichen Blutung, und es gibt viele unterschiedliche Menstruationsprodukte, die du während dieser Zeit verwenden kannst (Seite 46 bis 49).

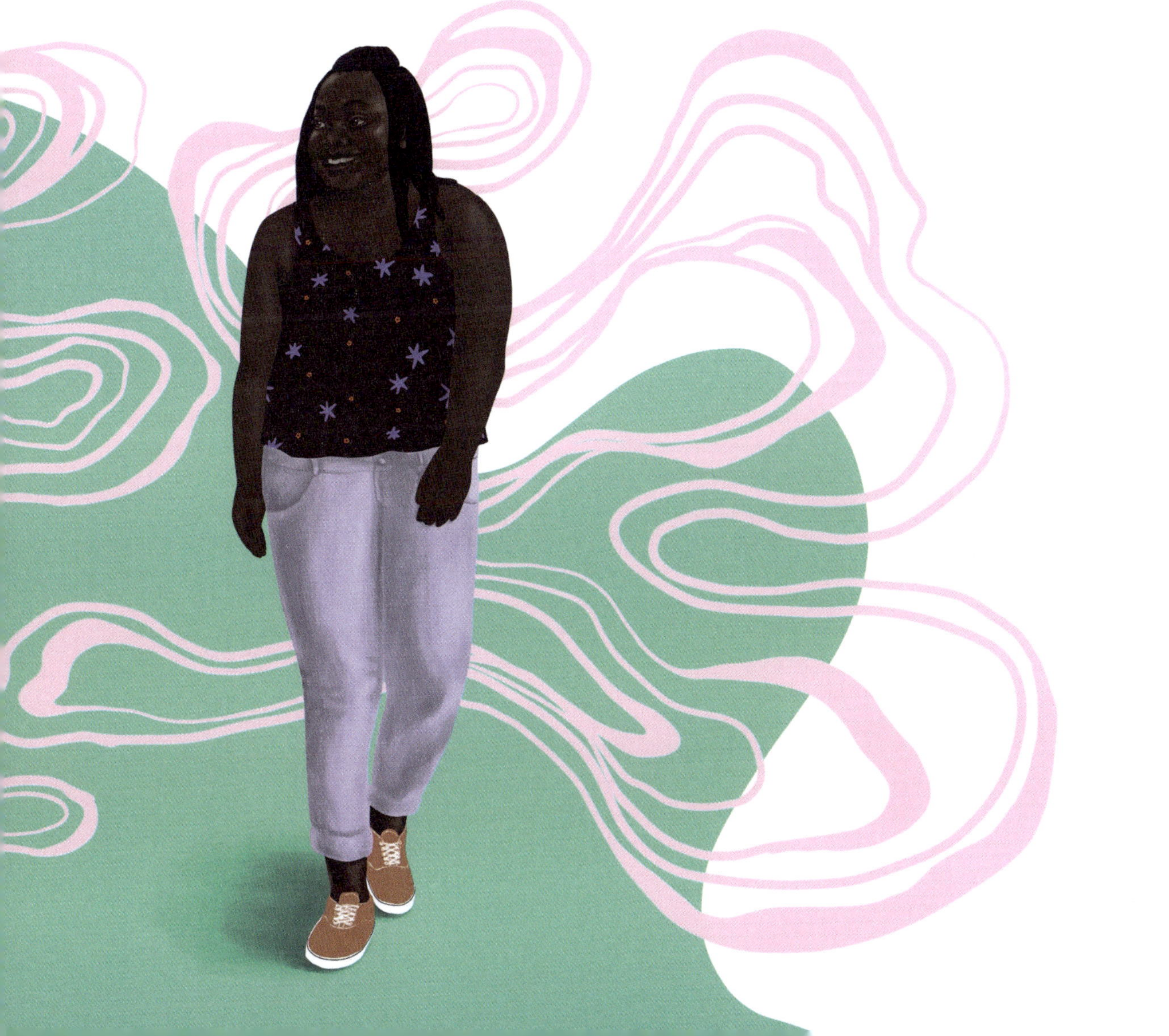

Die Periode

Wusstest du, dass Frauen durchschnittlich 500 Mal in ihrem Leben ihre Periode haben? Das sind etwa zwölf Mal pro Jahr – und das bis zu 40 Jahre lang. Doch obwohl die Periode ein normaler und natürlicher Teil des Lebens ist, ist sie bis heute ein Tabuthema. Viele Frauen und Mädchen fühlen sich immer noch nicht in der Lage, offen darüber zu sprechen, vor allem, wenn sie unter Menstruationsbeschwerden wie starken Schmerzen, starken Blutungen und unregelmäßigen Zyklen leiden. Laut einer Umfrage von Plan International UK hat mehr als die Hälfte der Mädchen in Großbritannien aufgrund ihrer Periode schon einmal einen Tag oder einige Stunden in der Schule verpasst, und etwa eine von drei Frauen leidet unter starken Menstruationsblutungen, die ihren Alltag stark beeinträchtigen können.

Wir sollten uns nicht für unsere Periode schämen müssen. Diese Scham und dieses Stigma, gepaart mit mangelndem Bewusstsein und mangelnder Aufklärung, schadet Frauen und Mädchen nicht nur, sondern hindert sie auch daran, Hilfe zu suchen. Um das zu ändern, müssen wir alle offenere und ehrlichere Gespräche über die menstruelle Gesundheit führen.

Die Phasen deiner Periode

Deine Periode ist Teil der rhythmischen Veränderung deines Fortpflanzungssystems und wird von vier Hormonen gesteuert: Östrogen, Progesteron, follikelstimulierendes Hormon (FSH) und luteinisierendes Hormon (LH). Durchschnittlich alle 28 Tage lösen diese Hormone auf geschickte Weise das Wachstum der Follikel (mit Flüssigkeit gefüllte Bläschen in den Eierstöcken, die Eizellen enthalten) aus und veranlassen die Freisetzung einer Eizelle sowie das Wachstum und die Ablösung der Gebärmutterschleimhaut.

Wenn eine Eizelle nicht befruchtet wird, tritt die Gebärmutterschleimhaut – ein stark durchblutetes Gewebe – aus dem Gebärmutterhals und durch die Scheide aus und verursacht das, was allgemein als Periode oder Menstruation bekannt ist. Der erste volle Tag der Blutung wird als Tag 1 deines Menstruationszyklus gezählt. Dieser Zyklus besteht aus drei verschiedenen Phasen, die auf dem 28-Tage-Zyklus basieren.

Follikelphase (Tage 4 bis 14)

Das Hormon Östrogen löst die Freisetzung des luteinisierenden Hormons (LH) aus, das am Ende der Follikelphase wiederum die Freisetzung einer reifen Eizelle aus den Eierstöcken in die Eileiter bewirkt – den Eisprung. Du kannst in dieser Zeit schwanger werden. Sei dir also bewusst, dass Spermien nach ungeschütztem Sex noch mehrere Tage in deiner Scheide überleben können.

Ovulationsphase – Eisprung (Tag 14)

Den Eisprung, die Freisetzung einer Eizelle, erkennst du normalerweise an einem Anstieg deiner Körpertemperatur. Möglicherweise bemerkst du auch, dass dein Scheidenausfluss dicker wird und eine Konsistenz wie rohes Eiweiß hat. Der Eisprung findet normalerweise in der Mitte deines Zyklus statt – etwa am 14. Tag – und dauert ungefähr 24 Stunden. Zum Zeitpunkt des Eisprungs kann es bei manchen Frauen zu Schmierblutungen (also zu leichten Blutspuren) kommen, bei vielen anderen aber auch nicht.

Lutealphase (ab Tag 15)

In dieser Phase entwickelt sich aus dem Follikel, der die Eizelle freigesetzt hat, ein Gelbkörper – das ist ein normaler Zellhaufen im Inneren deines Eierstocks, der sich bei jeder Periode bildet. Dies geschieht unmittelbar nachdem die Eizelle den Eierstock beim Eisprung verlassen hat. Der Gelbkörper setzt Östrogen und Progesteron frei. Diese beiden Hormone werden mit dem prämenstruellen Syndrom (PMS, Seite 61) in Verbindung gebracht, das Symptome wie Blähungen, Müdigkeit, Reizbarkeit und Niedergeschlagenheit verursachen kann.

Wenn deine Eizelle in dieser Phase befruchtet wird, unterstützt das Hormon Progesteron die frühe Schwangerschaft. Wird die Eizelle jedoch nicht befruchtet, beginnt sich der Gelbkörper abzubauen, und zwar normalerweise etwa neun bis elf Tage nach dem Eisprung. Dies führt zu einem Abfall des Östrogen- und Progesteronspiegels, was schließlich die Menstruation auslöst. Die Gebärmutterschleimhaut sondert Chemikalien ab, die entweder eine frühe Schwangerschaft unterstützen oder die Schleimhaut abbauen – diese Phase wird auch als Sekretionsphase bezeichnet.

Der Beginn deiner Periode

Normalerweise setzt deine Periode etwa zwei Jahre nach dem Beginn der Brustentwicklung ein und im Durchschnitt etwa zwei Jahre nachdem du zum ersten Mal einen weißen Scheidenausfluss bemerkst. Die meisten Mädchen bekommen ihre erste Periode im Alter von zwölf Jahren, allerdings ist das von Person zu Person unterschiedlich. Bei manchen Mädchen setzt die Menstruation schon mit acht oder neun Jahren ein, andere erleben ihre erste Periode mit 14 oder 15 Jahren (beide Fälle sind ganz normal). Wenn du jedoch schon mit sieben oder acht Jahren zu menstruieren beginnst oder ein Kind in deiner Umgebung hat in diesem Alter bereits die erste Periode – was als »frühe Pubertät« bezeichnet wird – dann ist ein Arztbesuch angebracht. Du solltest auch dann eine Ärztin oder einen Arzt aufsuchen, wenn du bis zum Alter von 16 Jahren noch keine Periode hattest.

Weltweit hört jedes zweite Mädchen aufgrund seiner Menstruation mit dem Sport auf.

Ei → befruchtet = Schwangerschaft

nicht befruchtetes Ei → Abbau der Gebärmutterschleimhaut = Blutung

Gebärmutterschleimhaut und Follikelentwicklung während deines Zyklus

Die Gebärmutterschleimhaut baut sich ab Tag 1 deines Zyklus ab und wird durch die Vagina ausgestoßen. Sobald sie abgestoßen ist, wächst die Schleimhaut an der Innenwand der Gebärmutter während der Follikelphase, des Eisprungs und der frühen Lutealphase wieder nach. Gleichzeitig reift ein Follikel in einem Eierstock heran, bis eine Eizelle zur Freisetzung bereit ist (Eisprung), die dann durch den Eileiter in die Gebärmutter wandert. Der leere Follikel schließt sich dann. Wenn das freigesetzte Ei befruchtet ist, versucht es, sich in der verdickten Gebärmutterschleimhaut einzunisten.

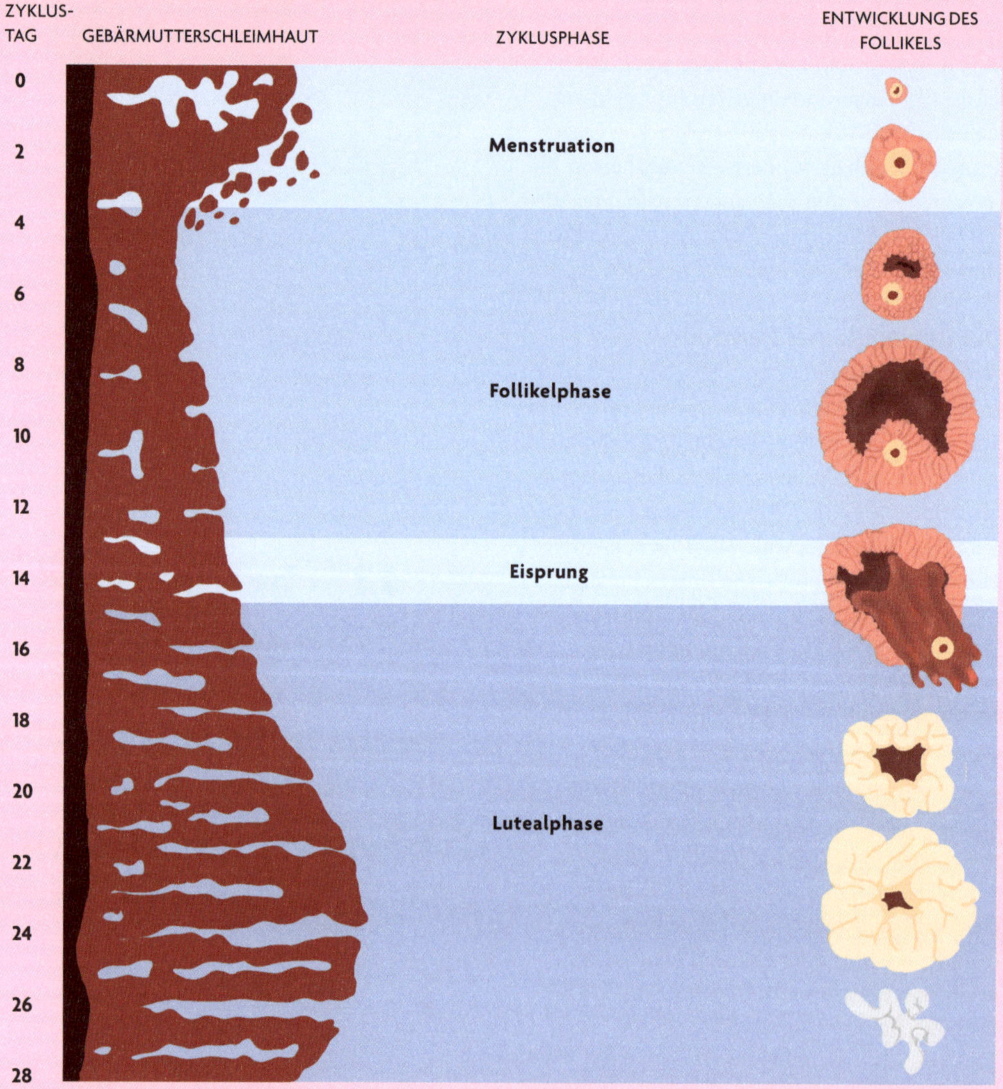

Was du von deiner Periode erwarten kannst

So etwas wie eine normale, durchschnittliche Periode gibt es im echten Leben nicht. Denn jede Person ist anders und hat einen ganz eigenen Menstruationszyklus und ein ganz eigenes Blutungsmuster.

Länge der Periode

Die Länge der Periode ist von Mensch zu Mensch unterschiedlich. Sie dauert in der Regel zwischen fünf und sechs Tagen, kann aber auch nur zwei bis vier Tage dauern oder acht bis zwölf Tage lang sein. Idealerweise solltest du deinen Menstruationszyklus ganzheitlich betrachten und dich nicht nur auf die Tage konzentrieren, an denen du blutest.

Wenn du die verschiedenen Phasen verstehst, kannst du die Höhen und Tiefen deiner Stimmung und Leistungsfähigkeit besser einschätzen und dein Leben und deine Aktivitäten effektiver gestalten.

Es ist völlig in Ordnung, wenn du dir die folgenden Fragen stellst:

Wann ist die beste Zeit in meinem Zyklus, um eine wichtige Entscheidung zu treffen?

Welche Tage eignen sich am besten für ein intensives Training im Fitnessstudio?

An welchem Wochenende fühle ich mich am ehesten selbstbewusst und kontaktfreudig?

An welchem Wochenende fühle ich mich eher reizbar und unsozial?

FAKT:
Eine »normale« Periode gibt es nicht; wir alle haben unterschiedliche Zyklen.

Regelmäßigkeit der Periode

In den meisten medizinischen Lehrbüchern wird der durchschnittliche Menstruationszyklus mit 28 Tagen angegeben, aber nach meiner klinischen Erfahrung ist alles zwischen 21 und 40 Tagen ganz normal, wenn der Zyklus einem regelmäßigen Muster folgt. Mädchen, die gerade erst ihre Periode bekommen haben, können zunächst sehr unregelmäßige Zyklen haben – es dauert eine Weile, bis sich der Körper eingespielt hat. Wenn dies jedoch 12 bis 24 Monate lang anhält, solltest du einen Termin bei deiner Ärztin oder deinem Arzt vereinbaren.

Der Menstruationszyklus einer Frau kann aus verschiedenen Gründen unregelmäßig werden. So können bestimmte Erkrankungen wie Myome (Seite 140), Endometriose (Seite 135) und das polyzystische Ovarialsyndrom (PCOS, Seite 129) zu Zyklusveränderungen führen, sodass die Periode bis zu acht Jahre vor der Menopause unregelmäßig werden und aussetzen kann.

Auch Ernährung und Stress können einen Einfluss auf deinen Menstruationszyklus haben. Plötzlicher oder übermäßiger Gewichtsverlust kann dazu führen, dass deine Periode unregelmäßig wird oder ganz ausbleibt, weil dein Körper nicht gesund genug ist, um eine Schwangerschaft zu verkraften. Wenn du übermäßig zugenommen hast, können die Fettzellen in deinem Körper eine erhöhte Menge des Hormons Östrogen produzieren, was ebenfalls dazu führen kann, dass deine Periode unregelmäßig wird oder ganz ausbleibt. Sind wir gestresst, ängstlich oder besorgt, schaltet unser Körper durch einen Adrenalinschub und einen erhöhten Cortisolspiegel (ein Steroidhormon) in den Kampf-oder-Flucht-Modus. Dies wirkt sich wiederum auf die Hormone aus, die einen Eisprung auslösen, was zu einer Störung deines Menstruationszyklus führen kann. Stress kann dazu führen, dass du deine Periode zu früh, unregelmäßig oder zu spät bekommst oder dass deine Periode ganz ausbleibt – manchmal für mehrere Monate.

Farbe und Konsistenz der Periode

Die Farbe deines Menstruationsbluts ändert sich mit dem Fortschreiten deiner Periode. Zu Beginn und am Ende deiner Blutung ist es bräunlich, in der mittleren Phase dagegen leuchtend rot, wie du vielleicht schon bemerkt hast.

Auch die Konsistenz und Beschaffenheit deiner Menstruationsblutung variiert: von dünn und wässrig an Tag 1 bis zu dick und klebrig an Tag 3.

Und auch die Menge der Blutung ändert sich: Während du in der Anfangsphase deiner Periode, wenn deine Blutung leicht ist, vielleicht nur eine Binde oder einen Tampon in der normalen Stärke benötigst, kann es sein, dass du zu der Stärke »super« bei der Binde oder dem Tampon übergehen musst, wenn deine Blutung stärker wird. Und auch hier gilt: Diese Unterschiede sind bei jeder Person ganz individuell.

Die Veränderungen deiner Menstruationsblutung

Menge, Farbe und Beschaffenheit des Menstruationsbluts verändern sich im Laufe deiner Periode. Zu Beginn der Periode ist das Blut oft etwas klumpig und dunkler (weil sich kleine Klümpchen aus der Gebärmutterschleimhaut ablösen), dann wird es gleichmäßiger und leuchtend rot, bevor es gegen Ende der Periode wieder heller wird.

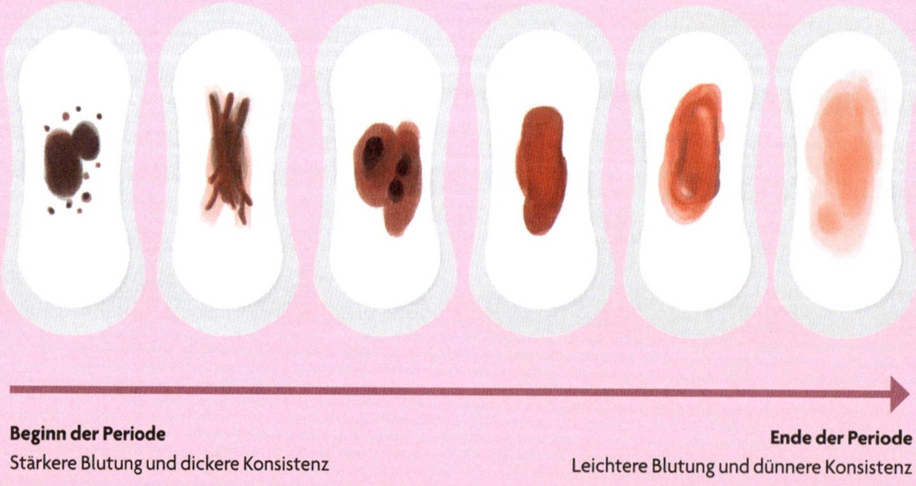

Die Periode dokumentieren

Sobald deine Periode einsetzt, solltest du anfangen, deinen Zyklus zu dokumentieren. Diesen Rat gebe ich allen meinen Patientinnen, die menstruieren. Wenn du nämlich deinen Zyklus von einem Monat zum nächsten aufzeichnest, bekommst du eine klare Vorstellung von deinem eigenen Zyklusrhythmus.

Du kannst deinen Zyklus dokumentieren, indem du die Daten einfach in ein Notizbuch einträgst oder, noch besser, indem du dir eine kostenlose Menstruations-App auf dein Handy lädst. Ich kann diese Apps wirklich sehr empfehlen, weil sie so praktisch und einfach zu benutzen sind.

Es kann sehr nützlich sein, diese Informationen bei einem Arzttermin zur Hand zu haben. Denn durch deine aufgezeichneten Daten kann deine Ärztin oder dein Arzt einschätzen, ob dein Zyklus unregelmäßig oder aus dem Takt geraten ist, und so ein besseres Bild von deinen Symptomen und der erforderlichen Behandlung bekommen.

Was du notieren solltest:

– das Datum, an dem deine Periode beginnt und aufhört

– den Blutfluss (schwach bis stark)

– die Blutkonsistenz (dünn bis dick)

– körperliche Symptome (Bauchkrämpfe, Kopfschmerzen)

– emotionale Symptome (Reizbarkeit, Niedergeschlagenheit)

NOTIZEN ZU MEINER PERIODE

TAG 1

Ich habe heute bei einer Natursendung geweint! Dann habe ich kurz vor dem Schlafengehen festgestellt, dass meine Periode eingesetzt hat.

Tag 2

Den ganzen Tag über war ich weinerlich und unruhig. Außerdem hatte ich Bauchkrämpfe und Schmerzen in der Vulva. Starker Blutfluss mit ein paar Klümpchen.

Tag 3

Bauchkrämpfe und Schmerzen in der Vulva halten an, aber meine Stimmung ist viel besser. Blutfluss immer noch stark.

Tag 4

Die Blutung ist heute schwächer und die Krämpfe und Vulvaschmerzen sind verschwunden. Ich bin ziemlich müde und deshalb früh ins Bett gegangen.

Tag 5

Leichte Blutung und ein paar Pickel am Kinn

Tag 6

Heute hatte ich noch sehr leichte rosa Schmierblutungen.

Binden, Tampons und Co

Im Laufe ihres Lebens verwenden die meisten Frauen zwischen 14 000 und 18 000 Binden, Slipeinlagen oder Tampons. Heutzutage gibt es eine riesige Auswahl an Menstruationsprodukten auf dem Markt, und die Entscheidung, welches Produkt oder welche Marke am besten zu dir passt, kann zu Beginn deiner Periode sehr verwirrend sein. Es ist oft eine Frage des Ausprobierens und der persönlichen Vorlieben – manche entscheiden sich für wiederverwendbare Artikel, andere für Einwegprodukte, manche für Binden, andere für Tampons und wieder andere für eine Kombination aus beidem. Du solltest dich danach richten, was dir gefällt, womit du dich wohlfühlst, was du dir finanziell leisten kannst und wozu du überhaupt Zugang hast.

Lies anfangs bitte immer die Gebrauchsanweisung deines Menstruationsprodukts, damit du weißt, dass du es richtig verwendest, und bedenke, dass es bei jeder Art von Produkt gelegentlich zu einem Auslaufen kommen kann. Mache es dir daher am besten zur Gewohnheit, den Artikel regelmäßig zu wechseln – für Tampons und Binden ist ein Wechsel etwa alle vier Stunden (oder jedes Mal wenn du urinierst) eine gute Faustregel. Menstruationstassen halten in der Regel etwas länger, achte bei ihnen aber darauf, dass du sie beim Entleeren im Waschbecken unter fließendem Wasser gründlich reinigst, bevor du sie wieder einführst.

Welche Periodenprodukte sind für dich geeignet?

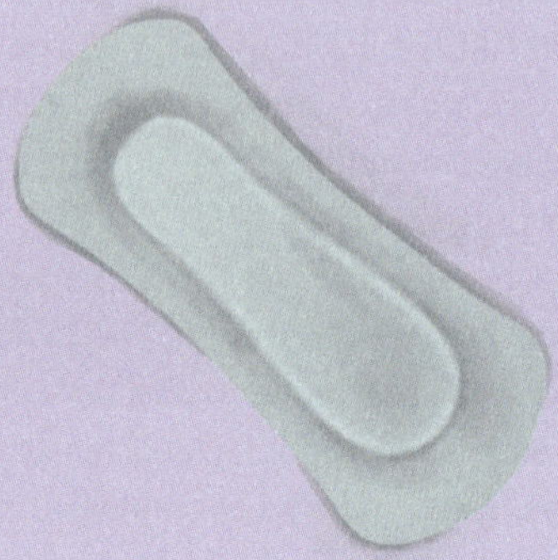

Binden (oder Slipeinlagen) ohne Flügel

Sie werden im Slip getragen und mit einem Klebestreifen an Ort und Stelle gehalten.

Vorteile

- Es gibt verschiedene Formen und Größen für unterschiedliche Menstruationsstärken.
- Sie sind leicht am Slip zu befestigen.

Nachteile

- Sie können an den Seiten auslaufen.
- Sie können in deinem Slip verrutschen.
- Sie nehmen viel Platz in der Tasche ein.
- Du kannst damit nicht schwimmen.
- Du kannst keinen Tanga tragen.
- Einmalgebrauch, daher sind sie nicht so umweltfreundlich wie wiederverwendbare Varianten.

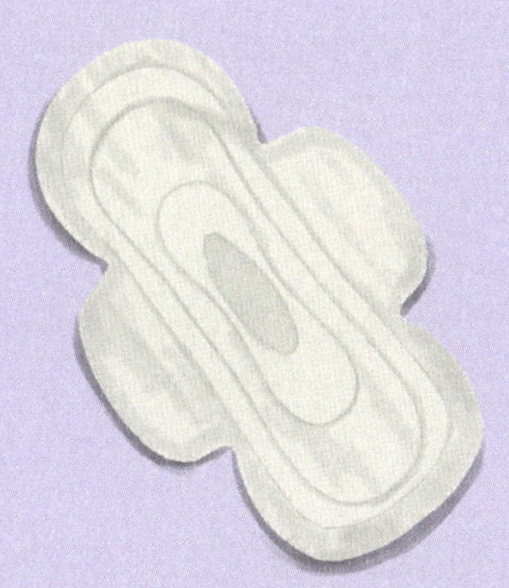

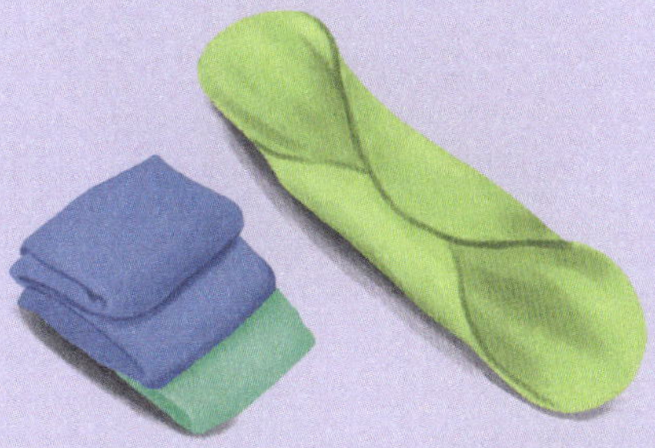

Binden (oder Slipeinlagen) mit Flügeln

Sie werden im Slip getragen und mit einem Klebestreifen und seitlichen Flügeln an Ort und Stelle gehalten.

Vorteile

- Es gibt verschiedene Formen und Größen für unterschiedliche Menstruationsstärken.
- Sie sitzen sicherer im Slip als Binden ohne Flügel.
- Es besteht eine geringere Gefahr des Auslaufens im Vergleich zu normalen Binden.

Nachteile

- Sie können auslaufen, wenn die falsche Saugkraft gewählt wird.
- Die Flügel können in der Leistengegend und an den Oberschenkeln scheuern, da sie reiben.
- Sie nehmen viel Platz in der Tasche ein.
- Du kannst damit nicht schwimmen.
- Du kannst keinen Tanga tragen.
- Einmalgebrauch, daher sind sie nicht so umweltfreundlich wie wiederverwendbare Varianten.

Wiederverwendbare Binden

Sie werden im Slip getragen und mit Druckknöpfen fixiert.

Vorteile

- Sie sind wiederverwendbar, daher umweltfreundlicher und langfristig kostengünstiger.
- Unterschiedliche Formen und Größen sind für verschiedene Menstruationsstärken erhältlich.
- Sie sind leicht im Slip anzubringen.

Nachteile

- Sie nehmen viel Platz in der Tasche ein.
- Du musst einen wasserdichten Beutel für gebrauchte Binden mitnehmen, wenn du unterwegs bist.
- Du kannst damit nicht schwimmen.
- Du kannst keinen Tanga tragen.
- Nach dem Gebrauch müssen sie gewaschen und getrocknet werden.

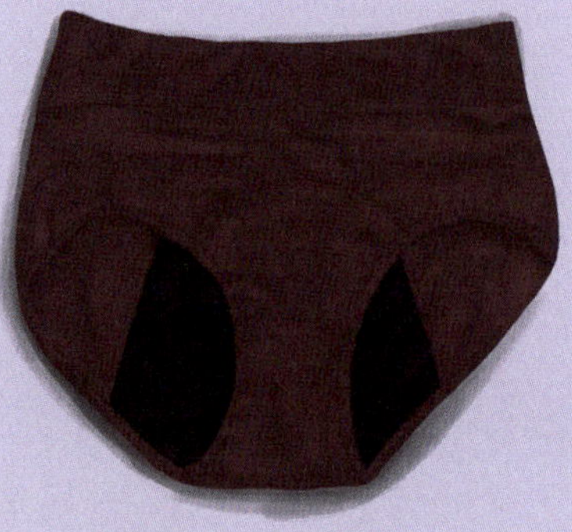

Periodenslips

Die Slips verfügen über zusätzliche Saugfähigkeit im Zwickel, um dich trocken zu halten.

Vorteile

- Sie sind wiederverwendbar, also umweltfreundlicher und langfristig kostengünstiger.
- Es gibt verschiedene Größen und Modelle für unterschiedliche Menstruationsstärken.
- Sie können auch zusammen mit einem internen Schutz (Menstruationstasse oder Tampon) verwendet werden, um an stärkeren Tagen für zusätzliche Sicherheit zu sorgen.
- Manchmal sind sie auch als Badebekleidung erhältlich, die du beim Schwimmen tragen kannst.

Nachteile

- Sie sind teurer als normale Unterwäsche.
- Sie nehmen viel Platz in der Tasche ein, wenn deine Periode stark ist und du den ganzen Tag unterwegs bist; du solltest einen wasserdichten Beutel für gebrauchte Slips und einen Ersatzslip mitnehmen, falls du dich umziehen musst.
- Nach dem Gebrauch müssen sie gewaschen und getrocknet werden.

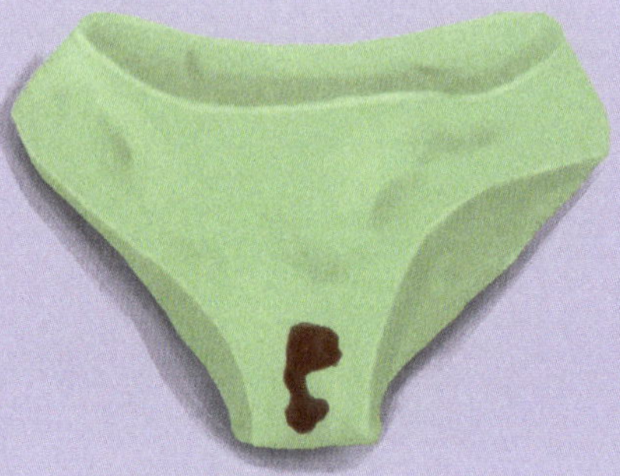

Freie Menstruation

Du trägst keinen »Schutz« während der Periode und lässt das Menstruationsblut frei fließen.

Vorteile

- Du kannst bluten, wie es die Natur vorgesehen hat.
- Du benötigst keine Produkte, also verhältst du dich umweltfreundlich.
- Sie wird seit Jahrtausenden praktiziert und in jüngerer Zeit als Protest gegen Steuern auf Periodenprodukte, Einwegprodukte und das Schweigen über Frauenthemen genutzt.

Nachteile

- Es besteht kein Schutz, das Blut kann also Flecken auf Kleidung, Sitzgelegenheiten und Bettwäsche verursachen.
- Dein Wäscheverbrauch kann erhöht werden.

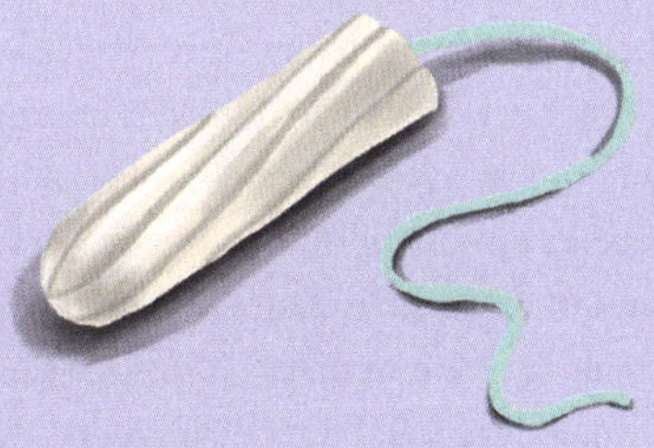

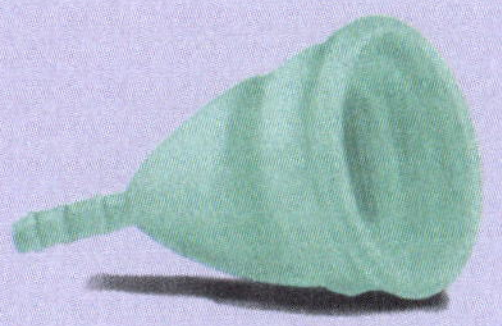

Tampons

Der weiche, röhrenförmige Bausch wird mit einem Applikator oder dem Finger in die Vagina eingeführt.

Vorteile

- Unterschiedliche Saugstärken sind erhältlich, je nach Bedarf.
- Sie sind diskret, passen in die Handfläche, Handtasche oder Hosentasche.
- Sie können beim Schwimmen getragen werden.
- Das äußere Rückholbändchen ist nach dem Einführen nicht mehr sichtbar.
- Man spürt den Tampon nicht, wenn er einmal eingeführt ist.
- Er kann mit einem Tanga getragen werden.

Nachteile

- Tampons können auslaufen, wenn die falsche Saugstärke gewählt wird.
- In sehr seltenen Fällen kann es zu einem toxischen Schocksyndrom (TSS) kommen, was bei regelmäßigem Wechsel leicht verhindert werden kann.
- Das Einführen eines Tampons kann manchmal unangenehm sein (besonders beim ersten Mal).
- Wenn er falsch eingeführt wird, kann er aus dem Vaginalkanal herausgedrückt werden.
- Einwegtampons sind nicht so umweltfreundlich wie wiederverwendbare Produkte.

Menstruationstasse

Der weiche Behälter wird gefaltet in die Vagina eingeführt, um das Blut aufzufangen.

Vorteile

- Sie ist wiederverwendbar und daher umweltfreundlicher sowie langfristig kostengünstiger.
- Sie kann bis zu acht Stunden eingesetzt bleiben, bevor sie herausgenommen und ausgespült wird.
- Einige Versionen können sogar beim Sex getragen werden.
- Sie kann beim Schwimmen getragen werden.
- Man spürt die Tasse nicht mehr, wenn sie eingesetzt ist.
- Sie kann mit einem Tanga getragen werden.

Nachteile

- Das Einführen kann knifflig sein und erfordert Übung.
- Sie kann unangenehm zu wechseln sein; du musst deine Finger benutzen, um die Tasse vor dem Abspülen aus der Vagina zu holen.
- Sie muss nach dem Gebrauch gründlich gewaschen werden.
- Bei starker Regelblutung kann sie überlaufen.
- Wenn du Myome hast, kann die Tasse störend und unangenehm sein.

Periodenprodukte für transsexuelle und nicht binäre Menschen

Die Hersteller müssen noch viel mehr tun, um Menstruationsprodukte für transsexuelle und nicht binäre Menschen inklusiver zu gestalten. Die meisten Binden, Slips und Tampons werden in weiblich anmutenden Verpackungen verkauft (also mit vielen rosafarbenen Blumen, Vögeln und Schmetterlingen), die nach Aussagen von Patient*innen, mit denen ich spreche, ihre Dysphorie auslösen können, sodass sie sich beim Kauf in Geschäften unwohl fühlen. Aus diesem Grund kaufen viele transsexuelle und nicht binäre Menschen ihre Produkte online und entscheiden sich oft für Periodenslips mit schlichtem Design oder Menstruationstassen mit geschlechtsneutraler Verpackung.

Periodenprodukte und die Umwelt

Wusstest du, dass wir alle unsere eigenen Periodenberge haben? Ich dachte immer, dass Slipeinlagen, Binden und Tamponapplikatoren verbrannt werden, aber das ist nicht immer der Fall – das meiste davon bleibt auf unserem schönen Planeten liegen. Ich war entsetzt, als ich von einer umweltbewussten Kollegin erfuhr, dass jede Packung Binden der Menge von vier Plastiktüten entspricht (und wir alle wissen, wie lange es dauert, bis sich diese Tüten zersetzen).

Wenn du die Möglichkeit hast, empfehle ich dir, wiederverwendbare Produkte wie Binden, Slips und Menstruationstassen auszuprobieren. Anfangs sind sie zwar teurer als Einwegprodukte, aber langfristig gesehen sind sie kostengünstiger, weil sie jahrelang genutzt werden können. Und da sie nachhaltiger sind als Einwegprodukte, auch viel besser für die Umwelt.

Wenn du Einwegprodukte für die Periode verwendest, entsorge sie bitte sinnvoll. Wickle eine benutzte Binde nicht in eine Plastiktüte oder in Unmengen von Toilettenpapier ein, weil du Angst hast, dass jemand sie sehen könnte, sondern rolle sie einfach zusammen und wirf sie in den Mülleimer.

Periode und Sport

Es ist ganz normal, dass Frauen und Mädchen während ihrer Menstruation aktiv bleiben oder Sport treiben. Manche ziehen es vor, das nicht zu tun, was ebenfalls völlig in Ordnung ist – sie haben vielleicht eine sehr starke Periode oder starke Regelschmerzen und wollen sich lieber schonen. Andere wiederum erleben, dass sie sich durch Sport während ihrer Periode besser fühlen, sowohl körperlich als auch mental. Aus Gründen des Komforts und der Praktikabilität bevorzugen die meisten Frauen, die Sport treiben, Tampons (vor allem beim Schwimmen oder Radfahren) oder wiederverwendbare, periodensichere Badekleidung und Shorts. Für Sportarten mit geringer Intensität wie Walking oder Pilates sind Binden aber durchaus geeignet.

Ein Jahresverbrauch an Einweg-Periodenprodukten verursacht 5,3 Kilogramm CO_2.

Ungleichheiten bei der Periode

Ungleichheiten in Bezug auf die Periode bedeuten, dass es einen ungleichen Zugang zu Periodenprodukten gibt und auch die entsprechende Aufklärung und Bildung sowie die medizinische Versorgung während der Menstruation aufgrund von wirtschaftlichen, ethnischen oder kulturellen Grenzen oftmals eingeschränkt ist. Es ist wichtig, dass Frauen überall, unabhängig von ihrer Ethnie oder Klasse, Zugang zu Menstruationsprodukten und dem Wissen haben, das sie brauchen, um ihre Periode jeden Monat zu erleben, ohne dass dies ihr Arbeits-, Ausbildungs- oder Privatleben beeinträchtigt.

Eine Umfrage von Plan International aus dem Jahr 2019 ergab, dass sich jedes zehnte Mädchen in Großbritannien keine Periodenprodukte leisten kann. Während der Coronapandemie stieg diese Zahl auf eines von drei Mädchen an. Weltweit haben geschätzt 500 Millionen Mädchen und Frauen keinen Zugang zu Menstruationsartikeln. In Deutschland ist der Kauf für fast ein Viertel der Mädchen und Frauen finanziell schwierig.

Manche Menschen verwenden den Ausdruck »Menstruations-« oder »Periodenarmut«, um den Kampf von Frauen zu beschreiben, die keinen Zugang zu bezahlbaren Produkten haben. Ich finde diese Terminologie unglaublich erniedrigend und möchte sie nicht verwenden. Erstens: Wenn du dir kein Essen leisten kannst oder zu einem einkommensschwachen Haushalt gehörst, willst du ganz bestimmt nicht auch noch mit dem Stempel »Menstruationsarmut« versehen werden. Zweitens wird damit suggeriert, dass Frauen schwache, machtlose Opfer ihrer Periode sind und dass dieser völlig natürliche Vorgang eine Belastung oder ein Hindernis darstellt. Drittens verharmlost es auch die tiefgreifende Ungleichheit und Diskriminierung, mit der sie in dieser Situation konfrontiert sind und die oft auf Herkunft, Klasse, Geschlecht und sozioökonomischen Status zurückzuführen ist.

Die Ungleichheit in Bezug auf Menstruationsprodukte ist ein globales Problem und sie hat schwerwiegende Auswirkungen. Britische Lebensmittelbanken rufen häufig zu Spenden von Binden und Tampons für einkommensschwache Frauen auf, und auch in Deutschland gibt es Initiativen und Pilotprojekte mit dem Ziel, kostenlose Binden und Tampons zur Verfügung zu stellen.

Der eingeschränkte Zugang zu Menstruationsprodukten kann Mädchen vom Schulbesuch oder Frauen von der Arbeit abhalten und damit ihre schulische und berufliche Entwicklung sowie ihre Verdienstmöglichkeiten einschränken. Die Verwendung von alternativen »Schutzmitteln«, wie Lappen oder Toilettenpapier, kann zu gefährlichen Infektionen führen, und der damit verbundene Blutaustritt kann Scham und Peinlichkeit hervorrufen.

Ich finde das alles so traurig und ärgerlich. Die Regierungen auf der ganzen Welt müssen die Situation besser in den Griff bekommen und enger mit Frauengesundheitsorganisationen zusammenarbeiten, wenn wir dieser Ungerechtigkeit ein Ende setzen wollen. Vor diesem Hintergrund hat meine gute Freundin Manjit Gill MBE die Organisation Binti International gegründet, die sich dafür einsetzt, dass Mädchen auf der ganzen Welt ein menstruelles Leben in Würde führen können – ihr Mantra lautet »Verfügbarkeit, Erschwinglichkeit und Bewusstsein«. Sie spricht von der Notwendigkeit einer »Menstruationsrevolution«, um die Menstruation zu normalisieren und Stigmatisierung und Leid zu beseitigen, und hat eine Kampagne angeführt, die darauf abzielt, dass alle Geschäfte und öffentlichen Einrichtungen kostenlose Menstruationsprodukte anbieten.

Wenn du Probleme mit dem Zugang zu Menstruationsprodukten hast, solltest du nicht im Stillen leiden. Sprich mit einer Ärztin oder einem Arzt und lass dich an eine Organisation verweisen, die dir helfen kann.

Lasst uns über die Periode sprechen

Die Menstruation ist ein natürlicher und völlig normaler Bestandteil der Pubertät und darüber hinaus, und als Gesellschaft müssen wir offener darüber sprechen – nicht nur Frauen unter sich, sondern auch Männer, Frauen, Trans*- und nicht binäre Menschen untereinander.

Auch wenn dieses Buch Frauen und Mädchen helfen soll, ihre Periode zu verstehen, kann ich nicht genug betonen, wie wichtig es ist, dass alle, die ihnen nahestehen – auch alleinerziehende Väter oder Menschen in gleichgeschlechtlichen Beziehungen – sich wohlfühlen, wenn sie mit ihren Töchtern über ihre Periode sprechen, und dass sie offen, ehrlich und ohne Peinlichkeit mit dem Thema umgehen können.

Die gute Nachricht ist, dass sich die Einstellung der Väter durchaus ändern könnte. Eine YouGov-Umfrage, die von der Wohltätigkeitsorganisation Action Aid anlässlich des Menstruationshygienetages 2017 in Auftrag gegeben wurde, ergab, dass fast die Hälfte (47 Prozent) der Töchter angaben, dass es ihnen unangenehm wäre, mit ihren Vätern über die Periode zu sprechen, während nur 9 Prozent der Männer sich unwohl dabei fühlten, mit ihren Töchtern darüber zu sprechen. Die Hälfte der befragten Männer (50 Prozent) gab an, dass es ihnen nicht unangenehm wäre, für Frauen Menstruationsschutz zu kaufen, aber nur 16 Prozent der Frauen sagten, dass sie sich wohlfühlen würden, wenn sie einen Mann darum bitten würden. Wenn wir das Stigma also weiter abbauen wollen, ist die Kommunikation zwischen den Generationen entscheidend. Töchter, redet mit euren Vätern … und Väter, redet mit euren Töchtern!

Meiner Meinung nach ist kein Alter tabu, wenn es darum geht, über die Menstruation zu sprechen. Ich finde, Eltern und Betreuungspersonen sollten so früh wie möglich damit beginnen, mit ihren Kindern über die Periode zu reden, zu dem Zeitpunkt, ab dem die Kinder in der Lage sind, zuverlässige und sinnvolle Informationen aufzunehmen und zu verstehen. Es gibt natürlich keine feste Regel, denn jedes Kind ist anders, aber als Elternteil oder Betreuungsperson wirst du instinktiv wissen, wann der richtige Zeitpunkt für ein solches Gespräch gekommen ist. Versuche, es nicht zu sehr hinauszuzögern. In vielen Fällen kommt das große »Periodengespräch«, wenn ein Kind von der Grundschule in die weiterführende Schule kommt, oft viel zu spät. Und bitte ignoriere das Thema Menstruation nicht völlig oder verlasse dich darauf, dass die Lehrer*innen oder Klassenkamerad*innen deines Kindes darüber sprechen. Ich denke, wir sind es unseren Töchtern schuldig, diesen Kommunikationskanal innerhalb der Familie zu öffnen.

In Deutschland geben menstruierende Personen im Schnitt 10 Euro pro Monat für Periodenprodukte aus.

Wir sollten auch nicht vergessen, dass die meisten Jungen mit Frauen zusammenleben, die menstruieren – mit ihrer Mutter, ihren Schwestern und Cousinen, ihren Tanten, ihren Großmüttern – und trotzdem wird über die Periode allzu oft nicht offen gesprochen. Das muss aber nicht so sein. Die Männer im Haushalt sollten unbedingt von sachlichen, verlässlichen Informationen profitieren, damit sie diese völlig normale und natürliche Körperfunktion besser verstehen können.

Wenn deine Tochter ihre Periode bekommt – das Durchschnittsalter liegt bei zwölf Jahren, weshalb du das Thema noch früher ansprechen solltest, damit sie nicht überrascht oder verstört reagiert –, ist es wichtig, dass sie von ihren Eltern und Bezugspersonen unterstützt wird. Dieser emotionale und körperliche Meilenstein kann eine schwierige, verwirrende und beängstigende Zeit sein, und dein Kind wird deine Liebe und dein Verständnis sehr zu schätzen wissen. Gratuliere deinem Kind zu diesem neuen Lebensabschnitt. Eröffne ein Gespräch, indem du es fragst, wie es sich körperlich und emotional fühlt, ob es zum Beispiel Spannungen in der Brust oder Unterleibskrämpfe hat oder unter Müdigkeit beziehungsweise Stimmungsschwankungen leidet. Deine Tochter nach ihrer Periode zu fragen, ist an sich schon wertvoll. Sie zu ignorieren oder als »Frauenproblem« abzutun, ist nicht hilfreich und kann für junge Mädchen, die sich mit ihrem sich verändernden Körper auseinandersetzen und sich an diese neue Phase in ihrem Leben gewöhnen müssen, ziemlich entmutigend sein und ein Gefühl des Alleingelassenwerdens erzeugen.

Eine Umfrage aus dem Jahr 2017 ergab, dass es fast der Hälfte der Töchter in Großbritannien unangenehm wäre, mit ihren Vätern über ihre Periode zu sprechen.

Es gibt auch viele praktische Dinge, die hilfreich sind. So kannst du zum Beispiel dafür sorgen, dass du einen Vorrat an Menstruationsprodukten für deine Tochter hast oder gemeinsam mit ihr in den Drogeriemarkt gehen, um ihre bevorzugten Binden oder Tampons zu kaufen. Wenn sie unter Bauchkrämpfen leidet, kannst du Eisbeutel aus der Gefriertruhe anbieten oder eine Wärmflasche für sie machen. Für den Fall, dass sie unter Kopfschmerzen leidet, stelle sicher, dass du genügend Paracetamol im Medizinschrank hast. Dieser Ratschlag gilt natürlich nicht nur für Väter, sondern auch für Freunde, Partner und Ehemänner. Deine bessere Hälfte wird es dir danken!

Es gibt noch viel mehr, was du tun kannst, um deiner Liebsten während ihres Menstruationszyklus zu helfen. Zeige Verständnis für die typischen PMS-Anzeichen wie Müdigkeit, Ängstlichkeit oder Reizbarkeit. Sei verständnisvoll, wenn Blut auf die Kleidung oder die Bettwäsche tropft, denn das kann ziemlich traumatisch und beunruhigend sein (wenn die Blutung regelmäßig sehr stark ist, solltet ihr unbedingt eine Ärztin oder einen Arzt aufsuchen). Informiere das Schulpersonal oder die Leiter*innen außerschulischer Vereine, wenn deine Tochter unter Menstruationskrämpfen, starkem Blutfluss oder starker Müdigkeit leidet. Indem du dich umsichtig und mitfühlend verhältst, trägst du dazu bei, die schrecklichen Gefühle von Scham und Stigmatisierung zu minimieren.

Es ist an der Zeit, über die Periode zu sprechen ... ohne Scham und Verlegenheit!

Kulturelle Einstellungen zur Menstruation

Seit Jahrhunderten ist die Menstruation von Mythen und Gerüchten umgeben, die diejenigen, die menstruieren, stigmatisieren. Obwohl der verbesserte Zugang zu Bildung in der heutigen Gesellschaft die Unwahrheit vieler dieser Gerüchte entlarvt hat, halten sich viele davon immer noch hartnäckig.

Das Einsetzen der Menstruation kann enorme emotionale und psychologische Auswirkungen auf ein Mädchen haben, und die erste Periode wird in manchen Kulturen als bedeutender Meilenstein angesehen, der mit dem »Erwachsenwerden« oder dem »Eintritt in die Weiblichkeit« in Verbindung gebracht werden kann. So die werden die beiden Ereignisse beispielsweise gemeinschaftlich bei der Bar-Mizwa (einem jüdischen Ritual) oder der Quinceañera (einer Feier in hispanischen Ländern, die wörtlich übersetzt »die Fünfzehnjährige« bedeutet) gefeiert.

Manche Gemeinschaften betrachten die Periode jedoch als »unrein« und verhängen deshalb restriktive Maßnahmen für Frauen. Im Islam dürfen sie zum Beispiel während ihrer Menstruation nicht beten oder in die Moschee gehen. Im Hinduismus darf eine Frau, die ihre Periode hat, kein Essen zubereiten, nicht mit der Familie essen und nicht in den Tempel gehen. In manchen Gegenden des ländlichen Indiens und Nepals können Mädchen in speziell angefertigte »Periodenhütten« verbannt werden. Diese Absonderung kann sich negativ darauf auswirken, wie ein Mädchen seinen Menstruationszyklus sieht, da sie von religiösen Veranstaltungen ausgeschlossen und im Grunde von ihrer Gemeinschaft ausgegrenzt wird.

Eine Studie (der Menstruations-App namens Clue) aus dem Jahr 2017 hat festgestellt, dass sich eine bemerkenswerte Anzahl von Mythen und Aberglauben immer noch hält. In den USA glauben viele, dass die Verwendung von Tampons das Jungfernhäutchen – die dünne Haut, welche die Vagina teilweise bedeckt – zerreißen und dich »unrein« machen kann, indem sie dir den Status der Jungfräulichkeit nimmt. Ein lächerlicher Mythos, der sogar weltweit verbreitet ist. In den USA darf eine menstruierende Frau (angeblich) auch kein Gemüse beim Einmachen anfassen, weil es sonst verdirbt. Und manche sagen, man dürfe nicht in der freien Natur zelten, weil Bären das Blut riechen würden. Das ist natürlich völlig absurd und stimmt definitiv nicht!

In Israel glauben einige Mütter, dass es ihrer Tochter für den Rest ihres Lebens schöne rote Wangen beschert, wenn sie bei ihrer ersten Periode eine Ohrfeige bekommt. Menstruierenden Mädchen wird gesagt, dass sie nicht mit heißem Wasser duschen sollen, weil sie dann einen starken Blutfluss bekommen. Natürlich gibt es für beides keine Beweise!

Manche italienische Frauen halten sich während ihrer Periode aus der Küche fern, weil sonst der Teig nicht richtig aufgeht – was für ein Unsinn! – und sie deshalb kein anständiges Brot oder keine Pizza backen können.

In Argentinien heißt es, dass Frauen während ihrer Periode keine Schlagsahne oder Butter zubereiten dürfen, weil diese sonst gerinnt. Ein anderer Mythos besagt, dass Mädchen nicht in der Badewanne baden sollen, weil sonst die Blutung aufhört und ihre Fruchtbarkeit sinkt.

Indische Mädchen müssen sich am ersten Tag der Menstruation die Haare waschen, um sich zu reinigen, aber für den Rest der Periode dürfen sie ihre Haare nicht zu oft waschen, da sonst der Blutfluss abnimmt und ihre Fruchtbarkeit beeinträchtigt wird. Der Zusammenhang zwischen Haaren und der weiblichen Gesundheit ist in vielen Religionen und Kulturen ein wiederkehrendes Thema, auch im Islam und im Judentum. Die »Krone der Frau« gilt als Zeichen der Schönheit und als Symbol der Fruchtbarkeit, und viele vertreten die Ansicht, dass sie während der Periode nicht übermäßig berührt, gewaschen oder geschnitten werden sollten. Ich bin da natürlich anderer Meinung.

Und zum Schluss noch ein paar andere Menstruationsmythen, die mir begegnet sind: In Mexiko solltest du während deiner Periode nicht zu schnellen Rhythmen tanzen, um deine Gebärmutter zu schützen; in Rumänien darfst du keine Blumen anfassen, weil sie dann schneller verwelken; in Malaysia wird dir gesagt, dass du deine Binden waschen sollst, bevor du sie wegwirfst, weil sonst Geister zurückkommen und dich heimsuchen; und in der Dominikanischen Republik darfst du dir nicht die Nägel lackieren und keine Limonade trinken. Ein Mythos auf den Philippinen besagt, dass du reine Haut bekommst, wenn du dein Gesicht mit dem Blut deiner ersten Periode wäschst, und in Brasilien darfst du während deiner Menstruation nicht barfuß herumlaufen, weil du sonst schlimme Krämpfe bekommst. In Frankreich ist es verboten, Mayonnaise zu machen, weil sie gerinnt, und in Bolivien sollen menstruierende Frauen Babys nicht im Arm wiegen, weil ihnen davon schlecht wird. In keiner dieser Behauptungen steckt auch nur ein Fünkchen Wahrheit!

Einige dieser Aberglauben klingen vielleicht skurril und amüsant, aber hinter all diesen Mythen steckt auch eine ernste (und gefährliche) Seite, denn viele von ihnen befürworten Verhaltensbeschränkungen, die zu geschlechtsspezifischen Tabus und Diskriminierungen beitragen. Diese hartnäckigen Unwahrheiten erschweren es Mädchen, über ihre Menstruationsgesundheit zu sprechen, und führen zu Scham und Schweigen.

Die Mythen und der Aberglaube verbreiten auch die Vorstellung, dass Frauen, sobald sie ihre Periode bekommen, einen Schaden anrichten oder in ihrem Tun eingeschränkt sind. In bestimmten Kulturen ist dieser frauenfeindliche Aberglaube fest verankert und wird über Generationen weitergegeben, oft über Mütter und Großmütter, die ihn aufrechterhalten, ohne ihre Mädchen über die Biologie ihres eigenen Körpers aufzuklären.

Die Menschen müssen zum Beispiel erkennen, dass das Blut während der Periode dasselbe Blut ist, das auch in jedem anderen Körper fließt, und lediglich zusätzlich die Gebärmutterschleimhaut und andere Zellbestandteile enthält. Zu viele Gemeinschaften glauben, dass dieses Blut »alt« oder »schmutzig« ist, was falsch und irreführend ist, denn wenn das der Fall wäre, hätten Frauen regelmäßig Infektionen. Menstruationsblut ist sauber, gesund und normal.

Meine Freundin Manjit von Bindi International ist außerdem der Meinung, dass ein Großteil der Stigmatisierung und Scham in Bezug auf die Menstruation auf ihre Übersexualisierung zurückzuführen ist. Idealerweise sollte sie in Schulen auf der ganzen Welt als eigenständiges Thema gelehrt und so erklärt werden, dass Mädchen sich selbst verstehen und Jungen Einfühlungsvermögen und Hilfsbereitschaft lernen können.

Zudem existiert der Irrglaube – den ich selbst bei meinen Patientinnen erlebt habe –, dass Menstruations- und Wechseljahrsprobleme weitgehend »westliche« Themen sind, die nur unter weißen Frauen der Mittelschicht diskutiert und angesprochen werden. Diese Annahme kann durchaus auf langjährigen und tief verwurzelten soziokulturellen Einstellungen und religiösen Traditionen beruhen. Vielleicht liegt es aber auch an den institutionellen Schwächen des Gesundheitssystems – und an der Tatsache, dass wir noch so viel zu lernen haben. Aber was auch immer der Grund ist, er macht mich traurig und frustriert mich. Frauen und Mädchen sollten überall den gleichen Zugang zur Gesundheitsversorgung haben – unabhängig von ihrem Glauben, ihrer Hautfarbe, ihrer Klasse oder ihrer Kultur – daher habe ich es zu meiner langfristigen Aufgabe gemacht, diese Barrieren abzubauen.

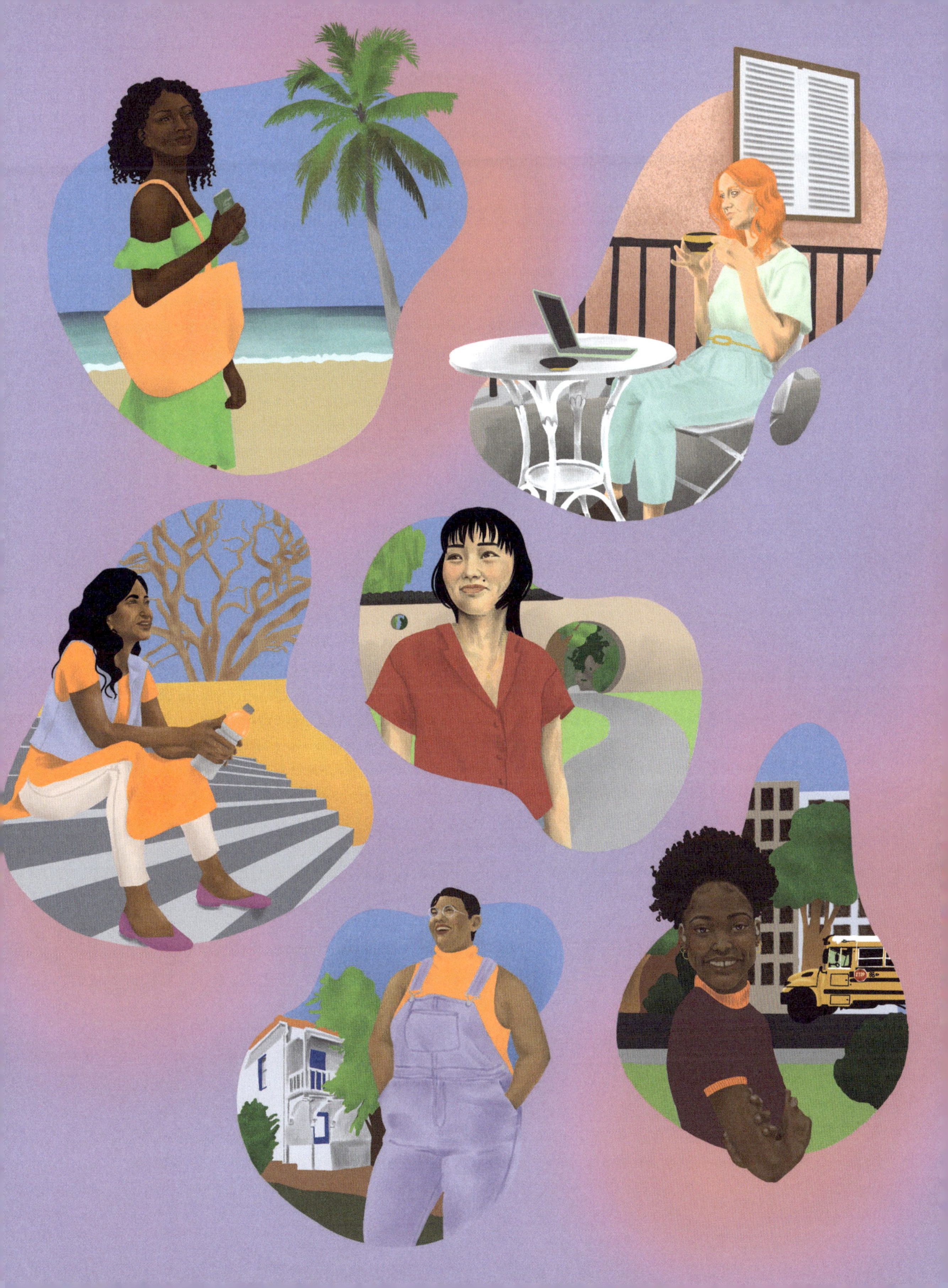

Gesundheits- und Wohlfühlprobleme während deines monatlichen Zyklus

Manche Frauen haben einen problemlosen Menstruationszyklus, der ihren Alltag kaum beeinträchtigt, aber viele andere leiden zu verschiedenen Zeiten ihres Zyklus unter körperlichen oder emotionalen Problemen, die große Auswirkungen auf Schule, Arbeit oder Beziehungen haben können. Hier findest du einige der häufigsten Probleme.

Regelschmerzen

Regelschmerzen sind alles andere als lustig. Es handelt sich um eine häufige, aber lähmende Erkrankung, die immer sehr ernst genommen werden sollte. Starke Regelschmerzen werden als Dysmenorrhö bezeichnet, und einige Ärzte geben endlich zu, dass Regelkrämpfe genauso schmerzhaft sein können wie ein Herzinfarkt, wenn nicht sogar schlimmer.

Warum bekommen wir eigentlich Regelschmerzen und wie können wir damit umgehen? Während deiner Periode bewirkt ein Hormon namens Prostaglandin, das dem Körper hilft, mit Verletzungen und Krankheiten umzugehen, dass sich deine Gebärmutter zusammenzieht, um die Schleimhaut abzustoßen. Prostaglandin ist sogar so stark, dass es bei der Geburt die Wehen auslöst. Wenn sich die Zellen der Gebärmutterschleimhaut während der Menstruation ablösen, setzen sie ebenfalls große Mengen an Prostaglandin frei. Dieses Prostaglandin verengt die Blutgefäße in der Gebärmutter und sorgt dafür, dass sich die Muskelschicht zusammenzieht, indem es Kontraktionen verursacht, welche die Blutversorgung und die Sauerstoffzufuhr in der Gebärmutter vorübergehend unterbrechen. Dies verursacht einen pochenden, krampfartigen Schmerz, der sich vom Unterbauch bis in den unteren Rücken ausbreiten kann. Die Wirkung von Prostaglandinen ist lokal begrenzt, was bedeutet, dass sie nur dort wirken, wo sie produziert werden, weshalb die meisten Regelschmerzen in der Bauchgegend auftreten.

Manche Frauen leiden jeden Monat unter heftigen körperlichen Symptomen wie Fieber, Übelkeit, Entzündungen, Schwindel, Ungeschicklichkeit, Tinnitus und sogar Durchfall. Dass Frauen mit diesen multifaktoriellen Schmerzen zurechtkommen müssen, während sie ihr Leben, ihren Job und ihre Familie meistern, macht sie völlig unglaublich, findest du nicht auch? Die gute Nachricht ist, dass die Freisetzung von Prostaglandin nur vorübergehend ist und der Körper es schnell wieder abbaut, sodass seine Wirkung auf den Körper dann nachlässt. Das ist der Grund, warum bei den meisten Frauen die Periodenschmerzen nicht allzu lange anhalten und sich meist zwischen dem ersten und dem dritten Tag des Zyklus abspielen.

Wir müssen aufhören, den Schmerz zu normalisieren. Nimm Paracetamol oder Ibuprofen, um deine Symptome zu lindern, und wenn das nicht hilft, lass dich bitte ärztlich behandeln.

Regelschmerzen: Was kannst du tun, um die Schmerzen zu lindern?

Viele Frauen leiden jeden Monat während und vor ihrer Periode unter Schmerzen. Scheue dich nicht, die folgenden Lösungen auszuprobieren, um sie in den Griff zu bekommen:

- Nimm regelmäßig **Paracetamol** ein (maximal zwei 500-Milligramm-Tabletten alle vier bis sechs Stunden, nicht öfter als viermal am Tag).
- Nimm zusätzlich zu Paracetamol **Ibuprofen** ein (maximal zwei Tabletten à 200 Milligramm dreimal täglich). Mache das nur, wenn es nötig ist, und ausschließlich, wenn du über zwölf Jahre alt bist und das Medikament auch verträgst, denn nicht alle Menschen vertragen Ibuprofen. Es sollte immer nur zum Essen eingenommen werden – nie auf nüchternen Magen –, um kein Sodbrennen auszulösen, keine Asthmasymptome zu verschlimmern und um Wechselwirkungen mit anderen Medikamenten zu vermeiden. Es gibt auch andere rezeptfreie Medikamente, die Ibu-Lysin enthalten und speziell zur Behandlung von Regelschmerzen verkauft werden, die aber oft ziemlich teuer sind – und möglicherweise wirkt generisches Ibuprofen bei dir genauso gut.
- **Wärmflaschen** können helfen, Krämpfe zu lindern.
- **Trinke viel**, um dich hydriert zu halten.
- **Vitamin B_1** (Thiamin) – 100 Milligramm täglich den ganzen Monat über – kann manchen Menschen helfen.
- **Magnesiumglycinat** (300 bis 400 Milligramm vor dem Schlafengehen, eine Woche lang vor der Periode auf 600 Milligramm erhöhen) kann ebenfalls hilfreich sein.
- **Yoga** kann dir helfen, dich zu entspannen und die Krämpfe zu lindern.
- **Akupunktur** ist bei manchen Menschen von großem Nutzen.
- Mit dem **Rauchen aufzuhören** ist ohnehin gut für deine Gesundheit, aber es hat sich gezeigt, dass es sich positiv auf Regelschmerzen auswirkt.
- Auch der **Verzicht auf Alkohol** während deiner Periode kann sich positiv auswirken.
- **Transkutane elektrische Nervenstimulationsgeräte** (auch bekannt als TENS-Geräte) haben in einigen Datenstudien eine positive Wirkung bei der Schmerzkontrolle und -regulierung gezeigt. Sie sind in Apotheken oder online erhältlich, oder du kannst sie ausleihen, wenn du sie vor dem Kauf ausprobieren möchtest.

Wenn du feststellst, dass du während jeder Periode Schmerzmittel verwenden musst und diese deine Symptome verbessern, gibt es keinen Grund zur Sorge. Wenn du jedoch trotz Paracetamol beziehungsweise Ibuprofen deine Regelschmerzen nicht in den Griff bekommst, solltest du nicht zögern, eine Ärztin oder einen Arzt aufzusuchen. Sie oder er wird dich untersuchen, um die Ursachen herauszufinden, und alles tun, um deine Beschwerden zu lindern und deine Lebensqualität zu verbessern. Leide nicht im Stillen. »Keep calm and carry on« gilt hier nicht, bleib also nicht ruhig und mach einfach so weiter, auch wenn andere dir das sagen. Schmerzen können gelindert werden, du musst sie nicht ertragen.

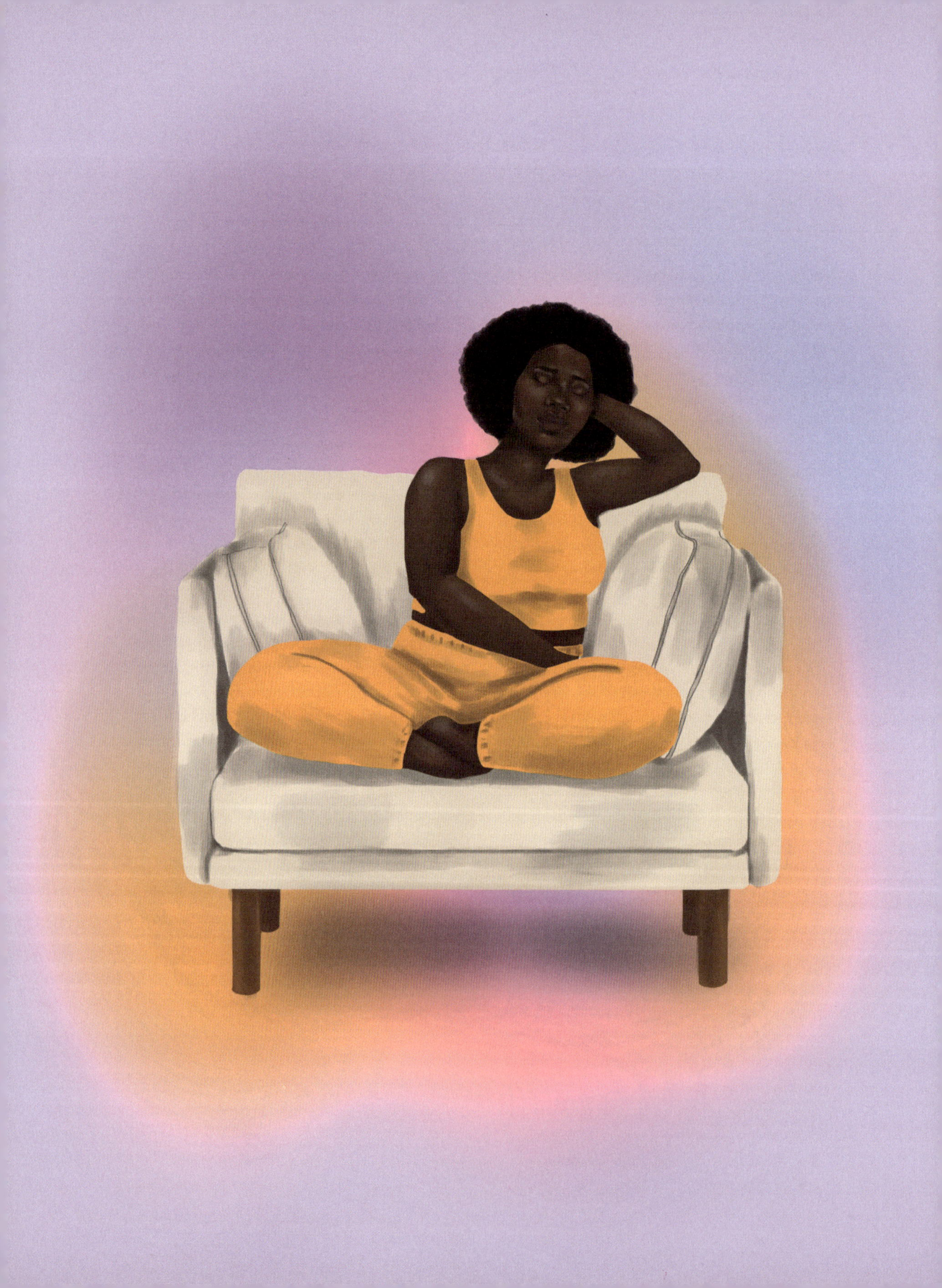

Prämenstruelles Syndrom

Was ist eigentlich PMS und welche Auswirkungen hat es? Während deiner Periode kann der Hormonspiegel mal ansteigen und mal abfallen. Diese Hormone helfen deinem Körper, sich auf eine mögliche Schwangerschaft vorzubereiten, und senden Signale zwischen dem Gehirn und den Eierstöcken hin und her, die Veränderungen an den Follikeln und der Gebärmutter verursachen. Diese schwankenden Hormone sind auch für die lästigen Symptome des prämenstruellen Syndroms verantwortlich, zu denen die folgenden gehören können:

- Kopfschmerzen oder Migräne
- empfindliche beziehungsweise geschwollene Brüste
- Blähungen, Schmerzen, Krämpfe im Unterleib
- Durchfall oder Verstopfung
- Heißhunger auf Zucker
- geschwollene Beine
- Rückenschmerzen
- Flüssigkeitsansammlung
- Müdigkeit, Lethargie, übermäßige Schläfrigkeit
- Ungeschicklichkeit
- Schlaflosigkeit
- verminderte Libido
- Akne
- geringere Belastbarkeit
- Ängstlichkeit, nervöse Anspannung
- Wut, Aggression, Reizbarkeit
- Konzentrationsstörungen
- Verlust des Selbstvertrauens
- Stimmungsschwankungen, Weinerlichkeit
- Depressionen

Für die Diagnose von PMS sind nur ein oder zwei Symptome davon erforderlich, und laut Statistiken leiden bis zu 50 Prozent der Frauen weltweit darunter. Prämenstruelle Anspannung (PMT, vom englischen *premenstrual tension*) ist im Grunde dasselbe Leiden, und vermutlich hast du bereits beide Begriffe gehört, obwohl die meisten Ärzte lieber den Begriff »Syndrom« als »Anspannung« verwenden, da diese Definition lockerer und umfassender ist (und, wie manche argumentieren, etwas weniger emotionsgeladen klingt).

Was die Behandlung von PMS angeht, kann dir deine Ärztin oder dein Arzt Vorschläge machen, wie du deine Symptome am besten in den Griff bekommst. Emotionale und psychologische Probleme können mit Antidepressiva – selektiven Serotonin-Wiederaufnahmehemmern (SSRI) – gelindert werden. Wenn dir diese Medikamente verschrieben werden, bedeutet das nicht zwangsläufig, dass du an Depressionen leidest, denn sie sind ein gängiges Mittel gegen hormonelle Ungleichgewichte. Langwirksame Verhütungsmittel wie Implantate (Seite 75) und Injektionen (Seite 76) können ebenfalls dazu beitragen, deine Hormone zu regulieren.

Auch eine Änderung deiner Alltagsroutine und deines Lebensstils kann hilfreich sein. Ich ermutige PMS-Patientinnen oft, sich zu bewegen – zum Beispiel mit einer Online-Yoga-Sitzung oder einem Spaziergang im Park oder in der Natur – und wenn möglich auf Zigaretten und Alkohol zu verzichten. Nahrungsergänzungsmittel wie Vitamin B_6, Vitamin D, Kalzium und Magnesium können in manchen Fällen die Stimmung und das Wohlbefinden verbessern, ebenso wie komplementäre Therapien – ich kenne viele Patientinnen, die zum Beispiel Akupunktur, Aromatherapie und Reflexzonenmassage anwenden. Zugegebenermaßen ist die Beweislage für die Wirkung alternativer Therapien dürftig, aber wenn etwas einer Frau bei der Bewältigung ihres PMS hilft und keinen Schaden anrichtet, finde ich es gut, wenn sie damit weitermacht.

Für Frauen und Mädchen, die unter PMS leiden, können die Auswirkungen auf Schule, Arbeit und Beziehungen erheblich sein. Ich habe Frauen behandelt, deren PMS zu Prüfungsversagen, beruflichen Problemen, finanziellen Verlusten und dem Scheitern ihrer Ehe geführt hat. Doch obwohl diese Krankheit sehr belastend ist, wird sie von der Gesellschaft oft mit Hohn und Spott bedacht. Kommentare wie »Ach, hast du etwa deine

Tage?« sind Teil unserer Kultur, und das muss aufhören. Betroffene müssen mit Mitgefühl behandelt werden, nicht mit Verachtung.

Prämenstruelle dysphorische Störung

Die prämenstruelle dysphorische Störung (PMDS), kurz prämenstruelle Dysphorie, ist eine Reaktion des Gehirns auf den Anstieg und Abfall von Östrogen und Progesteron. Ihre Symptome können schwerwiegend sein und sich im Laufe der Zeit verschlimmern. Sie treten vor allem in der Zeit der Menstruation und in der Perimenopause auf. PMDS-Symptome können auch während der Schwangerschaft, bei der Geburt und bei Fehlgeburten auftreten, auch wenn dann die Menstruationsblutung ausbleibt. PMDS ist eine schlimme Erweiterung von PMS und kann manchmal sehr stark beeinträchtigend sein.

Die International Association for Premenstrual Disorders (IAPMD) erklärt, dass die Diagnose PMDS eines der fünf Kernsymptome beinhalten muss:

- emotionale Veränderungen, wie zum Beispiel extreme Stimmungsschwankungen, Weinerlichkeit, plötzliche extreme Traurigkeit oder erhöhte Empfindlichkeit gegenüber Ablehnung, was das tägliche Leben stören und Beziehungen schädigen kann
- Reizbarkeit beziehungsweise Wut, möglicherweise auch vermehrte Konflikte mit Familie und Freunden
- depressive Stimmung oder Selbstmordgedanken
- Hoffnungslosigkeit oder das Gefühl, wertlos zu sein
- Angst und Anspannung oder Gefühle wie gereizt oder »aufgedreht« zu sein

Eine PMDS-Diagnose sollte zudem das Vorhandensein von mindestens fünf dieser Symptome beinhalten:

- Schwierigkeiten, sich zu konzentrieren, zu fokussieren oder zu denken; Gehirnnebel
- vermindertes Interesse an den üblichen Aktivitäten (Arbeit, Schule, Freunde, Hobbys)
- Müdigkeit oder geringe Energie
- Veränderungen des Appetits, Heißhunger oder Überessen
- Blähungen oder Gewichtszunahme
- Schlaflosigkeit
- das Gefühl, die Kontrolle zu verlieren
- empfindliche Brüste
- Gelenk- oder Muskelschmerzen

PMDS wird diagnostiziert, indem die Symptome dokumentiert werden. Diese sollten mindestens zwei Menstruationszyklen lang täglich aufgezeichnet werden (ein weiterer guter Grund, um deine Periode zu dokumentieren – siehe Seite 45). Im Internet findest du Hilfe und Zyklustagebücher (zum Beispiel bei PMDS-Hilfe e. V.), in die du deine Symptome eingeben kannst. Es ist sehr hilfreich, wenn du die Daten zu deinem Arzttermin mitbringst.

PMDS kann mit SSRI-Antidepressiva, der Kombinationspille (kombinierte Antibabypille) oder mit Gonadotropin-Releasing-Hormon-Analoga (GnRH-Analoga) behandelt werden, die monatlich gespritzt werden müssen. Ovulationshemmer wie transdermales Östrogen oder zyklisches Progesteron können ebenso helfen wie eine kognitive Verhaltenstherapie (KVT). In manchen Fällen ist eine abdominale Hysterektomie (die Entfernung der Gebärmutter) notwendig.

Ich befürchte, dass einige Fachkräfte im Gesundheitswesen PMDS nicht richtig verstehen, und es besteht kein Zweifel, dass mehr medizinische Forschung dazu nötig ist. Ich hoffe, dass in größerem Umfang detaillierte Studien in Auftrag gegeben werden, um mehr über diese belastende Krankheit herauszufinden.

Heißhungerattacken

Warum haben wir eigentlich kurz vor oder während unserer Periode Heißhunger auf bestimmte Lebensmittel? Während der Lutealphase (wenn unsere Eierstöcke eine Eizelle freigesetzt haben, bevor unsere Periode einsetzt) kommt es zu Hormonschwankungen, zu denen oft auch ein Absinken des Serotoninspiegels gehört.

Serotonin wird auch als »Glückshormon« bezeichnet und ist ein chemischer Stoff, der Appetit, Schlaf, sexuelles Verlangen, Körpertemperatur und soziales Verhalten steuern kann. Der Verzehr von Kohlenhydraten, also von zuckerhaltigen, stärkehaltigen und ballaststoffhaltigen Lebensmitteln, erhöht den Serotoninspiegel. Deshalb greifen PMS-Betroffene, die sich müde und gereizt fühlen, gern zu Brot, Keksen und Schokoriegeln.

Ich habe kein großes Problem damit, wenn Menschen ihren Heißhunger auf Kohlenhydrate stillen, sofern sie sich vernünftig verhalten (ich selbst liebe Kuchen, und ab und zu ein Stück Biskuit muntert mich auf, wenn ich mich schlecht fühle). Aber um den einen oder anderen Ausrutscher auszugleichen – und um deinen Heißhunger unter Kontrolle zu halten –, solltest du auf eine abwechslungsreiche und ausgewogene Ernährung achten, die reich an Obst, Gemüse, Vollkornprodukten und Kalzium ist.

Starke Monatsblutung

Während viele Menschen, die menstruieren, keine ernsthaften Probleme mit ihrer Periode haben, haben andere nicht so viel Glück. Starke Regelblutungen (medizinisch Menorrhagie genannt) können die Lebensqualität massiv beeinträchtigen und sollten nicht einfach hingenommen werden müssen. Die Angst vor austretenden Blutungen hält allerdings viele Frauen davon ab, zur Schule oder zur Arbeit zu gehen, und hindert sie daran, an den Dingen teilzunehmen, die ihnen Spaß machen, wie Sport oder Geselligkeit.

Ich behandle dieses Problem immer mit der größten Ernsthaftigkeit. Oft überweise ich die Patientinnen zu einer Ultraschalluntersuchung, die Aufschluss darüber geben kann, warum die Blutung so stark ist, und mit der sich Erkrankungen wie Myome, Endometriose, Adenomyose und das polyzystische Ovarialsyndrom feststellen lassen (alle diese Themen werden im zweiten Teil dieses Buches ab Seite 129 behandelt). Wenn die Ursache gefunden ist, können wir die Blutung mit Tabletten wie Tranexamsäure oder Mefenaminsäure in den Griff bekommen (Letztere wird oft verschrieben, wenn du auch noch Schmerzen hast).

Wenn meine Patientin nicht vorhat, schwanger zu werden, kann ich ihr die Kombinationspille oder die Minipille mit Gestagen verschreiben (Seite 74). Wenn das nicht infrage kommt, gibt es noch andere Möglichkeiten wie ein Verhütungsimplantat oder eine Drei-Monats-Spritze (Seite 75 und 76) oder die Hormonspirale (Seite 77). Wenn du noch keine Kinder bekommen hast, kann die Hormonspirale (oder Minispirale) Jaydess™ oder Kyleena™ verschrieben werden. In extrem schweren Fällen kann eine Patientin an einen spezialisierten Gynäkologen überwiesen werden, um die Möglichkeit einer Hysterektomie (Entfernung der Gebärmutter) zu besprechen.

Wenn du stündlich eine neue Binde oder einen neuen Tampon brauchst, solltest du nicht im Stillen leiden. Wir sollten starke Blutungen nicht normalisieren, und deine Ärztin oder dein Arzt kann dir sicher helfen.

Anämie und die Periode

Anämie ist ein Zustand, der durch einen niedrigen Gehalt an Hämoglobin (Eisen) in den roten Blutkörperchen gekennzeichnet ist, aus denen das Blut besteht. Rote Blutkörperchen transportieren den Sauerstoff von der Lunge in den Körper und sind daher für alle Körperfunktionen wichtig. Dein Knochenmark braucht ständig Eisen, um neue Blutzellen zu bilden, damit ältere Zellen, die abgenutzt sind oder durch Blutungen verloren gegangen sind, ersetzt werden können. Bei häufigen Blutungen geht deinem Körper jedoch das Eisen aus, und er kann nicht mehr genügend neue rote Blutkörperchen bilden, um die normalen Funktionen aufrechtzuerhalten.

Dies kann die folgenden Symptome und Beschwerden mit sich bringen:

- Kurzatmigkeit (besonders bei körperlicher Anstrengung)
- Herzklopfen, Herzrasen
- Schwächegefühl
- blasses Aussehen
- Müdigkeit

Eine niedrige Eisenzufuhr kann zu Anämie beitragen; dies kann zum Beispiel von einer veganen oder vegetarischen Ernährung oder von einer nicht diagnostizierten Zöliakie herrühren (eine schlechte Eisenaufnahme ist ein Merkmal der Letzteren). Anämie kann auch durch die Periode verursacht werden – vor allem, wenn sie stark ist – und betrifft etwa zehn Prozent der menstruierenden Frauen. Wenn du also Symptome hast, die auf eine Anämie hindeuten, solltest du einen Termin in der ärztlichen Praxis vereinbaren. Nach einer gründlichen Untersuchung wird ein einfacher Bluttest durchgeführt, um dein Blutbild zu messen und auf Zöliakie zu prüfen.

Wenn bei dir eine Anämie diagnostiziert wird, kann diese durch die Einnahme von Eisentabletten behoben werden, damit dein Körper genügend rote Blutkörperchen produzieren kann. Wenn du starke Regelblutungen hast, aber keine Anämie diagnostiziert wurde, kann ein rezeptfreies Nahrungsergänzungsmittel mit 17 bis 20 Milligramm Eisen pro Tag helfen.

Wenn du dir Sorgen um deine Menstruation machst, solltest du dir immer Hilfe suchen.

Weitere Probleme mit der Periode

Es lohnt sich, sich ärztlich beraten zu lassen, wenn eines der nachfolgenden Probleme auf dich zutrifft. Auch hier kann ich nicht oft genug betonen, dass es sinnvoll ist, ein Tagebuch zu führen oder eine Menstruations-App herunterzuladen, da dies die Qualität des Gesprächs mit einer Ärztin oder einem Arzt deutlich verbessert.

29 %
der Frauen im gebärfähigen Alter sind von Anämie betroffen.

Pubertät und Periode: Welche Symptome können einen Arztbesuch rechtfertigen?

Pubertät und Periode sind ein natürlicher Teil des Erwachsenwerdens, doch in manchen Fällen brauchst du medizinischen Rat, vor allem, wenn dies auf dich zutrifft:

- Du hast deine Periode bekommen und bist zwischen sieben und neun Jahre alt.
- Du hattest noch keine Periode und bist 16 Jahre alt oder älter.
- Du hattest noch keine Periode, hast aber vor über drei Jahren schon Brüste bekommen.
- Du hast seit deiner ersten Periode zwei Jahre lang keine Blutung mehr gehabt.
- Du menstruierst nicht regelmäßig alle drei bis sechs Wochen.
- Du hast dreimal hintereinander deine Periode nicht bekommen oder 90 Tage lang keine Periode gehabt.
- Du hast extrem starke Blutungen, die eine Binde oder einen Tampon schnell durchnässen (vor allem, wenn diese häufiger als alle vier Stunden gewechselt werden müssen).
- Du scheidest häufig große Blutgerinnsel aus (größer als 2,5 Zentimeter).
- Du hast regelmäßig deine Periode, die zwischen sieben und zehn Tagen dauert.
- Du hast starke PMS/PMDS-Symptome (Seiten 61 und 62).
- Du hast starke Krämpfe, die auch durch einfache Schmerzmittel wie Paracetamol oder Ibuprofen nicht besser werden.

Alle Frauen, unabhängig von ihrem Alter, sollten ärztlichen Rat einholen, wenn sie vaginale Blutungen haben, die ungewöhnlich erscheinen, zum Beispiel:

- zwischen den regulären Blutungen
- nach dem Sex
- nach der Menopause (wenn die Blutung nach einem Jahr ohne Periode wieder einsetzt)
- stärkere und schmerzhaftere Menstruation als gewöhnlich, vor allem, wenn du auch Symptome einer Anämie hast (Müdigkeit, blasses Aussehen, Schwächegefühl, Herzklopfen oder Herzrasen, Kurzatmigkeit – vor allem bei körperlicher Anstrengung).

Abnormale Blutungen können ein wesentliches Symptom von drei gynäkologischen Krebsarten sein: Gebärmutter-, Gebärmutterhals- und Vaginalkrebs (Seite 150), weniger häufig ein Symptom von Eierstockkrebs. Sie können auch auf andere Erkrankungen wie Endometriose, Adenomyose, polyzystisches Ovarialsyndrom (PCOS) und Myome hinweisen. Bei Mädchen und jüngeren Frauen ist das Krebsrisiko nach allgemeiner Auffassung geringer – aber wenn du dir Sorgen machst, zögere nicht, ärztlichen Rat einzuholen.

Gewalt gegen Frauen und Mädchen

Die Vereinten Nationen definieren Gewalt gegen weibliche Personen als »geschlechtsspezifische Gewalt, durch die Frauen und Mädchen körperlichen oder psychischen Schaden beziehungsweise Leid erfahren. Dazu zählt auch die Androhung von Gewalthandlungen, Nötigung sowie Freiheitsberaubung; unabhängig davon, ob dies in der öffentlichen oder privaten Sphäre geschieht.«

Es ist eine traurige Tatsache, dass die meisten Ärztinnen und Ärzte, mich eingeschlossen, in allen Alters- und Geschlechtsgruppen mit Patientinnen zu tun haben, die Missbrauch oder Gewalt erleben. Ärztinnen und Ärzte sind darin geschult, die Anzeichen zu erkennen (die Person sieht die Praxis vielleicht als »sicheren Ort«), und behandeln diese Personen mit größter Sorgfalt und Sensibilität. Es kann zu Überweisungen an Spezialkliniken und zuständige Behörden kommen, denn diese behördenübergreifenden Ansätze sind oft der effektivste Weg, um das Problem zu lösen.

In einer idealen Welt wären menschliche Beziehungen positive und angenehme Erfahrungen, frei von Zwang, Diskriminierung oder Gewalt. Geschlechtsverkehr sollte nur einvernehmlich stattfinden, wobei du dich rundum wohlfühlst. Du solltest dich nicht unter Druck gesetzt oder bedroht fühlen, etwas gegen deinen Willen zu tun, und du hast jedes Recht, Nein zu sagen, eine Situation zu verlassen und einen Ort der Zuflucht zu suchen.

Wenn du Opfer von körperlichem, psychologischem oder sexuellem Missbrauch bist – einschließlich Sexhandel, sogenanntem »Ehrenmissbrauch« oder Missbrauch von Intimbildern (auch bekannt als Rachepornos) –, bitte um Hilfe. Du kannst dich an eine Freundin oder einen Freund deines Vertrauens, ein Familienmitglied, deine Ärztin oder deinen Arzt, die Polizei, Beratungsstellen von Wohltätigkeitsorganisationen oder eine Website wenden. **Für Notfälle ist auch das Hilfetelefon** deutschlandweit und rund um die Uhr erreichbar unter folgender kostenfreier **Rufnummer: 116 016.** Mithilfe von Dolmetscherinnen kann die Telefonberatung auch in 18 Fremdsprachen stattfinden. Ich weiß, dass es leichter gesagt als getan ist, diesen Schritt zu wagen und sich auszusprechen, aber du kannst dir sicher sein, dass es vielfältige Ratschläge und Unterstützung gibt.

Weibliche Genitalverstümmelung

Weibliche Genitalverstümmelung (kurz FGM für *Female Genital Mutilation*) ist eine abscheuliche Praxis, bei der die Genitalien eines Mädchens (in der Regel die Klitoris und die Schamlippen oder beides) aus »kulturellen«, nicht medizinischen Gründen rituell beschnitten werden. Die Praxis wurde 1985 in Großbritannien verboten, in Deutschland gilt sie seit 2013 als eigener Straftatbestand, aber FGM findet immer noch auf der ganzen Welt statt. Weltweit sind weiterhin Millionen von Mädchen gefährdet, die meisten von ihnen im Schulalter.

Die körperlichen, psychischen, sexuellen und emotionalen Folgen von FGM sind vielfältig und umfassen chronische Schmerzen, wiederholte Infektionen und posttraumatische Belastungsstörungen (PTBS) – sogar bis hin zum Tod. Der Schutz der Patientinnen hat für Ärztinnen und Ärzte immer oberste Priorität. Wenn eine betroffene Person in die Praxis kommt, kümmern wir uns intensiv um sie, bevor wir sie an die entsprechenden medizinischen und sozialen Dienste überweisen. Wenn die Patientin unter 18 Jahre alt ist, sind wir außerdem gesetzlich verpflichtet, die Polizei zu informieren. Wenn du in Gefahr bist oder eine Person kennst, die gefährdet ist, suche bitte Hilfe.

FGM ist schlicht und einfach Kindesmissbrauch und hat in der heutigen Gesellschaft keinen Platz. Hilfe, Rat und Unterstützung findest du bei einer Reihe von Wohlfahrtsverbänden.

Die Pflege deiner Vulva und Vagina

Genau wie der Rest deines Körpers brauchen auch deine Genitalien viel Aufmerksamkeit, und es ist äußerst wichtig, dass du diesen Bereich gesund hältst, um Pilz- und Bakterieninfektionen zu vermeiden. Du solltest auch auf deinen Scheidenausfluss achten, um zu erkennen, wenn etwas nicht in Ordnung ist.

Im Folgenden findest du eine Liste mit Empfehlungen zur Körperpflege, die dazu beitragen, dass deine Vulva und deine Scheide gesund bleiben:

- Wasche deine Genitalien mit klarem Wasser und milder, reiner Seife. Deine Vulva muss nicht nach Blumen riechen. Seife und Wasser sind alles, was du brauchst, glaub mir.
- Verwende keine parfümierten Seifen, Gele und Öle und denke nicht einmal daran, Badebomben zu benutzen ... die sollten meiner Meinung nach verboten werden! Viele stark parfümierte Produkte beruhen auf einer Alkoholbasis, welche die Haut austrocknen und anfällig machen kann. Das wiederum stört die Candida in der Vulva und kann zu Hefepilzinfektionen und Harnwegsinfektionen führen.
- Dusche, anstatt zu baden, um parfümierte Badezusätze im Vulvabereich zu vermeiden.
- Verwende keine parfümierten Reinigungstücher, da sie das gesunde Gleichgewicht des pH-Werts und der Bakterien in der Vagina stören können.
- Verwende kein scheuerndes, parfümiertes Toilettenpapier und spüle mit klarem Wasser, wenn du die Möglichkeit hast.
- Vermeide Vaginalduschen (ein Gerät, mit dem ein Wasserstrahl in die Vagina gepresst wird).
- Verwende ein mildes Waschmittel, um deine Unterwäsche zu waschen.
- Vermeide enge Kleidung und Skinny Jeans (ein absoluter Fluch in meiner Praxis!), da sie Reizungen der Schamlippen auslösen können.
- Trage Unterwäsche aus Baumwolle und nicht aus Synthetik – meide also Nylon und Polyester – und versuche, auf Tangas zu verzichten.
- Vermeide es nach Möglichkeit, Unterwäsche im Bett zu tragen, auch wenn das während deiner Periode vielleicht nicht praktisch ist.
- Wechsle deinen Menstruationsschutz regelmäßig.
- Verwende eine Barrieremethode zur Verhütung (zum Beispiel Kondome).
- Nach dem Sex solltest du urinieren, weil dadurch die Verunreinigungen, die vom Dammbereich in die Vagina und die Harnröhre gelangen, weggespült werden und Harnwegsinfektionen verhindert werden können.
- Gehe nicht in Whirlpools, da sie ein Nährboden für Bakterien und Viren sein können.
- Achte auf ein gesundes Gewicht durch eine ausgewogene Ernährung und regelmäßige Bewegung.
- Erkenne die Auslöser – wie Geschlechtsverkehr oder deine Periode –, die zu Infektionen führen können.

Mir ist klar, dass dies für viele Leserinnen kein leichtes Unterfangen sein wird, aber ich möchte besonders dafür plädieren, parfümierte Bade-, Dusch- und Reinigungsprodukte zu vermeiden, auch solche, die als »weiblich« oder »intim« gekennzeichnet sind. Viele dieser Produkte enthalten Inhaltsstoffe, die das natürliche Gleichgewicht der Vulva- und Vaginalbakterien stören und meiner Meinung nach mehr schaden als nutzen. Jahrzehntelang haben die Marketing- und Werbekampagnen der Schönheitsindustrie den Eindruck erweckt, dass Frauen sich nur mit parfümierten Produkten frisch halten können, was bedeutet, dass die weiblichen Genitalien in ihrem natürlichen Zustand unrein und unhygienisch sind. Dieser Trugschluss – der nur allzu oft durch frauenfeindliche Beleidigungen über stinkende Scheiden aufrechterhalten wird – ist unglaublich wenig hilfreich. Mit Wasser und normaler Seife waschen – das ist der Rat, den ich all meinen Patientinnen mit Vaginen gebe und den ich auch dir gebe. Verbreite ihn sehr gern weiter ...

Vaginaler Ausfluss

Vaginaler Ausfluss, oder auch Scheidenausfluss, ist ein ganz normaler Teil der weiblichen Gesundheit – wir alle erleben ihn und dennoch schenken wir ihm nicht annähernd genug Aufmerksamkeit. Es ist eines dieser sensiblen Themen, über die niemand spricht, aber Überraschung, ich habe keine solchen Bedenken! Wenn du deine Ausscheidungen beobachtest, kannst du bei auffälligen Veränderungen entsprechend reagieren. Häufigkeit und Konsistenz des Ausflusses können sehr unterschiedlich sein, aber Farbe und Geruch sind klare Hinweise auf die Gesundheit der Scheide:

- **Klarer, relativ geruchloser Ausfluss** ist in der Schwangerschaft und während des Eisprungs normal, vor allem, wenn du eine Spirale eingesetzt bekommen hast.
- **Weißlicher Ausfluss** ist in der Regel gesund, aber wenn er eine klumpige Konsistenz hat und von einem brennenden Gefühl oder Juckreiz begleitet wird, kann das ein Hinweis auf eine Hefepilzinfektion sein.
- **Gelblich-grüner Ausfluss** ist höchstwahrscheinlich das Ergebnis einer Geschlechtskrankheit (Seite 85).
- **Grauer Ausfluss** mit fischigem Geruch ist ein häufiger Hinweis auf bakterielle Vaginose (Seite 69).
- **Rosa gefärbter Ausfluss** deutet auf Gebärmutterhalsblutungen oder Scheidenreizungen hin.
- **Roter und blutiger Ausfluss** deutet entweder auf eine normale Menstruation oder in manchen Fällen auf eine Gebärmutterhalsinfektion oder einen abgelösten Polypen (eine Schleimhautwucherung) hin.

Farben des Vaginalausflusses und was sie bedeuten können

Dein Scheidenausfluss gibt Aufschluss über den allgemeinen Gesundheitszustand deiner Vagina. Anhand der Farben kannst du feststellen, was sie bedeuten.

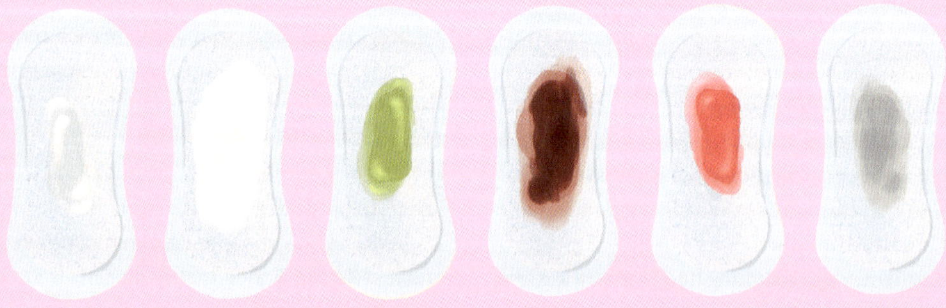

KLAR
gesunder Ausfluss
Schwangerschaft
Eisprung
hormonelles Ungleichgewicht

WEISS
gesunder Ausfluss
Hefepilzinfektion, wenn klumpig und mit Juckreiz verbunden

GELBGRÜN
sexuell übertragene Krankheit

ROT
Menstruation
Gebärmutterhalsinfektion
Gebärmutterhalspolyp

PINK
Gebärmutterhalsblutung
vaginale Reizung
Implantationsblutung

GRAU
bakterielle Vaginose

Infektionen der Genitalien und Harnwege

Wie jeder andere Teil des Körpers können auch die Genitalien von Infektionen betroffen sein. Kleinere Infektionen kommen recht häufig vor und sind normalerweise leicht zu behandeln. Leide nicht im Stillen. Sprich mit deiner Ärztin oder deinem Arzt oder lasse dich in der Apotheke beraten, wenn du die Symptome einer solchen Infektion bemerkst. Da der Harntrakt in der weiblichen Anatomie so nahe am Anus liegt, können Infektionen auch in diesem Bereich häufig auftreten.

Infektionen im Genitalbereich

Die häufigsten Infektionen im Genitalbereich sind die bakterielle Vaginose und Candidose.

Die bakterielle Vaginose ist eine häufige Erkrankung, die alle Menschen mit einer Vagina von der Pubertät bis zur Menopause betreffen kann, insbesondere diejenigen, die sexuell aktiv sind (obwohl es sich nicht um eine sexuell übertragbare Krankheit handelt). Sie wird in der Regel durch eine Veränderung des natürlichen pH-Gleichgewichts der Bakterien in der Vulva und der Vagina verursacht. Zu den Anzeichen, auf die man achten sollte, gehört ein dünner, wässriger, weißgrauer Vaginalausfluss, der fischig riechen kann. Bei vielen Frauen verläuft die Krankheit ohne Symptome, aber wenn du welche bemerkst, solltest du dir in deiner Apotheke ein rezeptfreies Testkit besorgen. Bakterielle Vaginose verursacht in der Regel keinen Juckreiz oder Schmerzen. Wenn du diese Symptome bemerkst, solltest du dich auf Candidose oder eine sexuell übertragbare Krankheit untersuchen lassen (Seite 85).

Du kannst die Symptome lindern, indem du einige Veränderungen an deiner Alltagsroutine vornimmst (Seite 67), doch wenn sich die Situation nicht bessert, kannst du dir ein Antibiotikum in Form von Tabletten, Gel oder Cremes verschreiben lassen. Wenn du einen gleichgeschlechtlichen Partner hast oder Sexspielzeug mit jemandem teilst, müsst ihr vielleicht beide behandelt werden. Bakterielle Vaginose kann manchmal drei Monate nach der Behandlung erneut ausbrechen. Wenn du mehr als zweimal im Monat betroffen bist, kann eine längere Antibiotikakur erforderlich sein.

Die Candidose, auch Scheidenpilz genannt, ist eine Infektion und keine sexuell übertragbare Krankheit. Sie wird durch eine übermäßige Verbreitung des Hefepilzes *Candida albicans* im Vulva- und Vaginalbereich verursacht. Die Erkrankung ist sehr häufig und kann in jedem Alter auftreten. Sie kann durch viele Faktoren ausgelöst werden, zum Beispiel durch Stress, Hautschädigungen oder einen schlecht eingestellten Diabetes. Bei Frauen tritt eine Candidose am ehesten um den Eisprung herum, nach dem Geschlechtsverkehr oder während der Schwangerschaft auf. Ich selbst habe während meiner drei Schwangerschaften unter einer starken Candidose gelitten und weiß daher genau, wie schrecklich sich das anfühlen kann. Die klassischen Anzeichen sind Schmerzen und Juckreiz in der Vulva und der Scheide, die nachts oft schlimmer werden, und manchmal auch ein käseähnlicher Ausfluss.

Eine wirksame rezeptfreie Behandlung gegen Candidose – eine Creme und Zäpfchen zum Einführen in die Vagina – bekommst du in deiner Apotheke (du kannst auch Selbsttests kaufen). Diese Behandlung ist wirksam, aber es kann ein bis zwei Wochen dauern, bis sie anschlägt. Wenn du ungeschützten Sex mit einem männlichen Partner hast, ist es ratsam, dass auch er sich behandeln lässt. Männer können die Hefepilze in sich tragen, manchmal auch ohne Symptome, und ihre Partnerin beim Sex wieder anstecken. Er muss die Creme auf seinen Penis und seine Vorhaut auftragen.

Harnwegsinfektionen

Harnwegsinfektionen oder Harnwegsinfekte (HWI) sind bei Mädchen und Frauen unglaublich häufig, weil die urogenitale Anatomie in unmittelbarer Nähe zum Analbereich liegt. Das bedeutet, dass Keime aus dem hinteren Teil des Körpers, wie beispielsweise das *E.-coli*-Bakterium, das im Darm lebt, leicht auf die Blase, die Nieren oder die Harnröhre (die Röhre, durch die der Urin den Körper verlässt) übertragen werden können. Eine Entzündung der Blase, die entweder auf eine infektiöse oder eine nicht infektiöse Ursache zurückzuführen ist, wird als Zystitis oder einfach als Blasenentzündung bezeichnet. Wenn die Bakterien bis zu den Nieren vordringen, kann eine Nierenbeckenentzündung ausgelöst werden.

Harnwegsinfektionen können schmerzhaft und belastend sein, aber je eher du die folgenden Anzeichen und Symptome erkennst, desto schneller kannst du behandelt werden:

- Brennen, Stechen oder Schmerzen beim Urinieren
- häufiges Wasserlassen
- Verlust kleinerer Mengen Urin
- häufigeres Urinieren als sonst in der Nacht
- Reizungen in der Harnröhre
- Unterleibsschmerzen
- Schmerzen im unteren Rücken
- erhöhte Temperatur, Fieber, Schüttelfrost
- Verwirrung und Desorientierung
- Übelkeit, Erbrechen

Mein Rat: Behalte deine Symptome im Auge, trinke viel Wasser, nimm Paracetamol (maximal zwei 500-Milligramm-Tabletten alle vier bis sechs Stunden, höchstens viermal täglich) oder Ibuprofen, wenn du es verträgst (zwei 200-Milligramm-Tabletten dreimal täglich zum Essen), und lege eine Kältepackung auf deinen Unterleib, um die Schmerzen zu lindern. Für Blasenentzündungen gibt es rezeptfreie Mittel, die in Wasser aufgelöst werden; manche Menschen berichten auch, dass Cranberrysaft ihre Symptome lindert.

Wenn du das Gefühl hast, dass du medizinische Hilfe brauchst, wende dich bitte an deine Ärztin oder deinen Arzt. Beim Arztbesuch wird man dich wahrscheinlich bitten, eine Urinprobe abzugeben, die zur Untersuchung auf Bakterien in ein Labor geschickt wird. Du kannst dann ein Antibiotikumrezept bekommen, um die Harnwegsinfektion so schnell wie möglich zu behandeln, obwohl es besser ist, die Ergebnisse der Untersuchung abzuwarten, bevor du es einnimmst.

Harnwegsinfektionen vorbeugen

Wiederkehrende Harnwegsinfektionen sind zwar keine Seltenheit, mit den folgenden Maßnahmen kannst du sie jedoch verhindern:

- Säubere dich nach dem Toilettengang immer von vorn nach hinten (von der Vagina zum Anus).
- Verwende zum Waschen deiner Genitalien nur einfache Seife und klares Wasser. Vermeide parfümierte Produkte.
- Gehe nicht in Jacuzzis, Whirlpools und Schwimmbäder, da sie das Risiko von Harnwegsinfektionen erhöhen können.
- Lasse sofort nach dem Geschlechtsverkehr Urin ab, um deine Harnwege zu reinigen.
- Nimm täglich D-Mannose (ein Zucker, den du als Pulver oder in Tablettenform kaufen kannst) ein. Er ist in vielen Reformhäusern erhältlich.
- Trinke jeden Tag Cranberrysaft.
- Nimm täglich Probiotika (mit Laktobazillen) wie Sauerkraut, Kefir oder probiotische Joghurts zu dir. Diese enthalten gute Bakterien, die das Immunsystem unterstützen, die Darmgesundheit fördern und dem Körper helfen, Infektionen, einschließlich Harnwegsinfektionen, abzuwehren.
- Nimm vaginales Östrogen ein, wenn du dich in der Peri- oder der Postmenopause befindest und aufgrund von vaginaler Atrophie immer wieder Harnwegsinfekte bekommst (Seite 168).
- Prophylaktische (vorbeugende) Antibiotika, die du verschrieben bekommst, können die Infektion stoppen.

Sexuelle Gesundheit und Verhütung

Zunächst einmal solltest du wissen, dass sexuelle Gesundheit und Verhütung zwei verschiedene Aspekte sind, die du beachten musst, wenn du sexuell aktiv bist. Obwohl es viele Überschneidungen zwischen den beiden Themen gibt, dient die Verhütung dazu, eine Schwangerschaft zu verhindern, während eine gute sexuelle Gesundheitspraxis das Risiko einer sexuell übertragbaren Infektion verringern soll.

Eine gute sexuelle Gesundheit zu erhalten und Safer Sex zu praktizieren ist ein grundlegender Bestandteil des Wohlbefindens eines Menschen. Es ist ein ganz natürlicher Teil des täglichen Lebens, der ehrlich und offen besprochen werden sollte, ohne dass man sich dafür schämen muss oder in Verlegenheit gerät. Frühere Generationen haben das Thema vielleicht umschifft und in Rätseln über die Bienchen und Blümchen und den Storch, der die Babys bringt, gesprochen, aber die Zeiten haben sich glücklicherweise geändert. Heutzutage sollte jeder das Selbstvertrauen haben, frei und offen über Penisse, Vaginen, Geschlechtsverkehr und Kondome zu sprechen.

Wenn du ein ehrliches Gespräch über Sex und Verhütung führst, ob mit deiner Ärztin oder deinem Arzt, Schulkrankenschwester, Sexualmediziner*in oder Verwandten, zu denen du Vertrauen hast, handelst du äußerst vernünftig und verantwortungsbewusst dir selbst und deinen potenziellen Partnern gegenüber. Wenn du gewappnet bist, ist die Wahrscheinlichkeit geringer, dass du dich mit gefährlichen sexuell übertragbaren Krankheiten ansteckst – und diese weitergibst –, und du bist dir über reproduktive Fragen und Verhütungsmöglichkeiten (oder »Familienplanung«, wie dies oft genannt wird) bewusst.

Wenn du mit dem Gedanken spielst, zum ersten Mal sexuell aktiv zu werden, solltest du dir sicher sein, dass du dich emotional und körperlich dazu bereit fühlst. Wenn das der Fall ist – und du nicht vorhast, schwanger zu werden –, solltest du dich über die Verhütungsmöglichkeiten informieren, die dir zur Verfügung stehen. Diese wichtige Informationsbeschaffung kann in Form eines Gesprächs mit deiner Ärztin oder deinem Arzt erfolgen, am besten mit deinem Partner im Schlepptau (zum Sex gehören nun mal immer zwei!). Du kannst auch nützliche Informationen aus anderen vertrauenswürdigen Quellen erhalten. Ich rate meinen Patientinnen immer, mit Notizen und Recherchen bewaffnet zu ihrem Termin zu kommen, denn das hilft ihnen, eine fundierte Entscheidung zu treffen, und mir, ihre Optionen anzupassen. Außerdem können sie so den zehnminütigen Termin optimal nutzen, der sehr schnell vergehen kann. Ich hoffe, dass die Lektüre der nächsten Seiten dieses Buches für dich hilfreich sein wird, aber auch online gibt es eine Fülle von Informationen.

Sei dir bewusst, dass humane Papillomaviren durch Oralsex übertragen werden können. Deshalb solltest du mit einem Oralschutztuch, auch Dental Dam genannt, verhüten, wenn du mit einer Partnerin oder einem Partner Oralsex an der Vulva praktizierst.

Wenn du unter 14 Jahre alt bist und dich allein in ärztliche Behandlung begibst, dürfen deine Eltern auf Anfrage Auskunft darüber bekommen. Bis zu deinem 16. Lebensjahr liegt es im Ermessen der Ärztin oder des Arztes, ob deine Eltern einbezogen werden sollen. Ab dem 16. Lebensjahr wird niemand von deinem Arztbesuch erfahren – außer du willst es. Solltest du allerdings über deine Eltern privat versichert sein, bekommen sie eine ärztliche Abrechnung für die Behandlung. Wenn es dir wichtig ist, kann diese aber so gestaltet werden, dass deine Privatsphäre gewahrt bleibt. Ärztliches Personal und Mitarbeitende von Beratungsstellen dürfen ohne deine Erlaubnis keine Informationen über dich weitergeben, auch nicht an deine Eltern. Ausgenommen natürlich, wenn dein Leben ernsthaft in Gefahr ist.

Eine gute Ärztin oder ein guter Arzt geht im Gespräch mit Patient*innen über Verhütung und sexuelle Gesundheit sensibel und vorurteilsfrei vor, unabhängig von Alter, Geschlecht, Sexualität oder Herkunft. Jeder Mensch hat andere Bedürfnisse und Vorlieben – Angehörige bestimmter Religionen und Kulturen können zum Beispiel besondere Ansichten zu Verhütung und Familienplanung haben – und das sollte immer respektiert werden.

Jedes Jahr werden
27 %
der Paare, die den Coitus interruptus anwenden, schwanger.

Hormonelle Verhütung

Wenn du dich für eine hormonelle Verhütungsmethode entscheidest (entweder die Kombinationspille, die Gestagenpille, die Verhütungsspritze, das Implantat oder die Hormonspirale), musst du damit rechnen, dass es in der Anfangsphase, in der sich dein Körper anpasst, zu Nebenwirkungen kommen kann. In den allermeisten Fällen sind die Nebenwirkungen gering. Einige, wie zum Beispiel eine leichtere Periode, weniger Akne oder weniger PMS, können positiv sein. Du solltest jedoch alle neuen Symptome, die bei dir auftreten, dokumentieren.

Dazu können gehören:

- Müdigkeit
- Übelkeit
- Verdauungsstörungen
- Verstopfung
- Schwierigkeiten beim Wasserlassen
- Schmerzen beim Geschlechtsverkehr
- Blutungen nach dem Geschlechtsverkehr
- Gewichtszunahme
- Stimmungsschwankungen

Zögere nicht, dir ärztlichen Rat zu holen, wenn du weiteren Rat und Sicherheit brauchst.

Ein Hinweis zum Coitus interruptus und zur Notfallverhütung

Ich werde auch auf einige Methoden eingehen, wie den Coitus interruptus und die Notfallverhütung, die zwar keine Langzeitverhütungsmittel sind, aber das Risiko einer Schwangerschaft verringern können (mehr dazu in den gelben Kästen auf den Seiten 83 und 84), und von denen ich weiß, dass viele Paare sie anwenden. Du musst dir aber darüber im Klaren sein, dass die Fehlerquote dieser Methoden zur Vermeidung einer Schwangerschaft viel höher ist als bei der vorbeugenden Empfängnisverhütung.

Welche Verhütungsmittel solltest du wählen?

Zu den Verhütungsmitteln gehören hormonelle Optionen (die verhindern, dass sich dein Körper auf eine Schwangerschaft vorbereitet), Barrieremethoden (die verhindern, dass Spermien deine Vagina erreichen) oder längerfristige medizinische Maßnahmen. Auf den folgenden Seiten beschreibe ich die wichtigsten Möglichkeiten und wie sie funktionieren.

Die Kombinationspille

✓ kann starke Regelblutungen und Krämpfe reduzieren.
✓ verhindert bei korrekter Einnahme zu über 99 Prozent eine Schwangerschaft.
✗ bietet keinen Schutz vor Geschlechtskrankheiten.

Bei dieser Pille gibt es viele verschiedene Marken, die alle die beiden Hormone Östrogen und Progesteron enthalten und die Eierstöcke daran hindern, jeden Monat eine Eizelle freizugeben. In der Regel nehmen Frauen in jedem Zyklus drei Wochen lang täglich eine Tablette ein und dann eine Woche lang keine. Auf der Verpackung sind die Wochentage angegeben, um die Einnahme zu erleichtern.

In manchen Fällen wird deine Ärztin oder dein Arzt oder die Sexualberaterin das Einnahmeschema anpassen, um die Kontrolle über die Periode, die Regelschmerzen und den Menstruationsfluss zu verbessern. Du kannst die Pille zum Beispiel drei Monate lang durchgehend nehmen und dann eine viertägige Pause einlegen.

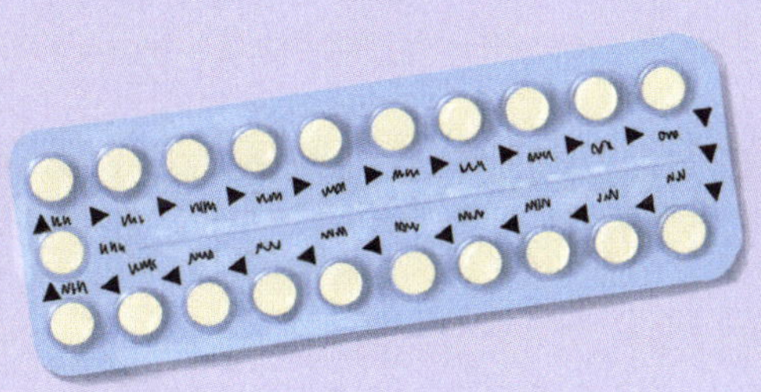

Vorteile

Die orale Kombinationspille ist sehr wirksam zur Verhütung einer Schwangerschaft. Sie reguliert den Menstruationszyklus, der durch sie oft leichter wird, und kann auch Menstruationskrämpfe lindern. Bei starker Regelblutung kann die Pille helfen, eine Anämie durch Eisenmangel – niedrige Anzahl roter Blutkörperchen – zu verhindern. Außerdem soll sie die Wahrscheinlichkeit von Eierstock- und Gebärmutterkrebs, Eierstockzysten und Unterleibsentzündungen (Seite 143) verringern. Bestimmte Sorten können auch zur Behandlung von Akne eingesetzt werden.

Nachteile

Du musst jeden Tag zur gleichen Zeit eine Tablette einnehmen – ich rate meinen Patientinnen, eine Erinnerung auf ihrem Handy einzurichten, und die Wirksamkeit kann sich verringern, wenn du unter anhaltendem Erbrechen oder Durchfall beziehungsweise beidem leidest. Die Pille ist nicht für jede Frau geeignet – sie wird zum Beispiel Frauen, die übergewichtig sind oder stark rauchen, meist nicht verschrieben. Zu den möglichen Nebenwirkungen gehören Übelkeit, Kopfschmerzen, Schlaganfälle und Blutgerinnsel. Die Pille kann auch deine Libido und deine Stimmung beeinträchtigen und zu einer Gewichtszunahme führen. Sie schützt auch nicht vor Geschlechtskrankheiten. Du musst also weiterhin ein Kondom benutzen, wenn du mehrere Partner oder einen neuen Partner hast.

Die Gestagenpille

✓ kann starke Regelblutungen und Krämpfe reduzieren.
✓ verhindert bei korrekter Einnahme zu über 99 Prozent eine Schwangerschaft.
✗ muss jeden Tag zur gleichen Zeit eingenommen werden.
✗ bietet keinen Schutz vor Geschlechtskrankheiten.

Die reine Gestagenpille, die auch als Minipille, reine Progesteronpille oder POP *(progestin-only pill)* bezeichnet wird, ist unter verschiedenen Markennamen rezeptfrei erhältlich. Die Gestagenpille enthält nur das Hormon Progesteron, das ein natürliches Gestagen (Gelbkörperhormon) ist, und wirkt, indem sie den Gebärmutterhalsschleim verdickt und verhindert, dass die Spermien die Eizelle erreichen. Die Verpackung ist mit den Wochentagen beschriftet, um die Anwendung zu erleichtern.

Die Gestagenpille muss jeden Tag innerhalb eines strengen Zeitfensters eingenommen werden, wenn du ungeschützten Sex hast. Im Wesentlichen gibt es zwei Gruppen von Gestagenpillen:

Gruppe 1 muss jeden Tag innerhalb von zwölf Stunden zur gleichen Zeit eingenommen werden.

Gruppe 2, die gängige Gestagenpille, muss jeden Tag innerhalb von drei Stunden zur gleichen Zeit eingenommen werden.

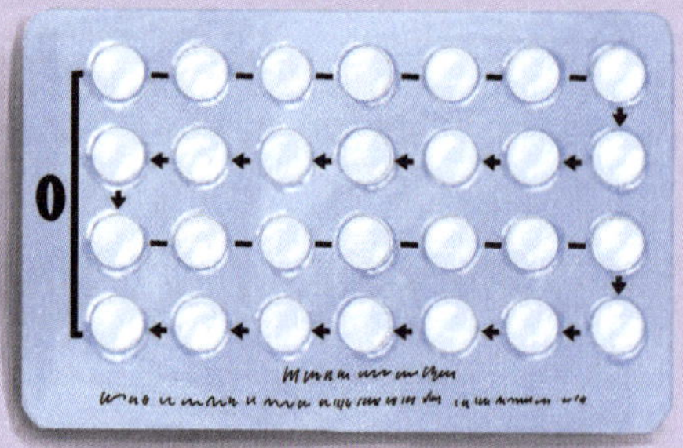

Vorteile

Die Gestagenpille hat ähnliche Vorteile wie die Kombinationspille (Seite 73), aber da sie nur ein Hormon enthält, ist das Risiko für Blutgerinnsel und Migräne geringer. Einige Minipillen können bei Menstruationsbeschwerden und PMS helfen (mehr dazu erfährst du bei deiner Ärztin oder deinem Arzt) und sind auch in der Stillzeit sicher. Manche Marken (mit Norethisteron oder Dienogest) werden zur Behandlung von Endometriose-Symptomen eingesetzt (Seite 135). Bei korrekter Einnahme ist sie zu mehr als 99 Prozent wirksam.

Nachteile

Du musst jeden Tag zur gleichen Zeit eine Tablette einnehmen – ich rate meinen Patientinnen deshalb, eine Erinnerung auf ihrem Handy einzurichten, und die Wirksamkeit kann sich verringern, wenn du unter anhaltendem Erbrechen oder Durchfall oder beidem leidest. Zu den Nebenwirkungen dieses Medikaments können Akne, Übelkeit, geringere Libido, Stimmungsschwankungen, Brustspannen und -schwellungen und vermehrter Scheidenausfluss gehören. Bei einigen Patientinnen mit Hypermobilität kann die reine Progesteronverhütung ihre Symptome, wie zum Beispiel Gelenkschmerzen, verschlimmern. Wie auch die Kombinationspille schützt sie nicht vor Geschlechtskrankheiten. Du musst also ein Kondom benutzen, wenn du mehrere Partner oder einen neuen Partner hast.

Das Verhütungsimplantat

- ✓ verhindert zu über 99 Prozent eine Schwangerschaft.
- ✓ kann zu selteneren oder leichteren Regelblutungen führen.
- ✓ hält, einmal eingesetzt, drei Jahre lang, sodass du nicht an die Einnahme einer Tablette denken musst.
- ✓ Ist eine gute Option für Frauen, die nicht mit Östrogenen verhüten können.
- ✗ bietet keinen Schutz vor Geschlechtskrankheiten.

Das Implantat ist ein kleines, biegsames Plastikstäbchen, das eine Ärztin oder eine Pflegekraft unter die Haut deines Oberarms einsetzt. Es hält drei Jahre lang und verhindert, dass du schwanger wirst, indem es Progesteron in den Blutkreislauf abgibt.

Vorteile

Das Implantat ist zu über 99 Prozent wirksam und schützt dich somit sehr gut vor einer Schwangerschaft. Da es ein Langzeitverhütungsmittel ist, musst du drei Jahre lang nicht mehr darüber nachdenken oder dir Sorgen darüber machen, ob du die Pille vergessen hast. Es ist eine gute Option für Frauen, die keine östrogenhaltige Verhütungsmethode anwenden können, und kann auch zu selteneren oder leichteren Regelblutungen führen.

Nachteile

Das Einsetzen des Implantats ist mit einem kleinen chirurgischen Eingriff verbunden, was manche Frauen abschreckt, und nach dem Eingriff besteht ein geringes Risiko einer Infektion. Das Implantat kann Nebenwirkungen wie Akne, Depressionen, Haarausfall, Gewichtszunahme und Menstruationsstörungen verursachen. Es schützt auch nicht vor Geschlechtskrankheiten. Du musst also weiterhin ein Kondom benutzen, wenn du mehrere Partner oder einen neuen Partner hast.

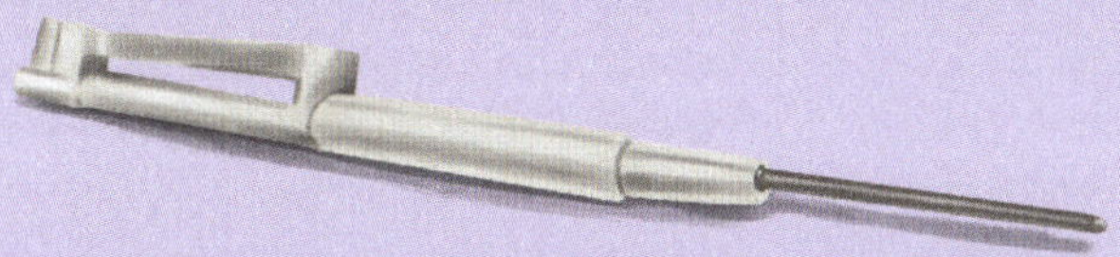

Die Drei-Monats-Spritze

✓ ist zu 99 Prozent wirksam bei der Verhütung einer Schwangerschaft.
✓ hält drei Monate lang an, sodass du nicht an die Einnahme einer Tablette denken musst.
✓ ist eine gute Option für Frauen, die nicht mit Östrogenen verhüten können.
✗ bietet keinen Schutz vor Geschlechtskrankheiten.

Die Verhütungsspritze wird von einer medizinischen Fachkraft verabreicht. Jede Injektion enthält eine Dosis Progesteron und bietet drei Monate lang Schutz vor einer Schwangerschaft. Sie wirkt, indem sie die Gebärmutterschleimhaut ausdünnt und die Dicke des Gebärmutterhalsschleims erhöht, sodass die Spermien die Eizelle nicht erreichen können, was eine Befruchtung und Einnistung verhindert.

Vorteile

Die Injektion ist eine hervorragende Verhütungsmethode (sie ist zu 99 Prozent wirksam) und eignet sich sowohl für Frauen, die kein Östrogen vertragen, als auch für diejenigen, die sich Sorgen machen, dass sie vergessen könnten, jeden Tag eine Tablette zu nehmen. Bei einigen Frauen kann die Menstruation ausbleiben, was eine Erleichterung sein kann, und Studien haben gezeigt, dass sie zum Schutz vor Gebärmutterkrebs beitragen kann. Wie bei der Pille und der Spirale beeinträchtigt sie die sexuelle Aktivität nicht.

Nachteile

Zu den bekannten Nebenwirkungen gehören Müdigkeit und Gewichtszunahme. Einige Studien haben gezeigt, dass die kontinuierliche Anwendung der Verhütungsspritze über einen Zeitraum von mehr als zwei Jahren zu einem Verlust der Knochendichte führen kann. Deshalb ist eine jährliche Überprüfung und Beurteilung durch deine Ärztin oder deinen Arzt notwendig; sie oder er kann dir eine alternative Verhütungsmethode empfehlen, wenn bei dir Risikofaktoren wie *Anorexia nervosa* (eine Essstörung) bestehen oder du eine Kortikosteroidtherapie (zum Beispiel bei Autoimmunerkrankungen oder rheumatischer Arthritis) erhältst.

Bei manchen Frauen kann es bis zu sechs Monate nach der Injektion zu unregelmäßigen Menstruationsblutungen oder Schmierblutungen kommen, gelegentlich sogar noch länger. Bei einigen Patientinnen mit Hypermobilität kann die reine Progesteronverhütung ihre Symptome, wie zum Beispiel Gelenkschmerzen, verschlimmern. Du musst dir vormerken, dass alle drei Monate die Auffrischung der Spritze beim Arzt fällig ist. Sie schützt nicht vor Geschlechtskrankheiten, du musst also weiterhin ein Kondom benutzen, wenn du mehrere Partner oder einen neuen Partner hast.

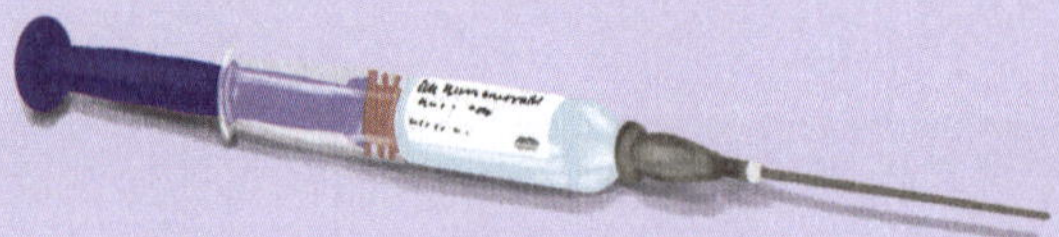

Die Hormonspirale

- ✓ ist über 99 Prozent wirksam bei der Verhütung einer Schwangerschaft.
- ✓ wird von einer medizinischen Fachkraft eingesetzt, sodass du dir keine Gedanken über eine Pilleneinnahme machen musst.
- ✗ bietet keinen Schutz vor Geschlechtskrankheiten.

Die Hormonspirale (Intrauterinsystem, IUS) ist ein kleines T-förmiges Gerät, das in die Gebärmutter eingeführt wird und dort Hormone freisetzt – kleine Mengen Progesteron, das den Gebärmutterhalsschleim verändert und es den Spermien erschwert, zu überleben und die Eizelle zu erreichen. Manchmal wird der Eisprung gestoppt und die Durchblutung der Gebärmutterschleimhaut verringert, sodass die Periode weniger stark und schmerzhaft sein kann.

Vorteile

Die Hormonspirale ist extrem effektiv, sie hat nur eine Ausfallrate von 0,2 Prozent pro Jahr. Es ist auch eine Mini-Progesteronspirale erhältlich, die für manche Menschen bequemer ist. Einmal eingesetzt, kann die Hormonspirale fünf Jahre lang verwendet werden und bietet so einen langfristigen Schutz, ohne dass eine tägliche Einnahme oder regelmäßige Kontrollen erforderlich sind. Sie ist angenehm – weder du noch dein Partner spüren, dass sie da ist – und manche Frauen berichten, dass sie die Menstruationsblutung verringert – oder sogar stoppt – und eine Verschlimmerung der Endometriose verhindert. Die Hormonspirale kann auch Hormonschwankungen verhindern, was die Symptome von PMS und PMDS verbessern kann. Diese spezielle Spirale kann auch eine gute Option für Frauen sein, die schon einmal ein Blutgerinnsel, eine Lungenembolie oder eine tiefe Venenthrombose (Seite 118) erlitten haben. Die Mirena™-Spirale kann fünf Jahre lang als Progesteronkomponente einer Hormonersatztherapie verwendet werden (Seite 202).

Nachteile

Der Eingriff kann schmerzhaft sein, dauert aber nur fünf bis zehn Minuten. Es gibt eine Reihe von Methoden zur Schmerzlinderung, wie zum Beispiel die Einnahme von Paracetamol und Ibuprofen eine Stunde vor dem Eingriff, das Auftragen eines lokalen Betäubungsgels beim Einführen des Spekulums und das Auftragen eines zehnprozentigen Lidocain-Sprays auf den Gebärmutterhals. In manchen Fällen kann auch eine lokale Betäubungsspritze verabreicht werden.

In den ersten 20 Tagen nach dem Einsetzen besteht ein geringes Infektionsrisiko, und es besteht eine geringe Wahrscheinlichkeit (0,5 bis 0,8 Prozent), dass die Spirale herausfällt: Das Risiko variiert, ist aber bei 14- bis 19-Jährigen oder bei Patientinnen mit Ehlers-Danlos-Syndrom beziehungsweise Hypermobilität etwas höher. Es besteht ein noch geringeres Risiko, dass die Spirale die Gebärmutter durchsticht. Bei einigen Patientinnen mit Hypermobilität kann eine reine Progesteron-Verhütung ihre Symptome verschlimmern. Die Spirale schützt nicht vor Geschlechtskrankheiten, du musst also weiterhin ein Kondom benutzen, wenn du mehrere Partner oder einen neuen Partner hast.

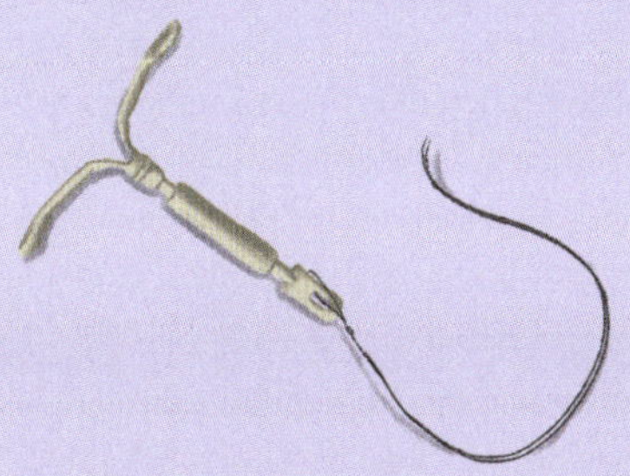

Der Vaginalring

✓ ist bei richtiger Anwendung zu über 99 Prozent wirksam bei der Verhütung einer Schwangerschaft.
✓ wird einmal im Monat eingeführt, sodass du nicht täglich daran denken musst.
✗ bietet keinen Schutz vor Geschlechtskrankheiten.

Der Vaginalring, der manchmal auch als NuvaRing™ bezeichnet wird, ist ein weicher Kunststoffring, der eine kontinuierliche Dosis Östrogen und Gestagen abgibt. Er wirkt wie die Kombinationspille und verhindert eine Schwangerschaft, indem er die Eierstöcke daran hindert, jeden Monat eine Eizelle freizugeben. Er wird mit den Fingern in die Vagina eingeführt und sollte dann 21 Tage lang dort verbleiben. Nach 21 Tagen wird er aus der Vagina entfernt und sieben Tage lang weggelassen, was zu einer Monatsblutung führt. Nach sieben Tagen sollte ein neuer Ring eingesetzt werden und der Zyklus beginnt von Neuem.

Vorteile

Bei richtiger Anwendung ist der Vaginalring äußerst wirksam bei der Verhütung einer Schwangerschaft. Wenn du ihn innerhalb von fünf Tagen nach Beginn deiner Periode einführst, ist er sofort wirksam. Er eignet sich für Menschen, die sich sicher sind, dass sie sich an die Routine des Einsetzens und Entfernens erinnern können, aber nicht daran denken wollen, täglich eine Pille zu nehmen. Wie andere Hormonpräparate kann er dazu beitragen, dass die Periode leichter und weniger schmerzhaft wird und die PMS-Symptome abnehmen. Wenn du es vorziehst, keine Monatsblutung zu haben, kannst du einen neuen Ring direkt nach dem Entfernen des alten einsetzen oder eine kürzere Pause (als sieben Tage) zwischen den Ringen einlegen.

Nachteile

Du musst dir jeden Monat merken, wann du den Vaginalring einsetzen und wann du ihn entfernen musst. Wenn du mit der Anwendung mehr als fünf Tage nach Beginn deiner Periode beginnst, musst du zusätzlich verhüten, bis der Ring sieben Tage lang eingesetzt ist. Der Ring kann nicht von allen Frauen verwendet werden, er wird beispielsweise nicht Übergewichtigen oder Raucher*innen verschrieben. Mögliche Nebenwirkungen können Übelkeit, Kopfschmerzen, Schlaganfälle und Blutgerinnsel sein. Manche Menschen und ihre Partner können den Ring beim Sex spüren, was aber nicht bedeutet, dass er falsch eingeführt wurde. Gelegentlich kann der Ring von selbst herauskommen. Wenn das passiert, solltest du ihn wieder einführen (wenn es in der ersten Woche passiert) oder einen neuen Ring einsetzen (wenn es in der zweiten oder dritten Woche passiert) und sieben Tage lang zusätzliche Verhütungsmittel verwenden. Die Rezepte werden in der Regel für vier Monate ausgestellt, sodass du ziemlich regelmäßig zu deiner Ärztin oder deinem Arzt gehen musst, um ein neues Rezept zu erhalten. Der Ring schützt nicht vor Geschlechtskrankheiten, du musst also weiterhin ein Kondom benutzen, wenn du mehrere Partner oder einen neuen Partner hast.

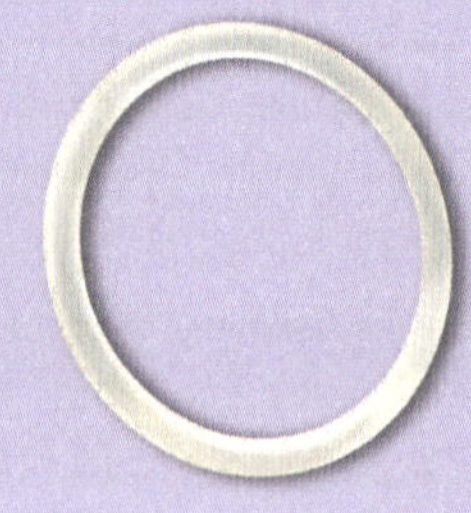

Die Kupferspirale

- ✓ ist zu über 99 Prozent wirksam bei der Verhütung einer Schwangerschaft.
- ✓ wird von einer medizinischen Fachkraft eingesetzt, sodass du dir keine Gedanken darüber machen musst, ob du sie richtig verwendest oder nicht.
- ✓ ist eine gute Option für Frauen, die sehr zuverlässig verhüten wollen, ohne Hormone einzunehmen.
- ✗ bietet keinen Schutz vor Geschlechtskrankheiten.

Die Kupferspirale (Intrauterinpessar) ist ein kleines T-förmiges Gerät, das in die Gebärmutter eingeführt wird. Sie enthält keine Hormone, sondern gibt eine kleine Menge Kupfer in die Gebärmutter ab, das die Spermien schwächt und sie daran hindert, eine Eizelle zu erreichen.

Vorteile

Die Kupferspirale ist äußerst effektiv bei der Schwangerschaftsverhütung, sie hat nur eine Ausfallrate von 0,1 Prozent pro Jahr. Wenn sie einmal eingesetzt ist, kann sie zehn Jahre lang an Ort und Stelle bleiben und bietet so einen langfristigen Schutz, ohne dass du dich täglich um sie kümmern oder sie regelmäßig überprüfen lassen musst. Sie ist angenehm – weder du noch dein Partner spüren, dass sie da ist. Die Kupferspirale ist eine gute Option für Frauen, die an Brustkrebs erkrankt sind und auf Hormone verzichten müssen.

Nachteile

Wie auch bei der Hormonspirale kann der Eingriff schmerzhaft sein, aber er dauert nur fünf bis zehn Minuten und es gibt eine Reihe von Methoden zur Schmerzlinderung, wie zum Beispiel die Einnahme von Paracetamol und Ibuprofen eine Stunde vor dem Eingriff, das Auftragen eines lokalen Betäubungsgels beim Einführen des Spekulums und das Auftragen eines zehnprozentigen Lidocain-Sprays auf den Gebärmutterhals. In manchen Fällen kann auch eine örtliche Betäubungsspritze verabreicht werden, aber bei einigen Frauen kann die Nadel Schmerzen verursachen.

In den ersten 20 Tagen nach dem Einsetzen der Spirale besteht ein geringes Infektionsrisiko, und es besteht ein kleines Risiko (0,5 bis 0,8 Prozent), dass die Spirale herausfällt. Das Risiko variiert, aber Studien haben gezeigt, dass es bei 14- bis 19-Jährigen, bei Patientinnen mit der Bindegewebsstörung Ehlers-Danlos-Syndrom und wenn die Spirale unmittelbar nach einer vaginalen Geburt eingesetzt wird, etwas höher ist. Es besteht ein noch geringeres Risiko, dass die Spirale die Gebärmutter durchsticht. Die Kupferspirale kann einige Nebenwirkungen haben, darunter längere und stärkere Regelblutungen, vermehrte Krämpfe und gelegentlich Schmierblutungen. Die Kupferspirale schützt nicht vor Geschlechtskrankheiten, du musst also weiterhin ein Kondom benutzen, wenn du mehrere Partner oder einen neuen Partner hast.

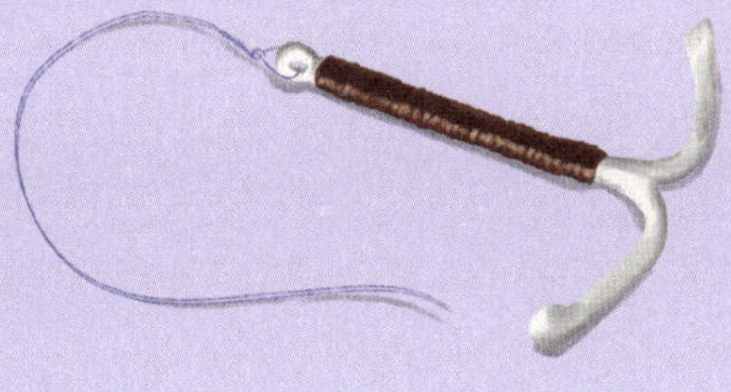

Kondome für Männer

- ✓ bieten bei richtiger Anwendung einen erheblichen Schutz vor Geschlechtskrankheiten.
- ✓ sind allgemein verfügbar, ohne dass eine medizinische Fachkraft aufgesucht werden muss.
- ✓ sind zu 98 Prozent bei der Verhinderung einer Schwangerschaft wirksam, wenn sie richtig verwendet werden.

Ein Kondom ist eine dünne Hülle, meist aus Latex, die vor dem Geschlechtsverkehr über den Penis gestülpt wird. Es dient als Barriere, die verhindert, dass Sperma in die Vagina gelangt. Denke daran, dass alle Kondome für Männer kurz nach der Ejakulation abgezogen werden sollten, um zu verhindern, dass Sperma in die Vagina eindringt.

Vorteile

Bei richtiger Anwendung sind Kondome zu 98 Prozent wirksam bei der Verhinderung einer Schwangerschaft. Außerdem verringern sie dein Risiko (und das deines Partners), sich mit sexuell übertragbaren Krankheiten anzustecken, erheblich. Sie sind meistens in Apotheken, Supermärkten und Tankstellen (sowie in vielen Bars und Restaurants) erhältlich und können in manchen Fällen kostenlos von Sexualberatungsstellen bezogen werden.

Sie ermöglichen es auch Männern (und nicht nur Frauen), eine aktive Rolle bei der Verhütung zu spielen. Da sie keine Vorbereitungszeit erfordern, sind sie eine ideale Möglichkeit, sich bei ungeplanten sexuellen Begegnungen zu schützen. In den meisten Fällen haben Kondome keine medizinischen Nebenwirkungen.

Nachteile

Du musst bei jedem Geschlechtsverkehr ein neues Kondom benutzen, und da sie nicht auf Rezept erhältlich sind, kann das teuer werden. Da das Kondom vor dem Eindringen auf den Penis aufgezogen werden muss, kann die sexuelle Aktivität unterbrochen werden, obwohl viele Paare dies gern in ihr Vorspiel einbauen. Es besteht das Risiko, dass das Kondom beim Sex reißt oder abrutscht, es ist also nicht die sicherste Verhütungsmethode.

Kondome aus Latex sind für Latexallergiker*innen ungeeignet, aber es gibt auch andere Materialien: Polyisopren-Kondome aus synthetischem Gummi, die dehnbar sind und gut sitzen, oder Polyurethan-Kondome, die nicht aus Latex, sondern aus Kunststoff hergestellt werden und deshalb nicht immer gut sitzen und abrutschen können. Es gibt auch Lammfell-Kondome oder »natürliche« Kondome, die aus Schafsdärmen hergestellt werden. Sie verhindern zwar eine Schwangerschaft, schützen aber nicht vor Geschlechtskrankheiten, da das Material porös ist und winzige Viren durchlässt.

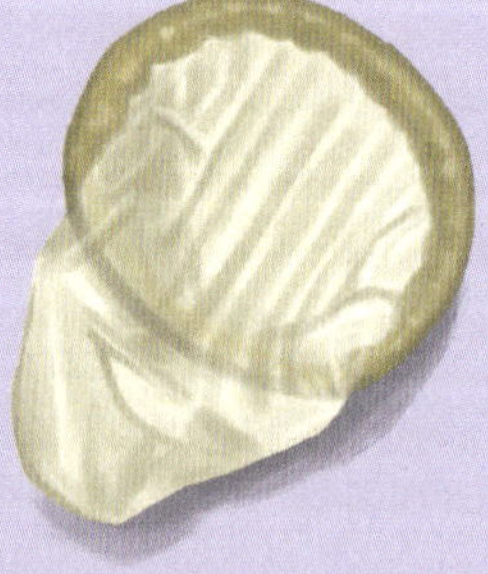

Kondome für Frauen

- ✓ bieten bei richtiger Anwendung guten Schutz vor Geschlechtskrankheiten.
- ✓ können lange vor dem Geschlechtsverkehr eingeführt werden.
- ✓ sind zu 95 Prozent wirksam bei der Verhinderung einer Schwangerschaft, wenn sie richtig verwendet werden.

Das Frauenkondom wird in der Vagina der Frau getragen und besteht aus dünnem Latex. Es bildet eine Barriere, die verhindert, dass Spermien in die Gebärmutter gelangen.

Vorteile

Frauenkondome sind in einigen Apotheken, Drogerien und online erhältlich und bieten bei richtiger Anwendung einen guten Schutz vor Geschlechtskrankheiten. Im Gegensatz zur männlichen Version kann das Frauenkondom lange vor dem Geschlechtsverkehr eingeführt werden (so wird die sexuelle Aktivität weniger unterbrochen) und der Mann muss seinen Penis nicht sofort nach der Ejakulation zurückziehen. Es gibt keine medizinischen Nebenwirkungen, abgesehen davon, dass sie allergische Reaktionen auf Latex auslösen können.

Nachteile

Für viele Frauen ist das Einführen schwierig und das Kondom kann sich in der Vagina etwas unangenehm anfühlen. Wenn Frauenkondome richtig verwendet werden, sind sie zu 95 Prozent wirksam, also weniger zuverlässig als andere Verhütungsmethoden. Du musst bei jedem Geschlechtsverkehr ein neues Kondom benutzen und im Gegensatz zu den Kondomen für Männer sind sie nicht immer im Handel erhältlich. Kondome für Frauen aus Latex sind nicht für Personen geeignet, die allergisch auf Latex reagieren.

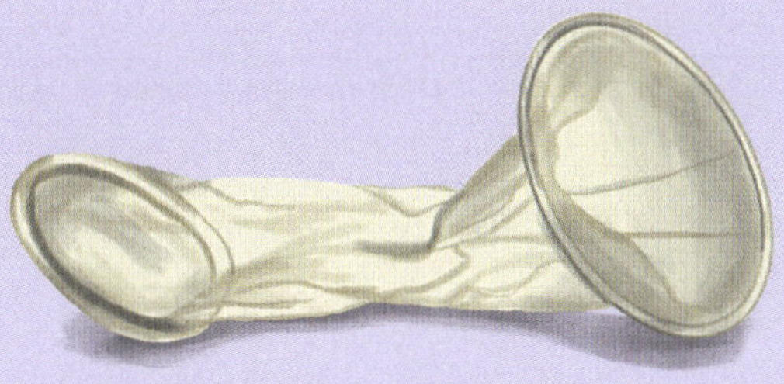

Das Diaphragma

✓ kann bis zu zwei Stunden vor dem Geschlechtsverkehr eingeführt werden.
✓ ist umweltfreundlich, da es zwei Jahre lang wiederverwendet werden kann.
✓ ist zu 92 Prozent wirksam bei der Verhütung einer Schwangerschaft, wenn es richtig mit Spermizidgel verwendet wird.
✗ bietet keinen zuverlässigen Schutz vor Geschlechtskrankheiten.

Das Diaphragma ist eine Barrieremethode zur Empfängnisverhütung, die vor dem Geschlechtsverkehr in die Scheide eingeführt und über den Gebärmutterhals gestülpt wird. Es wird normalerweise mit einem spermienhemmenden Gel verwendet. Es gibt verschiedene Größen, die dir in der Regel von einer Ärztin oder einem Arzt angepasst werden – obwohl es inzwischen auch eine Einheitsgröße gibt, die man online kaufen kann). Das Diaphragma muss nach dem Geschlechtsverkehr mindestens sechs Stunden lang an Ort und Stelle bleiben, um wirksam zu sein.

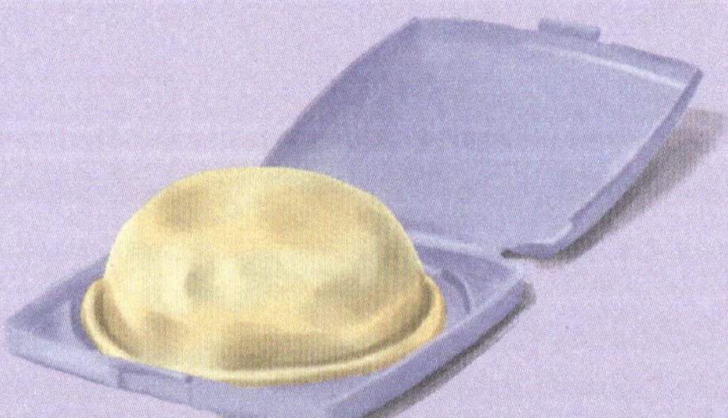

Vorteile

Da es sich um eine Barrieremethode zur Empfängnisverhütung handelt, enthält es keine Hormone und hat keine körperlichen Auswirkungen (wie zum Beispiel eine unterbrochene Periode, Brustspannen, Stimmungsschwankungen oder eine geringe Libido). Das Diaphragma gibt der Frau die volle Kontrolle – es kann bis zu zwei Stunden vor dem Sex eingeführt werden – und wenn es nach jeder Anwendung gewaschen wird, kann ein Diaphragma zwei Jahre lang verwendet werden. Da es so lange hält, ist es die umweltfreundlichste Barrieremethode.

Nachteile

Diese Barrieremethode ist nicht so effektiv wie andere. Das Einheitsdiaphragma ist möglicherweise noch weniger wirksam als ein angepasstes Diaphragma. Studien haben gezeigt, dass bei normaler Anwendung 17 von 100 Frauen nach einem Jahr schwanger werden. Die richtige Technik für das Diaphragma zu finden kann schwierig und knifflig sein. Bevor du es benutzt, solltest du einen Termin mit deiner Ärztin, deinem Arzt oder einer Pflegekraft vereinbaren, um sicherzustellen, dass es die richtige Größe hat und an der richtigen Stelle eingesetzt wird. Möglicherweise musst du ein neues Diaphragma anpassen lassen, wenn du mehr als drei Kilogramm ab- oder zunimmst oder einen Schwangerschaftsabbruch hattest, und du solltest nach der Geburt immer ein neues Diaphragma erhalten.

Sterilisation der Frau

✓ ist eine dauerhafte, nicht umkehrbare Option für Menschen, die niemals schwanger werden wollen.
✗ bietet keinen Schutz vor Geschlechtskrankheiten.

Eine Eileiterunterbindung ist ein kleinerer chirurgischer Eingriff, bei dem die Eileiter durchtrennt oder abgebunden werden. Eine Hysterektomie ist ein schwerwiegenderer Eingriff, bei dem die Gebärmutter entfernt wird – oft zur Behandlung von Erkrankungen wie Myomen und Beckenschmerzen. Beide Eingriffe werden von Gynäkolog*innen durchgeführt.

Vorteile
Beide Verfahren sind sehr wirksam gegen eine Schwangerschaft, da sie einen dauerhaften Schutz bieten. Sie sind eine Option für Frauen, die sich sicher sind, dass sie nicht schwanger werden wollen oder keine weiteren Kinder haben möchten. Eine Hysterektomie setzt die Regelblutung aus und beseitigt jedes Risiko von Gebärmutter- oder Gebärmutterhalskrebs.

Nachteile
Die Eileiterunterbindung kann mit Schmerzen verbunden sein. Sie hat keinen Einfluss auf deinen Menstruationszyklus und verhindert keine gynäkologischen Krebserkrankungen. Eine Hysterektomie kann eine sehr lange Erholungszeit erfordern. Beide Eingriffe sind nicht umkehrbar und schützen nicht vor Geschlechtskrankheiten, du musst also weiterhin ein Kondom benutzen, wenn du mehrere Partner oder einen neuen Partner hast.

Coitus interruptus

✗ ist keine zuverlässige Verhütungsmethode.
✗ bietet keinen Schutz vor Geschlechtskrankheiten.
✓ ist nur zu 73 Prozent wirksam bei der Verhütung einer Schwangerschaft.

Beim Coitus interruptus zieht der Mann seinen Penis vor der Ejakulation aus der Vagina der Frau zurück. Dies ist keine zuverlässige Verhütungsmethode, wird aber manchmal zusammen mit der Periodenkontrolle eingesetzt, um das Risiko einer Schwangerschaft zu verringern.

Vorteile
Es handelt sich um eine natürliche, nicht medizinische Methode, die keine Kosten mit sich bringt. Es gibt keine körperlichen oder medizinischen Nebenwirkungen, und der Mann kann sich aktiv an der Verhütung beteiligen.

Nachteile
Der Coitus interruptus ist keine wirksame Verhütungsmethode, vor allem weil es für den Mann schwierig ist, die Ejakulation vorherzusagen, und weil der Penis vor der Ejakulation etwas Sperma in die Prostataflüssigkeit (Präejakulat) abgeben kann. Er hat nur eine Erfolgsquote von 73 Prozent, was bedeutet, dass 27 von 100 Frauen, die diese Verhütungsmethode ein Jahr lang anwenden, ungewollt schwanger werden. Die damit verbundene Sorge, schwanger zu werden, kann das sexuelle Vergnügen beider Parteien mindern, und ohne eine Barriere wie ein Kondom schützt sie nicht vor Geschlechtskrankheiten.

Notfallverhütung

- ✓ Die Pille danach ist bei korrekter Anwendung zu mindestens 97 Prozent schwangerschaftsverhütend (je nach Marke unterschiedlich).
- ✓ Die Kupferspirale ist zu über 99,9 Prozent schwangerschaftsverhindernd, wenn sie innerhalb von fünf Tagen nach ungeschütztem Sex eingesetzt wird.
- ✗ Die Notfallverhütung bietet keinen Schutz vor Geschlechtskrankheiten.
- ✗ Die Notfallverhütung sollte nicht als reguläre Verhütungsmethode verwendet werden.

Bei der Notfallverhütung handelt es sich um Verhütungsmaßnahmen, die du nach ungeschütztem Sex anwendest, um eine Schwangerschaft zu vermeiden. Die Pille danach verhindert oder verzögert den Eisprung und sollte so schnell wie möglich nach dem ungeschützten Geschlechtsverkehr eingenommen werden, um die größtmögliche Wirkung zu erzielen. Die Pille danach ist in den meisten Apotheken frei verkäuflich und nicht rezeptpflichtig. Einige Marken müssen innerhalb von 72 Stunden (drei Tage) nach dem Geschlechtsverkehr eingenommen werden, andere innerhalb von 120 Stunden (fünf Tage) nach dem Geschlechtsverkehr. Die Kupferspirale (Seite 79) verhindert, dass eine Eizelle befruchtet wird oder sich in der Gebärmutter einnistet. Sie kann als Notfallmaßnahme bis zu fünf Tage nach ungeschütztem Sex oder bis zu fünf Tage nach dem frühesten möglichen Eisprung in die Gebärmutter eingesetzt werden.

Vorteile

Diese Methoden sind sehr effektiv, um eine Schwangerschaft zu verhindern. Die Chance, schwanger zu werden, liegt bei weniger als 0,1 Prozent, wenn die Kupferspirale innerhalb von fünf Tagen nach ungeschütztem Sex eingesetzt wird, und bei 3 Prozent, wenn die Pille danach wie vorgeschrieben eingenommen wird.

Nachteile

Die Pille danach ist nicht wirksam, wenn du dich innerhalb von drei Stunden nach der Einnahme erbrichst, sodass du möglicherweise eine weitere Dosis brauchst. Sie kann auch Blähungen, Übelkeit und Brustspannen verursachen und deinen Menstruationszyklus beeinträchtigen. Die Kupferspirale muss in der ärztlichen Praxis eingesetzt werden und kann Schmerzen verursachen (Seite 79). Keine der beiden Methoden bietet einen Schutz gegen Geschlechtskrankheiten.

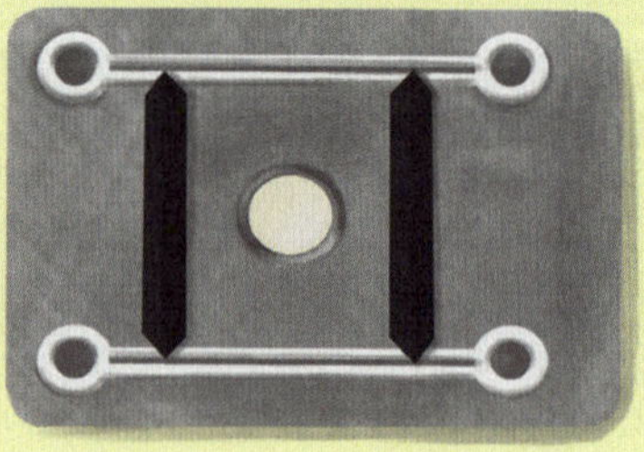

Geschlechtskrankheiten

Geschlechtskrankheiten, auch bekannt als sexuell übertragbare Krankheiten oder STD (vom englischen *sexually transmitted diseases*) oder STI (vom englischen *sexually transmitted infections*), sind ein Risiko für jeden, der Geschlechtsverkehr oder sexuellen Kontakt mit anderen Menschen hat. Es ist wichtig, dass du weißt, wie du dich vor einer Ansteckung schützt, und die ersten Anzeichen einer Geschlechtskrankheit erkennst, damit du dich behandeln lassen kannst.

Menschen, die keine Barrieremethoden zur Verhütung verwenden, sind besonders anfällig für Geschlechtskrankheiten. Geschlechtskrankheiten können in jeder Lebensphase auftreten und sind – entgegen der landläufigen Meinung – nicht nur auf Teenager oder Menschen in ihren Zwanzigern und Dreißigern beschränkt. Ich habe festgestellt, dass immer mehr ältere Patient*innen mit Geschlechtskrankheiten zu mir kommen, vor allem Frauen in der Lebensmitte, die nach dem Ende ihrer Periode und dem Wegfall des Schwangerschaftsrisikos keine Kondome mehr benutzen.

Ich rate allen, die Sex haben, Barrieremethoden zu verwenden, auch wenn du die Pille nimmst, und vor allem dann, wenn man eine neue (sexuelle) Beziehung eingeht. Geschlechtskrankheiten können sehr unangenehme Symptome verursachen, die sich aber leicht vermeiden lassen, wenn du verantwortungsvoll mit deiner eigenen sexuellen Gesundheit umgehst und am besten immer ein paar Kondome in deiner Tasche hast. Außerdem solltest du dich mit den örtlichen Angeboten und Behandlungsmöglichkeiten für sexuelle Gesundheit (zum Beispiel Kliniken für Geschlechtskrankheiten oder STI-Fachdienste) vertraut machen, falls du sie aufsuchen musst. LGBTQ+-Communities können sich im Internet auf speziellen Portalen über die Behandlung in Praxen und Kliniken informieren, um sich selbstbestimmt durchs Gesundheitswesen bewegen zu können.

Wenn du eines der verräterischen Symptome bemerkst, ungeschützten Geschlechtsverkehr hattest, eine Nadel mit anderen geteilt hast oder eine versehentliche Nadelstichverletzung erlitten hast, solltest du dich immer zu einem Screening anmelden. Wird bei dir eine Geschlechtskrankheit festgestellt, ist es wichtig, deine Sexpartner*innen frühzeitig darüber zu informieren. Damit übernimmst du Verantwortung für deine eigene Gesundheit und die anderer.

Wenn du die Symptome einer Geschlechtskrankheit ärztlich untersuchen lässt, schäme dich bitte nicht, wenn eine Ärztin oder ein Arzt deine Genitalien untersucht. Wir haben viel Erfahrung auf diesem Gebiet (ich habe Tausende von Vulven und Vaginen gesehen) und behandeln unsere Patient*innen immer sorgfältig und mit größtmöglichem Respekt.

Heutzutage ist es nicht ungewöhnlich, dass sich Paare in der Anfangsphase einer Beziehung auf Geschlechtskrankheiten untersuchen lassen, bevor sie Sex haben.) Ein Besuch in der Klinik für

Viele Geschlechtskrankheiten können mit Antibiotika oder antiviralen Mitteln behandelt werden. Man kann sich jedoch mehr als einmal anstecken, weshalb es wichtig ist, Safer Sex zu praktizieren.

Geschlechtskrankheiten ist vielleicht nicht das romantischste Date, das ihr je hattet, aber es ist eines der verantwortungsvollsten Dinge, die ihr füreinander tun könnt.

Ich finde es sehr wichtig, dass junge Menschen die verschiedenen Symptome von Geschlechtskrankheiten erkennen. Zugegeben, die folgenden Informationen sind nicht unbedingt angenehm zu lesen, aber sie helfen dir, die Anzeichen frühzeitig zu erkennen und zukünftige Komplikationen zu vermeiden.

Das Herpesvirus

Es gibt zwei Arten von Herpesviren: Herpes Typ 1 verursacht Fieberbläschen im Gesicht und Typ 2 Bläschen an den Genitalien. Letzterer ist eine häufige Geschlechtskrankheit, die durch Sex (vaginal, oral oder anal) übertragen wird. Bei einem Ausbruch entstehen kleine Bläschen an den Genitalien, die in der Regel von einem Kribbeln, Brennen und Jucken begleitet werden. Diese Bläschen können oft aufplatzen, wobei eine klare Flüssigkeit austritt und rote, offene Wunden zurückbleiben, bei Frauen kann es auch zu Ausfluss aus der Scheide kommen. Das Herpesvirus kann jahrelang in deinem Körper leben und dann wieder ausbrechen, auch wenn du keinen Sex hattest. Es gibt kein Heilmittel dagegen, aber deine Ärztin oder dein Arzt oder eine Klinik für Geschlechtskrankheiten kann dir vielleicht ein antivirales Medikament verschreiben, um den Ausbruch zu stoppen oder die Schwere des Ausbruchs zu verringern.

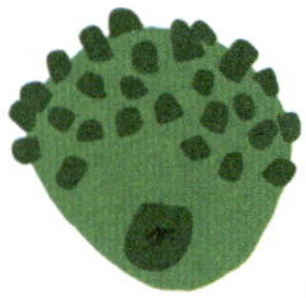

Chlamydien

Dies ist eine sehr häufige Geschlechtskrankheit, die leicht von Mensch zu Mensch weitergegeben werden kann, weil die Betroffenen oftmals keine Symptome aufweisen. Manche Frauen merken erst Jahre später, dass sie infiziert sind, wenn sie Schwierigkeiten haben, schwanger zu werden. Die Betroffenen, die Symptome haben, bemerken oft einen ungewöhnlichen Ausfluss aus der Scheide oder dem Penis, Schmerzen beim Urinieren, Schmerzen beim Sex oder Schmerzen im Unterleibsbereich. Manche Frauen mit Chlamydien spüren Schmerzen, wenn sie ihre Periode haben. Chlamydien können mit Antibiotika behandelt werden.

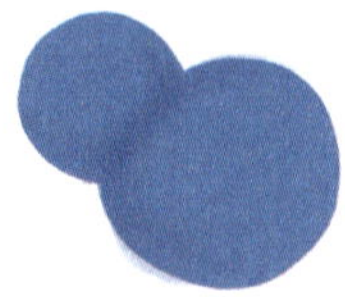

Gonorrhö

Diese Krankheit, die umgangssprachlich auch als Tripper bezeichnet wird, wird durch ein Bakterium verursacht, das Männer und Frauen befällt. Nicht jeder Mensch hat Symptome, aber das wichtigste Anzeichen ist ein dickflüssiger, gelbgrüner Ausfluss aus dem Penis oder aus der Scheide. Weitere Symptome sind Beckenschmerzen, Schmerzen beim Wasserlassen oder Stuhlgang und Blutungen während oder nach dem Sex. Bei Frauen kann es zu Zwischenblutungen kommen und bei Männern zu geschwollenen Hoden, was allerdings selten geschieht. Gonorrhö kann mit Antibiotika behandelt werden.

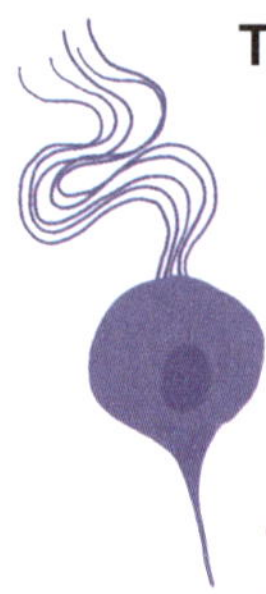

Trichomonaden-Infektion (Trichomoniasis)

Diese Krankheit wird durch einen Parasiten verursacht. Sie zeigt sich durch einen gelbgrünen Scheidenausfluss, der dick, dünn oder schaumig sein kann und einen fischigen Geruch hat. Weitere Anzeichen sind Schmerzen im Genitalbereich, Juckreiz und Schmerzen beim Wasserlassen. Die Hälfte der Trichomoniasis-Patient*innen hat keine Symptome, sodass die Krankheit leicht weitergegeben werden kann. Trichomoniasis kann mit Antibiotika behandelt werden.

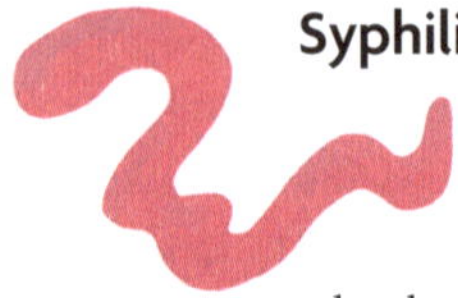

Syphilis

Diese Krankheit wird durch ein Bakterium verursacht und zeigt sich nicht immer durch offensichtliche Symptome. Zu den Symptomen können Fieber, Müdigkeit, Halsschmerzen, schmerzende Gelenke, weiße Flecken im Mund und geschwollene Lymphknoten gehören. Manche Menschen leiden unter einem fleckigen Ausschlag auf den Handflächen und Fußsohlen. Schmerzlose Wunden oder Geschwüre um die Vulva und den Anus können manchmal unbemerkt bleiben. Syphilis kann mit Antibiotika behandelt werden.

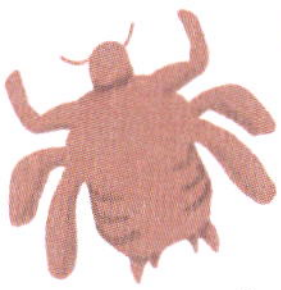

Filzläuse

Filzläuse, auch als Schamläuse bekannt, können Juckreiz in der Schamgegend verursachen. Manche Betroffene bemerken kleine weiße oder blass-bläuliche Flecken im Genitalbereich, an den Oberschenkeln und im unteren Bauchbereich, und andere fühlen sich müde und abgeschlagen. Filzläuse werden mit einer Malathion- oder Permethrin-Lotion behandelt, die man aufträgt, zwölf Stunden einwirken lässt und dann abwäscht. Die Behandlung muss sieben Tage später wiederholt werden, um sicherzustellen, dass alle Läuse abgetötet worden sind.

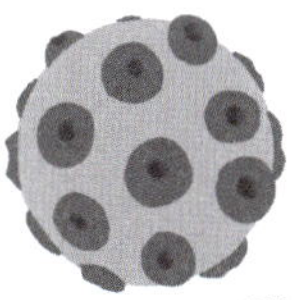

Humane Papillomviren (HPV)

Hierbei handelt es sich um eine Gruppe von rund 100 verschiedenen Viren, die jedoch nicht alle sexuell übertragen werden. HPV wird durch Hautkontakt im Genitalbereich, durch vaginalen, analen oder oralen Sex oder durch die gemeinsame Nutzung von Sexspielzeug übertragen. In den meisten Fällen merken Männer und Frauen nicht, dass sie das Virus haben, obwohl ein HPV mit niedrigem Risiko Genitalwarzen oder eine orale Infektion verursachen kann. Ein Hochrisiko-HPV-Typ kann Zellveränderungen am Gebärmutterhals verursachen, die zu Krebs führen können, was aber bei einem routinemäßigen Screening auf Gebärmutterhalskrebs (auch als Gebärmutterhalskrebs-Früherkennung bekannt – Seite 152) erkannt und behandelt werden kann. Ein HPV-Test – also ein Test auf genitale Infektionen mit Humanen Papillomviren – wird bei Frauen ab 35 alle drei Jahre bei der gynäkologischen Vorsorgeuntersuchung zusammen mit einem zytologischen Abstrich vorgenommen. Bei Frauen im Alter von 20 bis 34 Jahren macht man im Rahmen einer jährlichen Vorsorgeuntersuchung einen HPV-Test, wenn auffällige Befunde vorliegen.

Die STIKO (Ständige Impfkommission) empfiehlt, dass Mädchen und Jungen im Alter von 9 bis 14 Jahren eine HPV-Impfung bekommen. Damit soll erreicht werden, dass sie vor einer HPV-Infektion geschützt sind, bevor sie sexuell aktiv werden. Statistiken aus dem Jahr 2022 zeigen, dass die HPV-Impfung einen Schutz von 87 Prozent gegen Gebärmutterhalskrebs bietet.

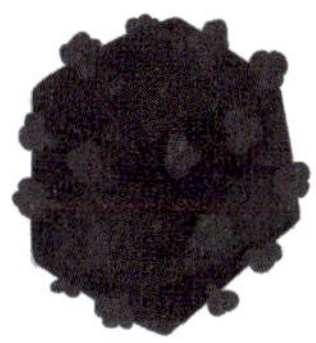

HIV (Humanes Immundefizienz-Virus)

Eine HIV-Infektion ist sexuell übertragbar und kann dein Immunsystem schädigen. Die anfänglichen Symptome können sehr vage sein und umfassen Gewichtsverlust, Energielosigkeit, Nachtschweiß und wiederkehrende Infektionen. Bleibt HIV unbehandelt, kann es zu einer Krankheit kommen, die als Aids (*acquired immunodeficiency syndrome*, deutsch: »Erworbenes Abwehrschwäche-Syndrom«) bekannt ist.

HIV ist nach wie vor ein globales Problem, denn es gibt keine Heilung für die eigentliche Infektion. Dank großer Fortschritte in der medizinischen Wissenschaft leben wir jedoch in einer Zeit, in der HIV-Tests, -Diagnosen und -Behandlungen unglaublich effektiv sind, sodass die Infektion mit Medikamenten kontrolliert werden kann und nicht zwangsläufig zu Aids führen muss. Diese wunderbare Entwicklung bedeutet, dass Menschen mit HIV jetzt in der Lage sind, ein langes und gesundes Leben zu führen. Einen HIV-Test kannst du in Arztpraxen, Gesundheitsämtern, Aidshilfen, Präventionsprojekten und Einrichtungen für schwule Männer machen.

Überlegungen für Trans*Personen

Im folgenden Abschnitt werde ich den Begriff »trans« weitgehend als Oberbegriff verwenden, er bezieht sich allerdings auf alle Menschen mit einer Gebärmutter, die sich als transgender, nicht binär oder geschlechtlich divers definieren.

Unter anderem der General Medical Council (GMC) stellt fest, dass »transsexuelle und nicht binäre Menschen die gleichen Gesundheitsprobleme haben wie alle anderen und sich in ihren Bedürfnissen nur wenig unterscheiden. Wenn ein Gesundheitsproblem mit Geschlechtsdysphorie oder deren Behandlung zusammenhängt, muss man Trans*Menschen genauso beurteilen, behandeln und überweisen wie andere Patient*innen auch.«

Leider wird dieser Leitgedanke nicht immer in der Praxis umgesetzt. Aus unzähligen Gründen werden viele transsexuelle und nicht binäre Menschen im gesamten Spektrum der Gesundheitsversorgung weiterhin diskriminiert. Das muss sich ändern, angefangen bei mehr Verbündeten und Fürsprecher*innen in Arztpraxen und Krankenhäusern. Als Allgemeinmedizinerin setze ich mich dafür ein, *allen* Patient*innen zu helfen und sie zu unterstützen, unabhängig davon, ob sie sich als gleichgeschlechtlich, trans oder anders identifizieren.

Menschen, die bei der Geburt als weiblich eingestuft wurden (AFAB) und sich nicht mehr mit diesem Geschlecht identifizieren, benötigen eine medizinische Versorgung, die in mein Fachgebiet fällt, und werden, wie alle meine Patient*innen, mit Respekt und ohne Vorurteile behandelt. Ich bin mir bewusst, dass ich oft ihre erste Anlaufstelle im Gesundheitswesen bin.

Viele der in diesem Kapitel bereits beschriebenen klinischen Hinweise gelten auch für Trans*Personen, die eine Gebärmutter haben. Ich gebe ihnen zum Beispiel dieselben Ratschläge, wenn es darum geht, ihren Menstruationszyklus zu dokumentieren, geeignete Verhütungsmittel auszuwählen und ihre sexuelle Gesundheit zu überwachen. Es kann durchaus sein, dass sie eine Behandlung für Probleme wie Endometriose, prämenstruelles Syndrom (PMS) oder das polyzystische Ovarialsyndrom (PCOS) benötigen. Ich bin mir aber auch bewusst, dass viele transsexuelle Menschen unter Geschlechtsdysphorie leiden, und werde dies immer berücksichtigen.

Laut NHS (britischer Gesundheitsdienst) beschreibt Geschlechtsdysphorie ein Gefühl des Unbehagens, das eine Person haben kann, weil ihre Geschlechtsidentität nicht mit ihrem Geburtsgeschlecht übereinstimmt. Dieses Gefühl kann so stark sein, dass es zu Depressionen und Ängsten führt und sich negativ auf das tägliche Leben der betroffenen Person auswirkt.

Manche transsexuelle Menschen haben Angst vor ihren eigenen anatomischen Merkmalen und Charakteristika (oder fühlen sich von ihnen abgestoßen), was bei einem Arzttermin oder einer Untersuchung zu einem Gefühl der Angst und Verletzlichkeit führen kann. In solchen Situationen tue ich immer mein Bestes, um ihre Sorgen zu lindern und dafür zu sorgen, dass sie sich so wohl wie möglich fühlen. Dazu kann es gehören, dass ich eine andere Terminologie verwende, sicherstelle, dass ich ihre bevorzugten Pronomen benutze, oder Annahmen über ihre sexuellen Vorlieben vermeide.

Trans*Männer können unterschiedliche physiologische und emotionale Bedürfnisse und Probleme im Zusammenhang mit den folgenden Aspekten haben.

Menstruation

Die monatliche Regelblutung kann für eine Trans*Person, die unter Dysphorie leidet, sehr problematisch sein. Wenn sie ihren Menstruationszyklus stoppen möchte, können wir die Eignung von Langzeitverhütungsmitteln wie einem Verhütungsimplantat oder einer Hormonspirale besprechen. Jüngere Patientinnen oder solche, die noch keine Kinder haben, können sich eine kompaktere Spirale einsetzen lassen.

Die Antibabypille ist eine weitere Option. Wenn eine Patientin keine Testosterontherapie erhält, kann ihr die Kombinationspille verschrieben werden, die drei Monate lang mit einer viertägigen Pause eingenommen wird und die Anzahl der Regelblutungen reduziert. Wenn eine Patientin eine Testosterontherapie macht, kann ihr die Minipille mit Gestagen verschrieben werden, die kontinuierlich eingenommen wird, damit sie keine Periode bekommt. Da es sich bei der Hormonspirale und den beiden Antibabypillen um Hormonbehandlungen handelt, müssen auch andere Hormone berücksichtigt werden, die einer transsexuellen Person im Rahmen ihrer geschlechtsangleichenden Therapie verschrieben werden könnten (wie zum Beispiel Testosteron).

Fruchtbarkeit

Wenn eine Trans*Patientin mit einer Gebärmutter sich für eine Hormonbehandlung entscheidet, aber dennoch in der Zukunft biologische Kinder haben möchte, kann sie eine Eizellenkonservierung in Betracht ziehen.

Psychische Gesundheit

Trans*Personen sind überdurchschnittlich häufig von psychischen Erkrankungen betroffen, die durch die Bigotterie und die Vorurteile, mit denen sie oft konfrontiert sind, noch verschlimmert werden können. Böswillige Fehlinterpretationen oder rechtliche und soziale Diskriminierung können ein schlechtes seelisches Wohlbefinden noch verschlimmern. Der Stonewall-Report »LGBT in Britain – Health« , der 2018 veröffentlicht wurde, ist eine beunruhigende Lektüre. Die Ergebnisse einer Studiengruppe von 5000 Menschen zeigen, dass 71 Prozent der Trans*Personen im vergangenen Jahr unter Angstzuständen litten, 35 Prozent gaben sogar zu, sich selbst zu verletzen. Fast die Hälfte der Trans*Personen (46 Prozent) hatte Selbstmordgedanken, und 12 Prozent hatten versucht, ihr Leben zu beenden. Ich habe diese Statistiken immer im Hinterkopf, und ich glaube, dass andere Ärztinnen und Ärzte das auch tun sollten.

Essstörungen

Trans*Personen, insbesondere solche, die unter Dysphorie leiden, können besonders anfällig für Essstörungen wie Magersucht oder Bulimie sein (der Stonewall-Report beziffert die Zahl auf 21 Prozent, das ist also etwa jede fünfte Person). Untergewicht kann dazu führen, dass die Menstruation ausbleibt oder unterbrochen wird oder dass die Brüste kleiner werden, was oft der Hintergedanke ist. Ärztinnen und Ärzte wie ich müssen sich dessen bewusst sein und die Person gegebenenfalls an einen Spezialisten überweisen.

Deine hausärztliche Praxis kann dich zu den Fachärzten vermitteln, die du brauchst. Frage an der Rezeption nach, welche Spezialist*innen dir am besten helfen können.

Geschlechtsdysphorie

Wenn du unter Geschlechtsdysphorie leidest, kannst du dich an eine entsprechende Klinik überweisen lassen. Dort erhältst du eine spezielle Betreuung, die von psychologischer Hilfe bis zur Hormontherapie reichen kann. Trans*Frauen bekommen in der Regel Östrogen und Testosteronblocker verschrieben, während Trans*Männer üblicherweise Testosteron (und manchmal Östrogenblocker) erhalten. Deine Hausärztin oder dein Hausarzt kann dir bei Bedarf allgemeine Unterstützung in der Praxis anbieten.

Den deutschen Fachgesellschaften liegt derzeit eine Leitlinie für Kinder und Jugendliche mit Geschlechtsdysphorie zur Verabschiedung vor. Grundsätzlich versteht sich diese als Empfehlung zum Thema Transidentität; es geht um den Abbau von Diskriminierung und die Entpathologisierung der Betroffenen. Der veraltete Begriff der »Geschlechtsidentitätsstörung« wird nach internationalen Richtlinien nicht mehr verwendet, stattdessen spricht man von »Geschlechtsinkongruenz« und »Geschlechtsdysphorie«.

Eine Studie aus der Charité hat gezeigt, dass sich

50 %

der befragten Trans*Menschen im Alter zwischen 12 und 18 Jahren mit selbstverletzendem Verhalten oder Suizidalität beschäftigen.

Binding

Brust-Binder sind eng anliegende, elastische Westen, die manche Trans*Männer und nicht binäre Menschen tragen, um ihr Brustgewebe abzuflachen. Die meisten dieser Kleidungsstücke werden nach strengen Vorgaben hergestellt, um Sicherheitsstandards zu erfüllen, aber es ist sinnvoll, ärztlich nachprüfen zu lassen, ob sie richtig sitzen. Zu enge Binder können Schmerzen in der Brustwand und den Rippen verursachen und den Schlaf aufgrund von Wundschmerzen verhindern. Sie können auch in die Haut einschneiden, was zu Hautinfektionen wie Cellulitis führen kann. Auch wenn du deine Brust abbindest, solltest du das Brustgewebe regelmäßig auf Knoten untersuchen (Seite 16 bis 17).

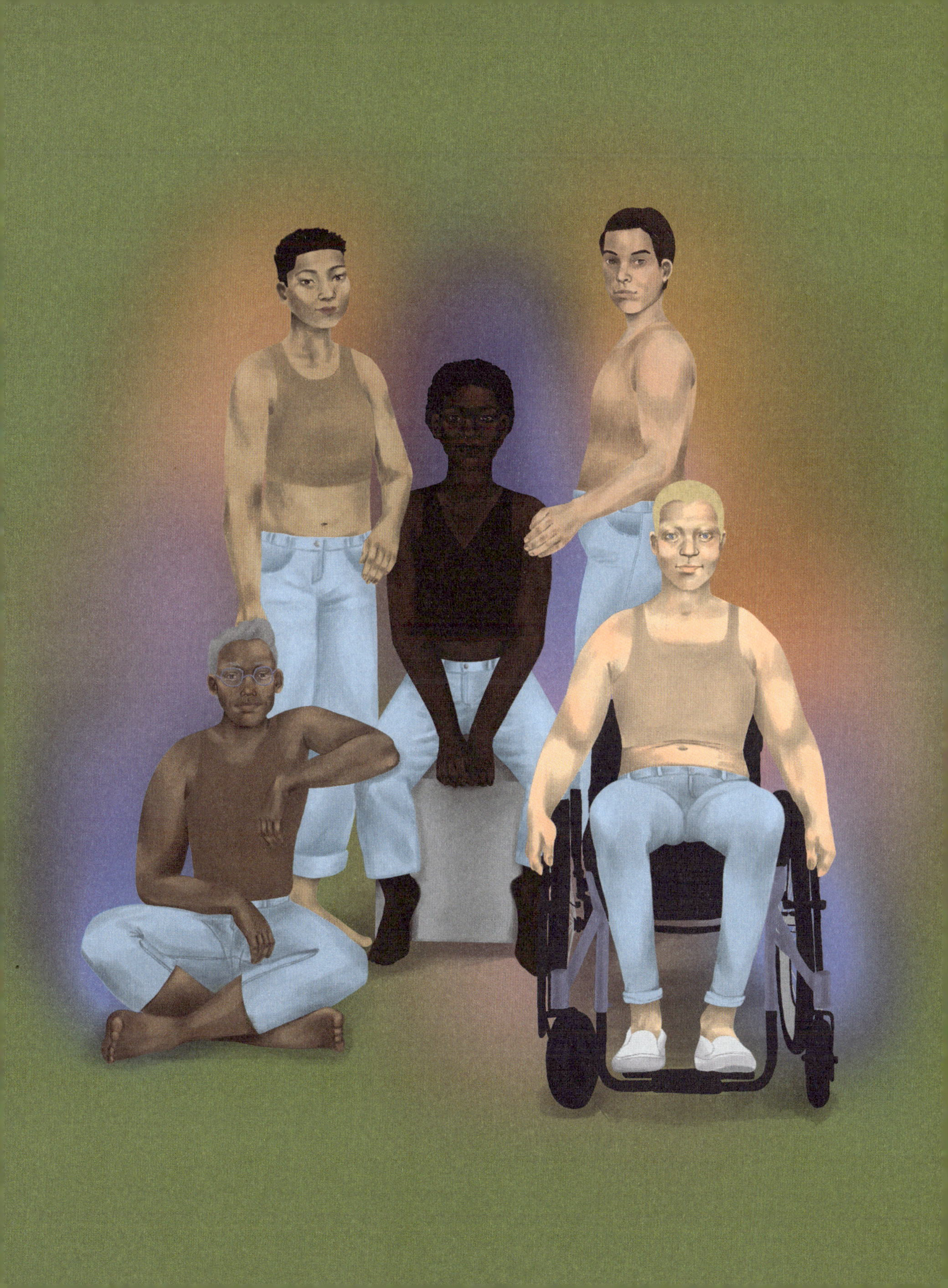

Dr. Nighats Ratschläge

1 Gehe zu der Ärztin oder dem Arzt, die oder der für dich geeignet ist

Informiere dich bei deinem Gesundheitsdienstleister vor Ort oder im Internet darüber, wo du eine ärztliche Praxis findest, die auf Frauen- oder Transgesundheit spezialisiert ist.

2 Lerne deinen Körper kennen und dokumentiere deinen Menstruationszyklus

Lade dir eine App zur Erfassung deiner Periode auf dein Handy oder trage die Symptome in ein Tagebuch ein. Das hilft dir, deinen monatlichen Zyklus zu verstehen (und deine Ärztin oder dein Arzt wird dich dafür lieben!).

3 Nimm Menstruationsschmerzen nicht hin

Lass dich nicht von deinen Schmerzen unterkriegen! Paracetamol (und Ibuprofen, wenn du es verträgst) kann deine Symptome lindern und dir helfen, dein Leben weiterzuleben.

4 Prüfe deine Gesundheitsoptionen

Informiere dich und wähle die Periodenprodukte und Verhütungsmethoden, die am besten zu dir passen. Was für eine Person das Richtige ist, muss es für eine andere noch lange nicht sein

5 Kommuniziere deine Ansichten, Bedenken und Erwartungen

Übernimm Verantwortung für dich selbst – du entscheidest! Schildere deiner Ärztin oder deinem Arzt deine Sorgen, stelle deine Fragen und lass dich beraten, wie du deine Symptome in den Griff bekommen kannst.

PHASE 2

Deine fruchtbaren Jahre

Deine fruchtbaren Jahre: Einleitung

Die Planung eines Babys kann eine der aufregendsten Zeiten deines Lebens sein. Die Ankunft eines kleinen Menschen in deinem Leben und all die Liebe und das Glück, die er (hoffentlich) mit sich bringen wird, sind sicher eine freudige Perspektive. Wenn du dich also entschieden hast, den Schritt zu wagen, dann gratuliere ich dir und wünsche dir alles Glück der Welt! ♥

Eine Familie zu gründen ist eine bedeutsame Entscheidung, und natürlich gibt es im Vorfeld viele Dinge zu bedenken. Der Ratschlag, den ich meinen Patientinnen oft gebe, lautet: »Bekomme nur dann ein Baby, wenn du bereit bist.« Denke gründlich darüber nach, ob es für alle Beteiligten eine vernünftige Entscheidung ist, und stelle dir ein paar wichtige Fragen:

- Ist es für dich der richtige Zeitpunkt, schwanger zu werden?
- Bist du gesund?
- Kannst du dein Privatleben mit deinem Berufsleben in Einklang bringen?
- Kannst du dir eine Kinderbetreuung leisten?
- Hast du ein gutes Unterstützungsnetzwerk?
- Ist deine Beziehung stabil?

Wenn du in einer Beziehung lebst, solltest du sicherstellen, dass ihr beide bereit seid, diesen Weg zu gehen. Ich habe in meiner Praxis schon einige unangenehme Situationen erlebt, in denen eine Hälfte des Paares nicht von der Idee überzeugt war, ein Baby zu bekommen, ohne dass die andere das wusste. Ich erinnere mich an eine Patientin, die mir zuflüsterte, dass sie heimlich verhütete, weil sie noch nicht bereit für das Trippeln der winzigen Füße war!

Was das Timing deiner Schwangerschaft angeht, so ist allgemein bekannt, dass du aus biologischer Sicht in deinen Zwanzigern am fruchtbarsten bist, wenn deine Eierstöcke die meisten Eizellen von guter Qualität einlagern und dein Schwangerschaftsrisiko am geringsten ist.

Die Fruchtbarkeit nimmt in deinen Dreißigern allmählich ab – vor allem nach dem 35. Lebensjahr –, aber das heißt nicht, dass du in dieser Zeit oder danach nicht schwanger werden kannst. Je nach Lebensstil und anderen Faktoren gibt es keinen Grund, warum Frauen in ihren Dreißigern, vielleicht sogar bis zu ihren Mittvierzigern, keine gesunden Babys zur Welt bringen können.

Als jemand, der sich mit allen möglichen Fruchtbarkeits- und Schwangerschaftsproblemen auseinandergesetzt hat – und als Mutter von drei Kindern – habe ich jedoch gelernt, dass man seine Erwartungen im Zaum halten sollte. Trotz bester Bemühungen und Absichten kannst du ein Baby nicht einplanen. Ähnlich wie Busse kommen sie, wann sie wollen (und manchmal sind es zwei oder drei auf einmal!). Der Weg zur Schwangerschaft kann unberechenbar und unvorhersehbar sein und du musst dich auf viele Wendungen und Stolpersteine einstellen. Nicht immer läuft alles nach Plan, und der ganze Prozess kann mit Stress, Sorgen und Verwirrung verbunden sein.

Angehende Eltern, die zu mir in die Praxis kommen, haben immer viele Fragen – zu Recht, denn es ist eine lebensverändernde Entscheidung – und ich hoffe, dass dieser Teil des Buches dir ein paar Antworten sowie nützliche Tipps und Ratschläge gibt.

In diesem Kapitel betrachte ich Fruchtbarkeits- und Schwangerschaftsfragen aus der Sicht einer Familienärztin, was bedeutet, dass ich die häufigsten Fälle und Beschwerden, die wir in der Allgemeinpraxis erleben, beschreibe. Spezifischere Probleme, die normalerweise von deiner Hebamme, deiner Frauenärztin oder deinem Frauenarzt oder deiner Geburtshelferin behandelt werden könnten, spreche ich daher möglicherweise nicht ausführlich an.

Dieser Teil des Buches bezieht sich hauptsächlich auf Partnerschaften zwischen Mann und Frau, aber ich bin mir bewusst, dass es Familien in allen Variationen gibt. Einige der glücklichsten, gesündesten und am besten versorgten Kinder, die meine Praxis besuchen, kommen aus Einelternfamilien oder haben Eltern aus der LGBTQ+-Community. Diese Menschen sollten natürlich das gleiche Maß an Fürsorge und Unterstützung erhalten wie alle anderen, daher gelten viele meiner Ratschläge auch für sie. Informiere dich (zum Beispiel im Internet) über transsexuelle und nicht binäre Schwangerschaften.

Später gehe ich auch auf andere gesundheitliche Aspekte ein, die Menschen im gebärfähigen Alter beachten sollten, wie zum Beispiel Vorsorgeuntersuchungen und das Erkennen von Symptomen gynäkologischer Krebserkrankungen.

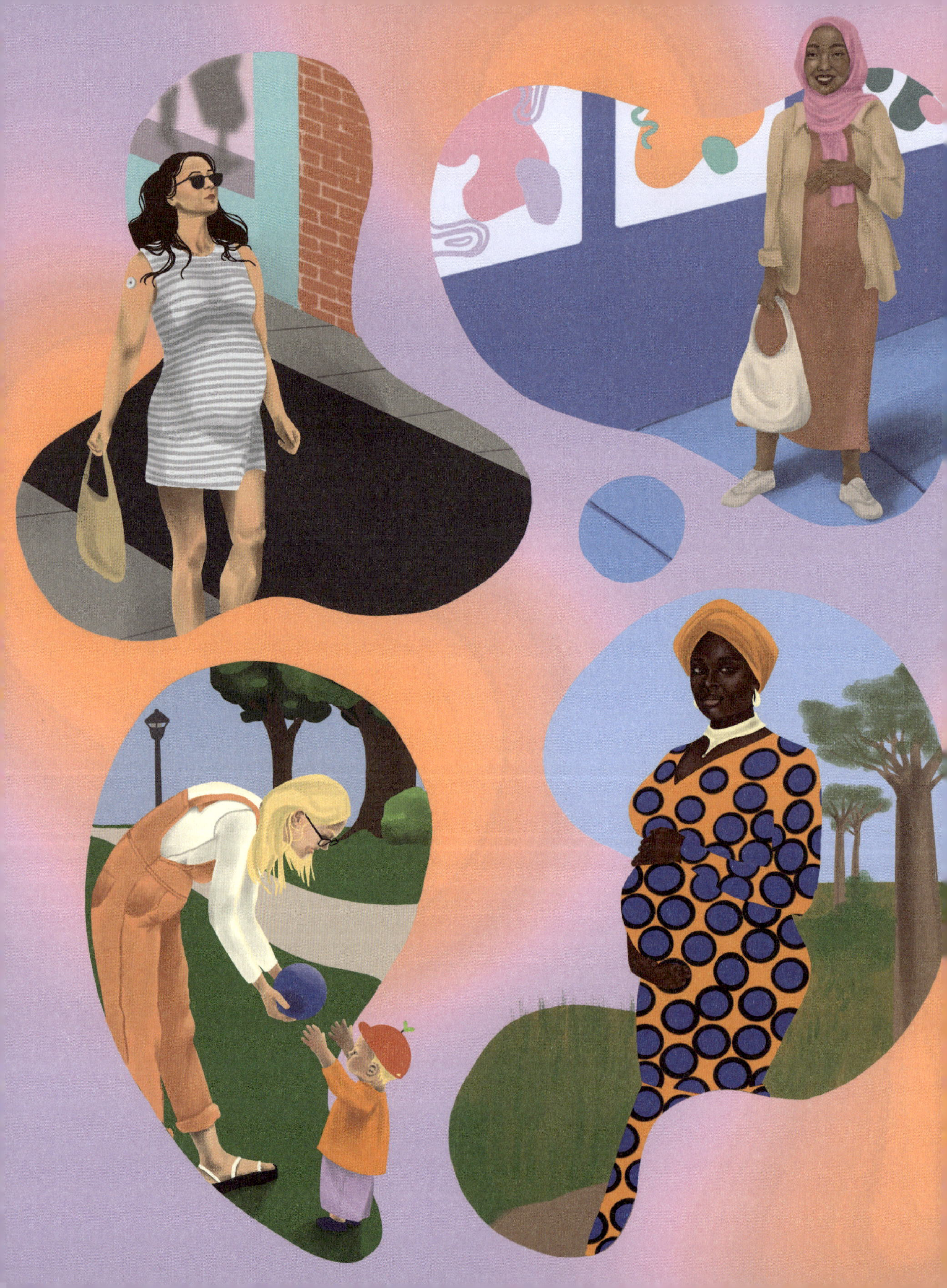

Die Planung einer Schwangerschaft

Wenn du dir fest vorgenommen hast, schwanger zu werden, rate ich dir, dies gut vorauszuplanen, so viele Informationen wie möglich zu sammeln und dich bestmöglich in Form zu bringen. Wenn du in einer Beziehung bist, gilt Letzteres auch für deinen Partner – je fitter und gesünder ihr beide seid, desto wahrscheinlicher ist es, dass ihr schwanger werdet. Idealerweise solltest du versuchen, die folgenden Änderungen an deiner Gesundheit und deinem Lebensstil vorzunehmen.

Nahrungsergänzungsmittel und Änderungen des Lebensstils

Es ist wichtig, dass dein Baby von der Empfängnis an ausreichend mit Nährstoffen versorgt wird. Daher solltest du eine gesunde, abwechslungsreiche Ernährung mit Nahrungsergänzungsmitteln und einem gesunden Lebensstil ergänzen.

Folsäure einnehmen

Folsäure verringert das Risiko für Neuralrohrdefekte (NRD) wie Spina bifida beim Baby. Ein bis drei Monate, bevor du versuchst, schwanger zu werden, solltest du täglich 400 Mikrogramm (0,4 Milligramm) Folsäure einnehmen und dies noch mindestens zwölf Wochen lang nach der Empfängnis fortführen. Laut aktuellen Empfehlungen sollten Frauen auch während der Schwangerschaft und der Stillzeit Folsäure einnehmen. Du kannst 5000 Mikrogramm (5,0 Milligramm) Folsäure einnehmen, wenn du oder der andere biologische Elternteil einen Neuralrohrdefekt hat, wenn du schon einmal eine Schwangerschaft mit einem NRD hattest, wenn du Diabetes hast, Medikamente gegen Epilepsie einnimmst oder dein Partner dies tut.

Vitamine einnehmen

Alle Schwangeren sollten während der gesamten Schwangerschaft und in der Stillzeit 10 Mikrogramm (400 iu) Vitamin D zu sich nehmen. Achte jedoch darauf, Multivitamine zu vermeiden, die Vitamin A (Retinol) enthalten, da zu viel davon im ersten Trimester die Entwicklung des Babys beeinträchtigen kann, indem es das Nerven- und Herz-Kreislauf-System beeinflusst und in seltenen Fällen eine Fehlgeburt auslöst. Außerdem ist es ratsam, in dieser Zeit Leber und Leberprodukte (einschließlich Fischleberöl) zu meiden, da sie einen hohen Gehalt an Vitamin A enthalten.

Mit dem Rauchen aufhören

Das Rauchen von Zigaretten während der Schwangerschaft wird mit Fehlgeburten, hohen Frühgeburtenraten, niedrigem Geburtsgewicht und plötzlichem Kindstod in Verbindung gebracht. Das Baby hat außerdem ein erhöhtes Risiko, in den ersten sechs Lebensmonaten Atemprobleme zu bekommen. Mit dem Rauchen aufzuhören kann schwer sein, aber es ist das Beste für dich und dein Baby. Zum Glück gibt es dafür viel Unterstützung, zum Beispiel die Apps verschiedener Krankenkassen. Diese ermöglichen es dir, deine Fortschritte zu überwachen, bieten dir motivierende Unterstützung und zeigen dir sogar, wie viel Geld du sparst. Nach Angaben des britischen NHS ist es fünfmal wahrscheinlicher, für immer mit dem Rauchen aufzuhören, wenn man es schafft, 28 Tage nicht zu rauchen!

Alkoholverzicht

Die Alkoholberatung für Schwangere hat sich im Laufe der Jahre stark verändert. Vorbei sind die Zeiten, in denen man dazu geraten hat, ab und zu ein gutes Bier zu trinken. In den aktuellen Leitlinien wird empfohlen, Alkohol vollständig wegzulassen, da er das Risiko einer Fehlgeburt, einer Frühgeburt und eines niedrigen Geburtsgewichts erhöht.

Starker Alkoholkonsum während der Schwangerschaft kann außerdem dazu führen, dass dein Baby eine fetale Alkoholspektrumstörung (FASD) entwickelt, eine ernste Erkrankung, die zu lebenslangen Problemen führen kann.

Nach den Patientinnen in meiner Praxis zu urteilen, entscheidet sich die große Mehrheit dafür, während der Schwangerschaft keinen Alkohol zu trinken. Ich weiß, dass es manchen Frauen schwerfällt, sich den »Feierabendwein« abzugewöhnen, aber es gibt viele tolle alkoholfreie Getränke, die man ausprobieren kann. Zu meinen persönlichen Favoriten gehören alkoholfreier Gin Tonic und alkoholfreies Bier (passt hervorragend zu einem Curry!).

Überprüfung der Medikation

Erkundige dich immer bei deiner Ärztin oder deinem Arzt, ob die Einnahme von Medikamenten in der Schwangerschaft sicher ist. Natriumvalproat, ein Medikament zur Behandlung von Krankheiten wie Epilepsie und bipolaren Störungen, ist umstritten, da es zu Geburtsfehlern und Entwicklungsstörungen geführt haben soll. Meiner Meinung nach sollte dieses Medikament *niemals* an Frauen im gebärfähigen Alter verschrieben werden, und wenn doch, dann nur an solche, die Verhütungsmittel einnehmen. Zögere nicht, alle deine Bedenken bezüglich Natriumvalproat anzusprechen.

Verzicht auf Freizeitdrogen

Du solltest den Konsum von Freizeitdrogen wie Kokain und Cannabis sowohl vor als auch nach deiner Schwangerschaft einstellen. Drogen- und Alkoholmissbrauch kann die Fähigkeit der Eltern beeinträchtigen, sich um ihr Kind zu kümmern, und eine echte Gefahr darstellen, wenn sie neben dem Kind einschlafen (es gab schon tragische Fälle, in denen Babys versehentlich erstickt sind, weil sich ein schläfriges Elternteil mitten in der Nacht umgedreht hat).

Ein gesundes Gewicht halten

Es ist immer sinnvoll, auf ein gesundes Gewicht zu achten, egal in welcher Lebensphase du dich befindest, doch besonders wichtig ist dies, wenn du versuchst, schwanger zu werden.

Wenn du übergewichtig bist und einen BMI (Body-Mass-Index) von über 30 hast, kann es sein, dass es schwierig wird, schwanger zu werden oder auf eine Fruchtbarkeitsbehandlung anzusprechen. Außerdem hast du ein erhöhtes Risiko für Fehlgeburten (Seite 113), Bluthochdruck, Venenthrombosen und Schwangerschaftsdiabetes (Seite 118). Bevor du schwanger wirst, empfehle ich dir, einen BMI-Rechner zu benutzen, um dein Gewicht im Auge zu behalten, und auch die Nutzung einer Gesundheits- und Fitness-App oder -Website in Betracht zu ziehen, zum Beispiel der Deutschen Adipositas-Gesellschaft. Es gibt einige hervorragende Optionen, von denen viele kostenlos erhältlich sind.

Wenn du untergewichtig bist und einen BMI von weniger als 18,5 hast, ist die Wahrscheinlichkeit größer, dass dein Hormonhaushalt aus dem Gleichgewicht gerät, was sich auf deinen Eisprung und deine Chancen auf eine Schwangerschaft auswirken kann. Ich habe viele untergewichtige Patientinnen, die gesunde Babys bekommen haben, aber ein niedriger BMI kann das Risiko einer Fehlgeburt sowie das Risiko einer Frühgeburt – wenn das Baby geboren wird, bevor es vollständig entwickelt ist –, eines untergewichtigen Babys oder eines Babys mit Gastroschisis (einer Erkrankung, bei der sich der Magen des Babys nicht richtig entwickelt) erhöhen.

Wenn du an einer Essstörung leidest, die möglicherweise zu deinem Untergewicht beiträgt, sprich bitte mit deiner Ärztin oder deinem Arzt, um eine pränatale Untersuchung zu vereinbaren. Auch Wohlfahrtsverbände, Onlineportale und andere Organisationen bieten umfangreiche praktische Unterstützung an.

Um deinen Body-Mass-Index zu berechnen, teile dein Gewicht in Kilogramm durch Körpergröße (in Metern) im Quadrat (oder benutze einen Onlinerechner).

$$BMI = kg/m^2$$

Überprüfung des Impfschutzes

Es ist wichtig, dass du deine Impfungen auf dem neuesten Stand hältst. Die MMR-Impfung (Masern, Mumps und Röteln) ist besonders wichtig, denn Röteln können deinem Baby schaden, wenn du dich während der Schwangerschaft ansteckst, vor allem in den frühen Stadien. Wenn du dir nicht sicher bist, ob deine Impfungen aktuell sind, sprich mit deiner Ärztin oder deinem Arzt, die oder der deine Krankenakte einsehen oder einen Bluttest durchführen kann, um deine Rötelnimmunität zu überprüfen. Und wenn du die MMR-Impfung erhalten hast, solltest du es vermeiden, innerhalb eines Monats nach der Impfung schwanger zu werden.

Eine der häufigsten Fragen, die mir Schwangere stellen, lautet: »Sollte ich mich gegen Covid-19 impfen lassen?« Meine Antwort ist ein kategorisches Ja. Im April 2021 kamen das RCOG (Royal College of Obstetricians and Gynaecologists) und das JCVI (Joint Committee on Vaccination and Immunization) zu dem Schluss, dass die Covid-19-Impfung sicher ist und zu jedem Zeitpunkt der Schwangerschaft verabreicht werden kann, vorzugsweise aber nach dem ersten Trimester. Ganz ähnlich sieht die Empfehlung der STIKO aus, die dazu rät, sich bestenfalls noch vor einer Schwangerschaft impfen zu lassen, aber auch während der Schwangerschaft ab dem zweiten Trimester. Ich bin der festen Überzeugung, dass du dich impfen lassen solltest, wenn dir dies angeboten wird, denn schwangere Frauen, die sich mit Covid-19 infizieren, haben ein höheres Risiko, an Komplikationen zu erkranken – auch wenn sie kein höheres Risiko haben, sich überhaupt zu infizieren.

Laut Statistik bringt jede fünfte schwangere Frau, die sich mit dem Virus infiziert hat, ihr Kind zu früh zur Welt, sodass die Impfung die werdenden Mütter vor vorzeitigen Wehen schützt. Und nicht nur das: Der Impfstoff verleiht auch dem Baby Immunität gegen Covid-19.

Vorerkrankungen

Wenn du eine der folgenden langfristigen Grunderkrankungen hast, solltest du dich für die Dauer deiner Schwangerschaft neben der Betreuung durch deine Hebamme von einer Fachärztin oder einem Facharzt für Geburtshilfe betreuen lassen, da deine Schwangerschaft als risikoreicher eingestuft wird:

- Diabetes
- Bluthochdruck
- Herzleiden (oder frühere Herzleiden)
- Schilddrüsenprobleme
- Krebs
- psychische Erkrankungen

Alle Menschen mit afrokaribischer, mediterraner, indischer, pakistanischer, südostasiatischer und nahöstlicher Herkunft sollten routinemäßig auf zwei vererbte Blutkrankheiten untersucht werden: Sichelzellenanämie und Thalassämie. Du kannst auch einen Test bei deiner Ärztin oder deinem Arzt beantragen, wenn du dir Sorgen machst, dass du eine Veranlagung für diese Krankheiten haben könntest.

Geschlechtskrankheiten

Je nach eurer sexuellen Vorgeschichte – zum Beispiel, ob ihr ungeschützten Sex hattet – solltest du dich mit deinem Partner auf Geschlechtskrankheiten untersuchen lassen, bevor ihr versucht, ein Baby zu bekommen.

Unbehandelt können sich einige Geschlechtskrankheiten auf dich und das sich entwickelnde Baby auswirken – eine Gonorrhö-Infektion (Seite 86) kann zum Beispiel zu einer Fehlgeburt, Frühgeburt, niedrigem Geburtsgewicht und Chorioamnionitis (eine bakterielle Infektion der Membranen, die den Fötus und das Fruchtwasser, in dem das Baby schwimmt, umgeben) führen. Gonorrhö kann auch das Baby beim Durchtritt durch den Geburtskanal befallen und unbehandelt zu Augeninfektionen beim Kind führen.

Geschlechtskrankheiten können auch zu Narbenbildung und Verstopfung der männlichen und weiblichen Geschlechtsorgane führen. Wenn sie bei Frauen unbehandelt bleiben, kann dies zu einer Unterleibsentzündung (Seite 143) führen, die eine der Hauptursachen für Unfruchtbarkeit ist.

Erhöhe deine Chancen auf eine Empfängnis

Die Empfängnis ist eine sehr ungenaue Wissenschaft. Man kann unmöglich sagen, wie lange eine Frau braucht, um schwanger zu werden, weil so vieles von den Umständen jedes Einzelnen und jedes Paares abhängt. Die Glücklichen unter uns werden sofort schwanger, während andere länger brauchen oder, was sehr traurig ist, nie in der Lage sind, mit »natürlichen« Methoden schwanger zu werden. Nach Angaben des britischen NHS werden 92 Prozent der Frauen zwischen 19 und 26 Jahren innerhalb eines Jahres schwanger und 98 Prozent innerhalb von zwei Jahren. Zwischen 35 und 39 Jahren werden 82 Prozent innerhalb eines Jahres und 90 Prozent innerhalb von zwei Jahren schwanger.

Um deine Chancen auf eine Schwangerschaft zu erhöhen, solltest du zunächst die eben genannten Tipps zur Schwangerschaftsplanung befolgen. Wenn das alles erledigt ist, wird es Zeit für den angenehmen Teil! Regelmäßiger Geschlechtsverkehr ist natürlich ein wesentlicher Bestandteil der Empfängnis, vor allem in der Zeit, in der die Frau ihren Eisprung hat – also ein Ei freisetzt. Es gibt eine Reihe von Möglichkeiten, wie du den Eisprung überwachen kannst:

- Erfasse deinen Zyklus mithilfe einer App oder eines Tagebuches (der Eisprung findet etwa 14 Tage nach Beginn deiner Periode statt).
- Zeichne deine Körpertemperatur mithilfe eines Thermometers auf (sie steigt während des Eisprungs um bis zu einem Grad an).
- Verwende ein Ovulationstestkit (damit lässt sich ein Anstieg des luteinisierenden Hormons in deinem Urin feststellen).
- Achte auf deinen Vaginalschleim (er kann zum Zeitpunkt des Eisprungs feuchter, klarer oder »glitschiger« sein).
- Achte auf empfindliche Brüste, geschwollene Brüste, Unterleibsschmerzen oder Blähungen (auch das können Anzeichen für den Eisprung sein, aber die Berechnung ist nicht immer sehr genau).

Der Leitfaden des National Institute for Health and Care Excellence (NICE) empfiehlt, alle zwei bis drei Tage vaginalen Sex (mit Ejakulation) mit deinem Partner zu haben, ohne zu verhüten. Entgegen der landläufigen Meinung ist täglicher Geschlechtsverkehr nicht immer eine gute Idee, weil er zu einer Abnahme der Spermienkonzentration führen kann. Und, verzeih mir, wenn ich das Offensichtliche sage, aber sorge immer dafür, dass das Sperma in die Vagina gelangt!

Fruchtbarkeitsstörungen

Statistisch gesehen hat eines von sieben Paaren Fruchtbarkeitsprobleme, die ein Hindernis auf dem Weg zur Elternschaft darstellen. Wenn du im Durchschnitt nach einem Jahr ungeschützten Geschlechtsverkehrs noch nicht schwanger geworden bist, liegt möglicherweise ein Problem vor, das genauer untersucht werden sollte. Probleme bei der Empfängnis sind etwas ganz Normales, aber das macht sie nicht weniger beunruhigend. Du denkst vielleicht, dass du alles richtig gemacht hast – regelmäßiger Sex, ein gesunder Lebensstil –, und trotzdem kommt die gefürchtete Periode jeden Monat wie ein ungebetener Gast. In diesem Fall kann es nicht schaden, dich ärztlich beraten zu lassen, um deine Situation zu klären. Wenn ihr in einer Beziehung seid, ist es wichtig, dass ihr diese Probleme gemeinsam ansprecht. Auf beiden Seiten können die Emotionen hochkochen – oft gibt es viele Schuldgefühle, Ängste und Frustrationen – aber um euer Ziel zu erreichen, müsst ihr euch gegenseitig unterstützen. Schließlich gehören immer zwei dazu, um ein Baby zu machen.

Eines von sieben Paaren in Deutschland ist von Unfruchtbarkeit betroffen.

Die Gesellschaft schiebt die Schuld immer noch der Frau zu, aber man geht mittlerweile davon aus, dass 50 Prozent der Fälle mit Fruchtbarkeitsproblemen des Mannes zusammenhängen, die in der Regel auf eine niedrige Spermienzahl zurückzuführen sind. Andere Fruchtbarkeitsstörungen können mit mindestens einem dieser Faktoren in Verbindung gebracht werden:

- Alter
- Qualität oder Häufigkeit des Geschlechtsverkehrs; regelmäßiger Sex bedeutet ungeschützten Vaginalsex mindestens alle zwei bis drei Tage.
- körperliche Störungen: Fettleibigkeit, Magersucht, Atemprobleme, Herz-Kreislauf-Probleme
- Geschlechtskrankheiten
- hormonelle Probleme wie das polyzystische Ovarialsyndrom (PCOS), frühe Menopause und Probleme mit der Schilddrüse oder der Hypophyse
- Probleme mit dem Fortpflanzungssystem wie Unterleibsentzündungen, verstopfte Eileiter, Adenomyose und Endometriose

Ich konzentriere mich im Folgenden auf die beiden letztgenannten Probleme – hormonelle und reproduktive Komplikationen. In meiner Praxis habe ich viele Patientinnen, deren Fruchtbarkeit durch diese Probleme beeinträchtigt ist, und ich möchte alles in meiner Macht Stehende tun, um das Bewusstsein dafür zu schärfen.

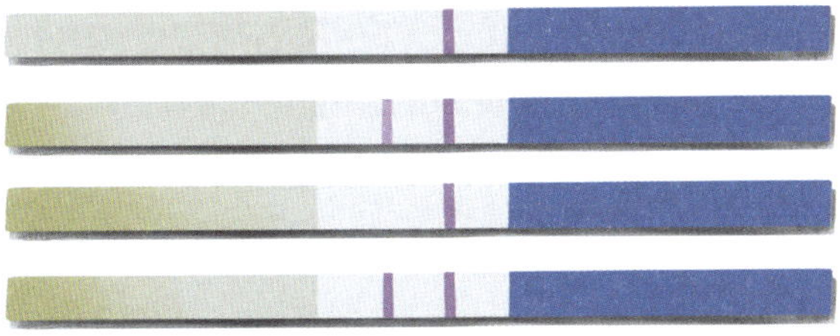

Ovulationstests sind nützlich, um dein fruchtbarstes Zeitfenster im Monat zu ermitteln. Ähnlich wie bei einem Schwangerschaftstest zeigen sie zwei Linien an – eine Kontroll- und eine Testlinie – wenn du deinen Eisprung hast.

Unfruchtbarkeit

Etwa eines von sieben Paaren ist nicht in der Lage, auf natürlichem Wege schwanger zu werden. Manchmal ist dies auf bekannte hormonelle oder reproduktive Probleme zurückzuführen, aber in einigen Fällen bleibt das Problem trotz einer Reihe von Tests, Scans und Untersuchungen unerklärt.

Wenn ihr gesund seid, du und dein Partner, ungeschützten Geschlechtsverkehr habt und nach einjährigem Versuch nicht schwanger werden konntet, solltet ihr beide eure Ärztin oder euren Arzt aufsuchen, um zu besprechen, wie es weitergehen kann, und euch eine Reihe von Möglichkeiten aufzuzeigen. Die gute Nachricht ist, dass viele unfruchtbare Menschen Eltern werden können. Dank der Wunder der modernen Medizin und der Hilfe von Spezialist*innen können bis zu 80 Prozent der Paare (oder Alleinerziehenden) Kinder bekommen.

Die Grundvoraussetzungen

Gesunde Lebensgewohnheiten tragen dazu bei, optimale Bedingungen zu schaffen, und das gilt für beide potenziellen Elternteile, denn auch die Qualität und Quantität der Spermien kann durch einen ungesunden Lebensstil beeinträchtigt werden.

- Versuche, ein gesundes Gewicht zu halten – treibe viel Sport und achte auf eine gute Ernährung. Manchmal ist es hilfreich, vorab ein ärztliches Gespräch über Gewichtsreduktion (oder -zunahme) zu führen.
- Gib das Rauchen auf.
- Schränke deinen Alkoholkonsum so weit wie möglich ein.
- Habe regelmäßig ungeschützten Sex, mindestens zweimal pro Woche.
- Setze dich mit deinen Ängsten und deinem Stress auseinander. Der Versuch, schwanger zu werden, kann für ein Paar eine angstbesetzte Zeit sein, daher könntest du eine kognitive Verhaltenstherapie (KVT) in Betracht ziehen.
- Verfolge dein Eisprungfenster mit einem Ovulationstest.

Unterstützung bei Schwierigkeiten, schwanger zu werden

Vereinbare als Erstes einen Termin bei deiner Ärztin oder deinem Arzt. Die meisten Termine sind nur zehn Minuten lang, also versuche, einen Doppeltermin (20 Minuten) für dich und deinen Partner zu vereinbaren. Während dieses Termins wird deine Situation und deine Krankengeschichte besprochen. Dazu gehören Fragen zu deinem Lebensstil, aber auch einige sehr intime Fragen zu deiner sexuellen und gynäkologischen Vorgeschichte.

Der Arzt oder die Ärztin kann auch eine körperliche Untersuchung durchführen, vielleicht eine gynäkologische bimanuelle Tastuntersuchung bei der Frau (manchmal auch eine Spekulumuntersuchung) und eine Hodenuntersuchung beim Mann. Außerdem können die folgenden Untersuchungen angeordnet werden:

- grundlegende Gesundheitsprüfung für beide Partner
- ein vollständiges Blutbild
- Nieren-, Schilddrüsen- und Leberfunktion
- Cholesterin- und Diabetestest
- Chlamydientest
- Progesteron- beziehungsweise Gonadotropintest (Partnerin)
- eine Überweisung für eine transvaginale Ultraschalluntersuchung von Gebärmutter, Eierstöcken und Eileitern (Partnerin)
- eine Spermienanalyse (Partner)

Medizinische Verfahren

Nach den ersten Untersuchungen wirst du an die Abteilung für Geburtshilfe eines Krankenhauses oder eine gynäkologische Praxis überwiesen, um den Grund für deine Unfruchtbarkeit zu ermitteln. Von diesem Zeitpunkt an verschreiben Hausärztinnen und Hausärzte keine Fruchtbarkeitsmedikamente mehr, aber wir sprechen oft mit unseren Patientinnen über die verschiedenen Möglichkeiten, die ihnen in der Klinik angeboten werden.

Zu den medizinischen Optionen zur Verbesserung der weiblichen Fruchtbarkeit gehören die folgenden Medikamente:

- Metformin, das bei Frauen mit PCOS eingesetzt wird, um die Insulinresistenz zu verbessern und die Gewichtsabnahme zu unterstützen.
- Clomifencitrat, das den Eisprung bei Frauen mit unregelmäßiger Periode regulieren kann.
- Gonadotropine, die den Eisprung stimulieren und auch bei männlicher Unfruchtbarkeit helfen können.

Diese Medikamente können Nebenwirkungen haben, weshalb die Verabreichung von ovulationsstimulierenden Medikamenten an Paare mit ungeklärter Unfruchtbarkeit nur unter fachlicher Anleitung empfohlen wird.

Chirurgische Eingriffe

Wenn die Probleme, die deine Fruchtbarkeit beeinträchtigen, identifiziert wurden, kannst du nach der Untersuchung zu einem chirurgischen Eingriff überwiesen werden, um das Problem zu beheben. Zu den chirurgischen Eingriffen zur Verbesserung der weiblichen Fruchtbarkeit gehören folgende:

- Eine Eileiteroperation kann durchgeführt werden, um einen Verschluss oder Vernarbungen in den Eileitern zu beheben. Der Erfolg der Operation hängt vom Ausmaß des Verschlusses oder der Vernarbung in den Eileitern ab.
- Bei der Laparoskopie wird untersucht, ob eine Endometriose oder PCOS deine Chancen auf eine Schwangerschaft beeinträchtigen. Wenn eins von beidem festgestellt wird, kann eine Adhäsiolyse (operatives Lösen der Läsionen) die Schmerzen lindern und die Schwangerschaft unterstützen (Seite 139).
- Die Eierstockbohrung ist ein laparoskopischer chirurgischer Eingriff, bei dem die Zysten, die sich aufgrund von PCOS gebildet haben, weggebohrt werden; dies kann helfen, wenn Medikamente wirkungslos sind.

Assistierte Fortpflanzung

Assistierte Fortpflanzung bezieht sich auf eine Reihe von speziellen Behandlungen, darunter die Intrauterine Insemination (IUI) und die In-vitro-Fertilisation (IVF), die einer Patientin helfen können, schwanger zu werden. Eine Finanzierung der Behandlung durch die Krankenkassen ist nur teilweise möglich. Die Kosten für die Untersuchung der Gründe einer Unfruchtbarkeit übernehmen die gesetzlichen Krankenkassen vollständig, auch reine Hormonbehandlungen gehören zu den Leistungen. Die Kosten für eine künstliche Befruchtung werden zu 50 Prozent erstattet, manche Krankenkassen und private Krankenversicherungen übernehmen auch mehr. Dafür sind allerdings verschiedene Voraussetzungen erforderlich, zum Beispiel das Alter des Paars und der Familienstand.

Die wichtigsten Möglichkeiten der künstlichen Befruchtung für heterosexuelle Paare, die Schwierigkeiten haben, schwanger zu werden, für gleichgeschlechtliche Paare oder für diejenigen, die eine Familie mit nur einem Elternteil gründen wollen, sind im Folgenden aufgeführt:

- Bei der der unterstützten Befruchtung, **Intrauterine Insemination (IUI)**, werden Spermien direkt in die Gebärmutter eingebracht (es kann sich dabei um die Spermien deines Partners oder um gespendete Spermien handeln). Dies kann erfolgen, wenn vaginaler Geschlechtsverkehr nicht möglich ist, oder es ist eine Option für gleichgeschlechtliche Paare. Normalerweise können gleichgeschlechtliche Paare sechs IUI-Zyklen durchführen lassen und müssen sich, wenn sie nicht schwanger werden, nach privaten Optionen umsehen. Manche Paare bezahlen ihre Behandlung ohnehin selbst, um Wartezeiten zu vermeiden.

- Bei der **In-vitro-Fertilisation (IVF)** wird die Eizelle in einem Labor mit Spermien befruchtet und dann in die Gebärmutter eingesetzt. Die Ei- und Samenzellen können dem Paar gehören oder gespendet werden. Der Prozess der IVF ist extrem intensiv und nicht immer erfolgreich – jüngere Frauen haben eher eine Chance auf eine assistierte Schwangerschaft, und die IVF wird nur bis zu bestimmten Altersgrenzen empfohlen. Diese variieren von Land zu Land. In Deutschland liegen sie zwischen den vollendeten 25. und 40. Lebensjahren (daher entscheiden sich viele für eine private Behandlung). Ich rate meinen Patientinnen immer, positiv zu bleiben, sich aber auch auf großen Stress und viele Ängste (und finanzielle Nöte) einzustellen. Der richtige Rat und die richtige Unterstützung sind ebenso wichtig wie eine gründliche Recherche. Eine In-vitro-Fertilisation verläuft in sechs Schritten:

1. Unterdrückung des natürlichen Menstruationszyklus mit täglich einzunehmenden Medikamenten, um den normalen Zyklus zu stoppen und die Gebärmutterschleimhaut abzubauen.
2. Stimulation des Eisprungs, bei der täglich Medikamente eingenommen werden, um die Eierstöcke zur Freisetzung zusätzlicher Eizellen anzuregen. Während der Stimulation werden alle ein bis drei Tage Ultraschalluntersuchungen durchgeführt, um den Fortschritt der Eizellreifung zu überprüfen.
3. Vorbereitung auf die Eizellentnahme: Eine einmalige Dosis des Medikaments hCG (humanes Choriongonadotropin) wird zu einem bestimmten Zeitpunkt verabreicht, sobald die Ultraschalluntersuchungen zeigen, dass die Eizellen für die Entnahme bereit sind. Der genaue Zeitpunkt für die Eizellentnahme wird dir für die nächsten 24 Stunden mitgeteilt.
4. Eizellentnahme: ein Verfahren, bei dem eine lange, dünne Nadel in die Vagina eingeführt wird und die Eizellen aus der Gebärmutterschleimhaut entnommen werden.
5. Befruchtung: Die entnommenen Eizellen werden einige Tage lang in einem Laborreagenzglas mit den Spermien vermischt, um eine Befruchtung zu ermöglichen.
6. Embryotransfer: Die befruchteten Embryonen werden wieder in die Gebärmutter eingesetzt. Normalerweise wirst du gebeten, zwei Wochen zu warten, bevor du einen Schwangerschaftstest machst.

Weitere Möglichkeiten

Neben IVF und IUI gibt es noch eine Reihe anderer Fruchtbarkeitsbehandlungen. Dazu gehören:

- **Eizellen- oder Samenspende:** Dabei spendet jemand Eizellen oder Sperma für Menschen, die mit ihren eigenen Eizellen oder Samen nicht schwanger werden können. Wenn du an weiblicher oder männlicher Unfruchtbarkeit leidest, können gespendete Eizellen oder Spermien dir helfen. Ich rate meinen Patient*innen immer, eine zugelassene Klinik aufzusuchen, in der die Spermien und Eizellen sorgfältig auf sexuell übertragbare Krankheiten und genetische Störungen untersucht werden. Seriöse Kliniken bieten ihren Patient*innen auch eine angemessene Rechtsberatung an. Alternativ kannst du auch selbst spenden. Anderen auf diese Weise zu helfen ist eine wunderbare, selbstlose Sache, und es gibt inzwischen viele Programme, die es Menschen ermöglichen zu spenden.
- Bei der **Eizellkonservierung** werden unbefruchtete Eizellen aus den Eierstöcken entnommen und eingefroren, um sie für die Zukunft aufzubewahren.

Alternative Wege zur Elternschaft

Medizinische und chirurgische Verfahren sind nicht für alle Menschen geeignet. Viele Menschen werden Eltern durch Leihmutterschaft oder Adoption, während andere sich dafür entscheiden, Pflegeeltern zu werden. Auch ein Leben ohne Kinder, sei es aus freien Stücken oder aufgrund der Umstände, ist eine durchaus sinnvolle Alternative.

Dein Körper hat dich nicht im Stich gelassen, weil du nicht auf »natürlichem« Weg schwanger geworden bist.

LGBTQ+-Eltern und assistierte Fortpflanzung

Immer mehr Mitglieder der LGBTQ+-Gemeinschaft entscheiden sich heutzutage dafür, Eltern zu werden. Die Gesellschaft hat sich verändert, Gott sei Dank – ein Hoch auf die Vielfalt und Gleichberechtigung! –, und Familien gibt es jetzt in allen Formen und Größen. Jeder, der Kinder haben möchte, sollte natürlich von den Fachkräften des Gesundheitswesens die gleiche Betreuung und Rücksichtnahme erhalten, unabhängig von der sexuellen Präferenz oder Geschlechtsidentität.

Viele lesbische Paare (oder Alleinstehende), die ich in meiner Praxis behandle, entscheiden sich für eine Befruchtung durch einen Samenspender und sollten bei Fruchtbarkeitsproblemen den gleichen Zugang zu medizinischen oder chirurgischen Eingriffen (wie beispielsweise IVF) haben, wie alle anderen mit Kinderwunsch auch (wie gerade auf den Seiten 104 bis 106 beschrieben). Informiere dich vorab ausführlich über die geltenden Rechte in Bezug auf Samenspenden.

Wenn eine transsexuelle Person, die bei der Geburt als weiblich eingestuft wurde (AFAB), eine Geschlechtsumwandlung mit Hormonbehandlung oder einen chirurgischem Eingriff in Erwägung zieht, möchte sie vielleicht vorher ihre Fruchtbarkeit erhalten. Die Eizellentnahme (Seite 106) wäre in diesem Fall eine gängige Option.

Adoption und Pflegeelternschaft

Gleichgeschlechtliche Ehepaare können seit 2017 gemeinsam fremde Kinder adoptieren oder in Pflege nehmen; die Zahl der sogenannten Regenbogenfamilien wächst. Potenzielle Alleinerziehende sollten auch nicht diskriminiert werden, wenn sie ein Kind adoptieren oder in Pflege nehmen wollen. Diese Option kann einen sehr wertvollen Beitrag für deine Gemeinschaft leisten und das Leben eines Kindes verändern.

2020 lebten in Deutschland 10 000 Regenbogenfamilien mit minderjährigen Kindern.

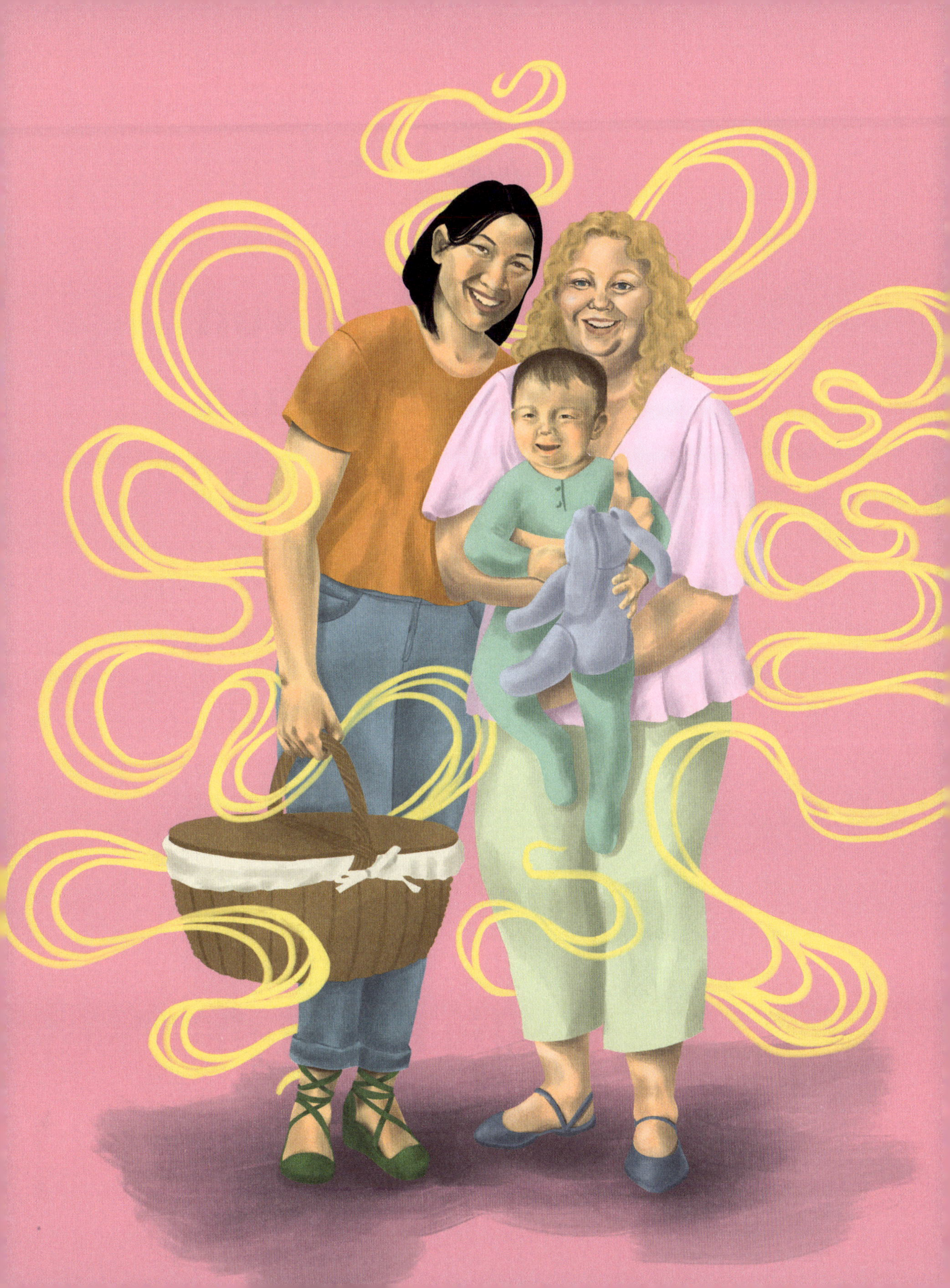

WICHITG!

Lass dich nicht von anderen Menschen unter Druck setzen oder zwingen, etwas gegen deinen Willen zu tun. Es ist dein Körper und deine eigene Entscheidung.

Wähle die für dich richtige Option.

Schwangerschaftstest

Schwangerschaftstests kannst du rezeptfrei in der Apotheke oder Drogerie kaufen, und sie sind auch in Kliniken für sexuelle Gesundheit erhältlich. Die meisten Tests sind zu über 99 Prozent genau.

Du kannst einen Schwangerschaftstest ab dem ersten Tag der ausbleibenden Periode durchführen. Davor ist es nicht ratsam, einen Test zu machen, da der Spiegel des Schwangerschaftshormons (humanes Choriongonadotropin oder hCG) zu niedrig sein kann, um auf einem Test angezeigt zu werden, und ein negatives Ergebnis liefern könnte, selbst wenn du schwanger bist. Wenn du einen unregelmäßigen Zyklus hast und dir über den Zeitpunkt deiner Periode unsicher bist, solltest du frühestens drei Wochen nach ungeschütztem Sex einen Test machen.

Bevor du dir mit einem Test Gewissheit verschaffst, hast du aber vielleicht schon den Verdacht, dass du schwanger bist. Das Ausbleiben der Periode ist das offensichtlichste Anzeichen, aber es gibt auch andere verräterische Symptome wie empfindliche, geschwollene Brüste, eine veränderte Stimmung und Übelkeit (mit oder ohne Erbrechen).

Ein positives Testergebnis, wenn du ein Baby geplant hast

Je nach Situation kann ein positiver Schwangerschaftstest eine Vielzahl von Emotionen auslösen. Wenn du ein Baby geplant hast, wirst du zweifellos aufgeregt sein und dich riesig auf dieses neue Kapitel freuen. Wenn du dich an die Realität gewöhnt hast, kann es aber auch sein, dass du weniger positive Gefühle hast. Einige meiner Patientinnen machen sich Sorgen, dass sie die falsche Entscheidung getroffen haben, und andere haben Angst vor der Geburt des Kindes. Das sind völlig normale und natürliche Reaktionen, und es ist keine Schande, mit deinen Angehörigen oder einer medizinischen Fachkraft über deine Gefühle zu sprechen.

Sobald du die guten Nachrichten verarbeitet hast und dir sicher bist, dass du die Schwangerschaft fortsetzen willst, solltest du dich mit deinem Gesundheitsdienstleister in Verbindung setzen, um einen Termin für die Geburtsvorbereitung mit deiner Hebamme zu vereinbaren. Dort erhältst du alle notwendigen Ratschläge für die vorgeburtliche Zeit, wirst an die Entbindungsstation deines örtlichen Krankenhauses verwiesen und für alle erforderlichen Untersuchungen und Tests angemeldet. Bei diesem Termin wird auch ein Bluttest gemacht.

Die meisten Hausärztinnen und Hausärzte haben während der neunmonatigen Schwangerschaft nur wenig mit der Schwangeren zu tun, vor allem, wenn sie gesund ist und keine Komplikationen auftreten. Die Betreuung durch Hebammen ist sicherer und kosteneffizienter, und heutzutage haben Schwangere in dieser wichtigen Phase ihres Lebens ein hohes Maß an Autonomie und Kontrolle. Sie erhalten einen Mutterpass, in dem alle Aufzeichnungen der Hebamme, der Ärztinnen oder Ärzte, des Krankenhausteams, der Ultraschalldiagnostik und aller anderen beteiligten Personen (Ernährungsberater*in, Physiotherapeut*in, Sozialdienst und dergleichen) enthalten sind. Es ist ein wirklich nützliches Kommunikationsmittel.

Als Hausärztin habe ich nur selten Einblick in die Schwangerschaft einer Patientin, aber gelegentlich werde ich von einer Hebamme kontaktiert, die eine spezielle Information braucht, oder von der ärztlichen Geburtshilfe, wenn eine Patientin in der Behandlung Medikamente benötigt. Abgesehen davon sehe ich meine Patientin das nächste Mal oft mit einem Baby auf dem Schoß in meiner Praxis.

Ein positives Testergebnis, wenn du kein Baby geplant hast

Wenn dein positiver Schwangerschaftstest unerwartet kommt, kannst du viele verschiedene

Gefühle empfinden. Versuche erst einmal, nicht in Panik zu geraten; unerwartete Schwangerschaften können jeder von uns passieren. Sobald du den Schock überwunden hast, musst du natürlich deine Optionen abwägen und entscheiden, wie du weiter vorgehen willst. Um dir dabei zu helfen, würde ich dir dringend raten, mit deinem Partner beziehungsweise deiner Partnerin, vertrauenswürdigen Freund*innen oder einem Familienmitglied darüber zu sprechen – mit Menschen, die dir einen vernünftigen Rat geben können. Wenn du dich nicht in der Lage fühlst, mit einer dir nahestehenden Person zu sprechen, kannst du auch einen Termin beieiner Ärztin, einem Arzt oder einer medizinischen Fachkraft vereinbaren, die dich mit Umsicht und Einfühlungsvermögen behandelt und dich sachkundig und ohne Vorurteile berät. Auch bei Pro Familia und anderen Organisationen gibt es eine Fülle von Ratschlägen. Pro Famila ist ein Verbund mit zahlreichen Beratungsstellen in ganz Deutschland. Dort kann man dir in allen Fragen rund um Sexualität, Verhütung, Schwangerschaft und auch ungewollte Schwangerschaft zur Seite stehen. Du kannst dich telefonisch, per E-Mail, Video oder persönlich beraten lassen, je nach Angebot der Beratungsstelle in deiner Nähe.

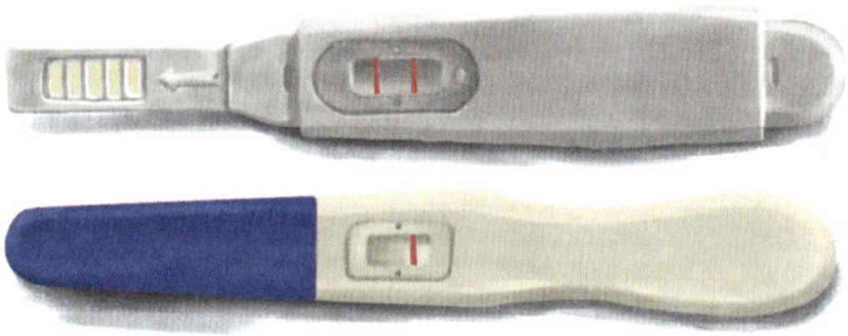

Ein positiver Schwangerschaftstest zeigt zwei Linien an: die Kontrolllinie und die Testlinie (oben). Ein negativer Schwangerschaftstest zeigt nur die Kontrolllinie an (unten).

Mit der Schwangerschaft fortfahren

Wenn du dich dafür entscheidest, die Schwangerschaft fortzusetzen, gilt das auf Seite 111 beschriebene Vorgehen. Manche Menschen entscheiden sich dafür, die Schwangerschaft fortzusetzen und ihr Baby nach der Geburt adoptieren zu lassen.

Abbruch einer Schwangerschaft

Ein Schwangerschaftsabbruch kann eine traumatische Erfahrung sein, die viel Hilfe und Unterstützung erfordert. Antworten auf Fragen und Entscheidungshilfen findest du zum Beispiel bei Pro Familia oder in deiner gynäkologischen Praxis.

In Deutschland ist ein Schwangerschaftsabbruch erlaubt, wenn sich die betroffene Frau an die sogenannte Beratungsregelung hält: Sie muss sich mindestens drei Tage vor dem Termin in einer staatlich anerkannten Schwangerschaftskonfliktberatungsstelle beraten lassen und der Ärztin oder dem Arzt, die oder der den Eingriff vornehmen soll, eine Bescheinigung über dieses Gespräch vorlegen. Außerdem muss der Abbruch innerhalb von zwölf Wochen nach der Empfängnis vorgenommen werden; dies entspricht der 14. Schwangerschaftswoche vom ersten Tag der letzten Monatsblutung aus gerechnet.

Erlaubt ist ein Schwangerschaftsabbruch auch, wenn bestimmte Gründe vorliegen, etwa eine medizinische Indikation, also wenn für die Schwangere Lebensgefahr oder die Gefahr einer schwerwiegenden Beeinträchtigung ihrer körperlichen oder seelischen Gesundheit besteht. Eine kriminologische Indikation ist gegeben, wenn die Schwangerschaft auf einem Sexualdelikt beruht, also zum Beispiel einer Vergewaltigung. Zudem muss auch hier eine Beratung durch eine anerkannte Schwangerschaftskonfliktberatungsstelle erfolgen und seit der Empfängnis dürfen nicht mehr als 22 Wochen verstrichen sein.

Für Mädchen, die vor Vollendung des 14. Lebensjahres schwanger werden, gilt immer eine kriminologische Indikation – es gibt es keine Beratungspflicht, allerdings einen Anspruch auf Beratung, falls die Schwangere dies möchte.

Die Kosten für den Schwangerschaftsabbruch aufgrund einer medizinischen oder kriminologischen Indikation können von den Krankenkassen übernommen werden und auch dann, wenn die Frau sozial bedürftig ist.

Schwierigkeiten in der Frühschwangerschaft

In der Allgemeinpraxis überweise ich meine Patientin bei Blutungen im ersten Drittel der Schwangerschaft (etwa 20 Prozent der Frauen haben in den ersten zwölf Wochen Blutungen) oder anderen damit verbundenen Komplikationen sofort zu einer Ultraschalluntersuchung in unsere örtliche Abteilung für Frühschwangerschaften. Von da an werden sie von der Hebamme und der Gynäkologin oder dem Gynäkologen betreut, die mich über ihren Zustand auf dem Laufenden halten. Wenn die Patientin leider ein Kind verliert, spreche ich ihr mein Beileid aus und verweise sie an eine Beratungsstelle.

Fehlgeburt

Leider endet etwa eine von acht bekannten Schwangerschaften mit einer Fehlgeburt. Vaginale Blutungen sind das wichtigste Anzeichen, aber leichte Blutungen können auch in der Frühschwangerschaft üblich sein. Suche immer eine Ärztin oder einen Arzt auf, wenn du Blutungen hast. Fehlgeburten können auch ohne Blutungen vorkommen und werden normalerweise festgestellt, wenn bei der ersten Schwangerschaftsuntersuchung kein Herzschlag des Babys zu erkennen ist. Dies wird als verhaltene Fehlgeburt bezeichnet. Nach einer Fehlgeburt kann das Schwangerschaftsgewebe auf natürliche Weise aus deinem Körper ausgeschieden werden, oder du erhältst Medikamente oder einen chirurgischen Eingriff, um das verbliebene Schwangerschaftsgewebe zu entfernen.

Die meisten Fehlgeburten treten im ersten Trimester auf. In der Regel ist es nicht möglich, die genaue Ursache festzustellen, aber Fehlgeburten werden selten durch etwas verursacht, das du getan hast. Man geht davon aus, dass die meisten frühen Fehlgeburten durch Chromosomenanomalien des Babys verursacht werden. Seltener (eine von vier Fehlgeburten) können Fehlgeburten im zweiten Trimester auftreten.

Eine Fehlgeburt kann sehr belastend sein. Kümmere dich daher bitte um deine körperliche und seelische Verfassung. Du kannst dich an eine Abteilung für Frühschwangerschaft überweisen lassen und deine Ärztin oder dein Arzt kann dich mit Beratungsstellen in Verbindung bringen, falls du dies in Anspruch nehmen möchtest. Und denke bitte daran, dass es meist nur einmal zu einer Fehlgeburt kommt und oft eine gesunde Schwangerschaft folgen kann.

Eileiterschwangerschaft

Eine von 80 Frauen erleidet eine Eileiterschwangerschaft. Häufige Symptome sind:

- akute oder dumpfe Schmerzen im Unterbauch
- ungewöhnliche Blutungen aus der Scheide
- Ohnmachtsgefühle oder Zusammenbruch
- Übelkeit und Erbrechen oder Appetitlosigkeit
- Darm- oder Blasenprobleme
- Schmerzen in den Brüsten
- verspätete Periode
- Schmerzen beim Sex

Eine Eileiterschwangerschaft ist ein medizinischer Notfall. Wenn du schwanger bist und den Verdacht hast, dass es sich um eine Eileiterschwangerschaft handeln könnte, musst du dich sofort in die Notaufnahme begeben, um dich untersuchen zu lassen. Gehe nicht zu deiner Hausärztin oder deinem Hausarzt, denn das würde die Sache nur verzögern.

Wenn du diese Symptome hast, aber ein Schwangerschaftstest negativ war, insbesondere einer, von dem du glaubst, dass er ungenau ist, musst du das trotzdem medizinisch abklären lassen. Gehe sofort ins Krankenhaus – es könnte dein Leben retten.

Mögliche Orte einer Eileiterschwangerschaft

Zu einer Eileiterschwangerschaft kommt es, wenn die befruchtete Eizelle außerhalb der Gebärmutter stecken bleibt. Die folgende Grafik zeigt, wo eine Eileiterschwangerschaft auftreten kann. In seltenen Fällen können zwei Schwangerschaften auftreten, die zu einer Eileiterschwangerschaft führen. Von einer heterotopen Schwangerschaft spricht man, wenn sich zwei Embryonen an verschiedenen Stellen des Fortpflanzungssystems befinden, und von einer ektopen Zwillingsschwangerschaft, wenn sich zwei Embryonen an derselben Stelle festsetzen.

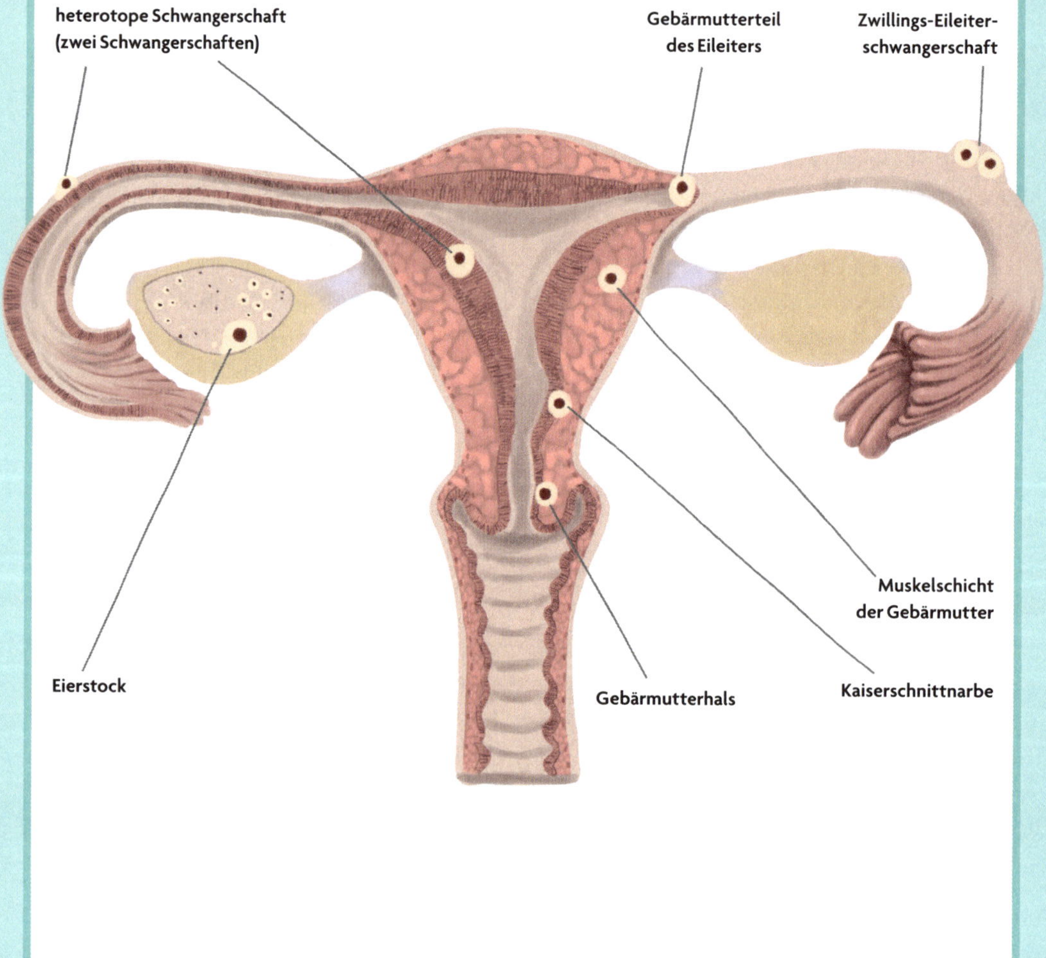

Dein Körper während der Schwangerschaft

Die Schwangerschaft ist in drei Abschnitte unterteilt, die als Trimester bezeichnet werden. Während dieser Trimester leistet dein Körper Unglaubliches – er verwandelt über einen Zeitraum von neun Monaten (oder 40 Wochen) ein Zellbündel in ein lebendes Baby. Diese Monate sind jedoch nicht ohne Nebenwirkungen, und viele Frauen fühlen sich während ihrer Schwangerschaft zeitweise ziemlich unwohl. Auf den folgenden Seiten findest du einen Überblick über häufige Schwangerschaftssymptome und solche, die ärztlich oder von deinem Betreuungsteam abgeklärt werden sollten.

Viele schwangere Frauen empfinden das erste Trimester als besonders anstrengend, was noch dadurch verschlimmert wird, dass sie ihre Schwangerschaft oft erst nach dem ersten Trimester bekannt geben. Die folgenden Symptome können in der Schwangerschaft sehr häufig auftreten und sollten kein Grund zur Sorge sein. Bitte gib dir genügend Zeit, dich zu entspannen, und akzeptiere, dass du es in den nächsten Monaten vielleicht ruhiger angehen lassen musst. Wie immer solltest du dabei deinem Instinkt vertrauen. Wenn du das Gefühl hast, dass eines dieser Probleme besonders belastend ist, suche eine Ärztin oder einen Arzt auf.

Häufige Beschwerden während der Schwangerschaft

- **Übelkeit und Erbrechen** treten besonders häufig im ersten Schwangerschaftsdrittel auf, können aber in den Wochen 16 bis 20 nachlassen. Leider stellen einige Frauen fest, dass ihnen während der gesamten Schwangerschaft übel ist. Achte darauf, dass du viel trinkst, und versuche, häufiger kleine Mengen zu essen, anstatt große Mahlzeiten zu verzehren.
- **Sodbrennen und Verdauungsstörungen** werden durch die hormonellen Veränderungen und in den späteren Stadien der Schwangerschaft durch den Druck deines Babys auf deinen Magen verursacht. Kleine und häufige Mahlzeiten können helfen, ebenso wie das Vermeiden von Mahlzeiten kurz vor dem Schlafengehen und der Verzicht auf scharfe oder fettreiche Speisen. Frei verkäufliche Medikamente gegen Sodbrennen können während der Schwangerschaft unbedenklich eingenommen werden.
- **Blähungen und Verstopfung** werden oft durch hormonelle Veränderungen verursacht. Trinke viel Wasser, iss ballaststoffreiche Lebensmittel und versuche, dich ein wenig zu bewegen, um zu großes Unwohlsein zu vermeiden.
- **Hämorrhoiden** kommen in der Schwangerschaft aufgrund der hormonellen Veränderungen häufig vor und können auch durch Verstopfung entstehen. Sie verursachen Juckreiz, Schmerzen oder Schwellungen rund um den Anus und gelegentlich Blutungen nach dem Toilettengang. Die vorgestellten Methoden zur Vermeidung von Verstopfung und das Vermeiden von zu starkem Pressen auf der Toilette können helfen. Wenn du ein kaltes Tuch über den Bereich legst oder feuchtes Toilettenpapier benutzt, kann das die Beschwerden lindern.
- **Empfindliche und geschwollene Brüste** werden ebenfalls durch hormonelle Veränderungen verursacht, da sich dein Körper auf das Stillen vorbereitet.

- **Brustwarzenabsonderungen** sind in den letzten Wochen der Schwangerschaft üblich, können aber auch schon Monate vor dem Geburtstermin auftreten. Während sich dein Körper auf die Geburt vorbereitet, produziert dein Brustgewebe Kolostrum – eine cremige Vormilch – und diese kann schon vor der Geburt des Babys aus den Brustwarzen austreten. In der Apotheke sind saugfähige Einlagen erhältlich, alternativ kannst du auch das gute alte Taschentuch in deinem BH verwenden.
- **Candidose** (Seite 69) kann durch das veränderte Bakteriengleichgewicht in deiner Vagina während der Schwangerschaft verursacht werden. Es gibt rezeptfreie Mittel, aber du solltest deine Ärztin oder deinen Arzt oder deine Hebamme konsultieren, bevor du sie in der Schwangerschaft anwendest.
- Der **Ausfluss** kann während der Schwangerschaft an Volumen zunehmen. Befolge die Ratschläge auf Seite 68, um festzustellen, ob die Farbe deines Ausflusses ein Problem darstellt.
- **Blutungen** können auch während der Schwangerschaft auftreten. Sie sind nicht immer ein Problem, aber du solltest das ärztlich abklären lassen oder deine Hebamme konsultieren, da sie ein Anzeichen für eine Fehlgeburt sein können (Seite 113).

Weitere Symptome

- Besonders im ersten Trimester macht sich **Müdigkeit** bemerkbar. Viele Frauen sind schockiert, wie erschöpft sie sich fühlen. Leider gibt es dafür keine andere Lösung, als so viel Ruhe wie möglich einzuhalten. In den späteren Wochen der Schwangerschaft fällt es dir vielleicht schwer zu schlafen, weil dein Babybauch dich daran hindert, lange bequem zu liegen. In den letzten Monaten solltest du versuchen, auf der Seite zu schlafen, und vielleicht hilft es dir, wenn du zusätzliche Kissen unter deinen Bauch legst, um ihn zu stützen.
- Eine **erhöhte Körpertemperatur** wird durch die hormonellen Veränderungen und die verstärkte Blutzufuhr zur Haut verursacht. Versuche, möglichst lockere, bequeme Kleidung aus Naturfasern zu tragen.
- **Rückenschmerzen** werden in der frühen Phase der Schwangerschaft dadurch verursacht, dass deine Bänder weicher und dehnbarer werden. Zögere nicht, mit deiner Ärztin oder deinem Arzt zu sprechen, wenn es extrem unangenehm wird. Gelegentlich können Rückenschmerzen im zweiten oder dritten Schwangerschaftsdrittel ein Anzeichen für frühe Wehen sein, also lasse das ärztlich abklären oder sprich mit deiner Hebamme, wenn du dir Sorgen machst.
- **Kopfschmerzen** sind ein weiteres frühes Schwangerschaftssymptom, das in der Regel im weiteren Verlauf der Schwangerschaft besser wird. Die Einnahme von Paracetamol ist in der Schwangerschaft unbedenklich, aber konsultiere deine Ärztin oder deinen Arzt, wenn die Kopfschmerzen stark sind oder wenn sie von Anzeichen einer Präeklampsie begleitet werden (siehe »Bluthochdruck«).
- **Zähne und Zahnfleisch** sind in der Schwangerschaft anfällig für Plaque, wenn du keine gute Mundhygiene betreibst. Wenn du unter Erbrechen leidest (Seite 115), solltest du deinen Mund nach dem Erbrechen mit Wasser ausspülen, um den Säureangriff auf deine Zähne zu verringern.
- **Geschmack und Geruchssinn** können sich während der Schwangerschaft verändern: Manche Frauen empfinden während der gesamten Schwangerschaft einen unangenehmen metallischen oder bitteren Geschmack, sie riechen weniger oder nehmen einen anhaltend starken Geruch wahr (ich habe das während meiner Schwangerschaften erlebt, als ich überall Benzin und Kaffee gerochen habe).
- **Nasenbluten, eine verstopfte Nase und Nasengeschwüre** sind weitere unglückliche

Begleiterscheinungen der Schwangerschaft, die wiederum durch die hormonellen Veränderungen verursacht werden.

- **Beckenschmerzen** können während der Schwangerschaft im vorderen und hinteren Bereich deines Beckens sowie im Dammbereich auftreten. Die Schmerzen können durch spezielle Übungen zur Stärkung dieses Bereichs oder durch die Verwendung eines Beckengürtels gelindert und in den Griff bekommen werden. Wende dich an deine Ärztin, deinen Arzt oder deine Hebamme, um eine Überweisung zu einer Physiotherapeutin zu erhalten.
- **Dehnungsstreifen** sind in der Schwangerschaft sehr häufig und werden durch die Dehnung der Haut während des Wachstums deines Bauches sowie durch hormonelle Veränderungen verursacht, welche die Haut anfälliger machen. Sie sehen aus wie rosa, rote, lila oder braune Streifen (je nach Hautfarbe) und können jucken. Frauen, die anfällig für Keloidnarben sind, haben möglicherweise noch ausgeprägtere Dehnungsstreifen. Obwohl sie nach der Geburt des Babys verblassen können, ist es unwahrscheinlich, dass sie ganz verschwinden. Es gibt kaum Beweise dafür, dass Schönheitscremes Dehnungsstreifen verhindern können, aber die Haut mit Feuchtigkeit zu versorgen kann helfen, die Beschwerden zu lindern.
- **Geschwollene Knöchel, Finger und Füße** werden dadurch verursacht, dass dein Körper in der Schwangerschaft mehr Wasser einlagert als sonst und sich das zusätzliche Wasser an den unteren Körperteilen sammelt, wenn du lange gestanden hast. Versuche, die Füße hochzulegen, wann immer es möglich ist, und treibe regelmäßig leichten Sport. Eine allmähliche Schwellung ist normal und nicht schädlich, aber ein plötzlicher Anstieg kann ein Anzeichen für eine Präeklampsie (siehe »Bluthochdruck«) sein.
- Die **Gewichtszunahme** wird nicht nur durch das wachsende Baby und die Plazenta verursacht, sondern auch durch die Fetteinlagerungen, die dein Körper zur Vorbereitung auf das Stillen anlegt. Die Gewichtszunahme ist von Frau zu Frau sehr unterschiedlich, liegt aber meist zwischen 10 und 12,5 Kilo. Versuche, dich während der Schwangerschaft gesund zu ernähren und dich regelmäßig leicht zu bewegen. Wenn du dir wegen der Gewichtszunahme Sorgen machst, solltest du keine Diät machen, ohne zuvor deine Ärztin oder deinen Arzt zu konsultieren.

Eine Schwangerschaft kann sich wie ein komplettes Chaos aus unerwünschten Nebenwirkungen anfühlen, aber denke daran, dass sie nicht ewig dauert!

Komplikationen in der Schwangerschaft

Einige schwangerschaftsbedingte Beschwerden erfordern eine intensivere ärztliche Betreuung, daher solltest du deine Ärztin, deinen Arzt oder deine Hebamme benachrichtigen, wenn du die folgenden Beschwerden hast:

- **Starkes Erbrechen**, auch bekannt als *Hyperemesis gravidarum*, bedeutet, dass du dich mehrmals am Tag erbrichst und nicht in der Lage bist, Essen und Trinken bei dir zu behalten. Dies birgt das Risiko, dass du dehydrierst und im Krankenhaus behandelt werden musst.
- Eine **tiefe Venenthrombose** ist das Auftreten eines Blutgerinnsels in einer der Venen tief in deinem Körper und kann ernste Folgen haben. Dein Risiko für eine tiefe Venenthrombose ist durch die Schwangerschaft leicht erhöht. Außerdem bist du stärker gefährdet, wenn du eine Vorerkrankung hast, die das Auftreten von Blutgerinnseln wahrscheinlicher macht, über 35 Jahre alt bist, in deiner Familie Blutgerinnsel vorkommen, du rauchst oder übergewichtig bist.
- **Schwangerschaftsdiabetes** liegt vor, wenn dein Körper während der Schwangerschaft nicht genügend Insulin produzieren kann, und wird normalerweise bei einer routinemäßigen Blutzuckerkontrolle vor der Geburt festgestellt. Deine Schwangerschaft wird engmaschig überwacht und du erhältst Ratschläge zur Kontrolle deines Blutzuckerspiegels. In der Regel verschwindet die Krankheit nach der Geburt.
- **Bluthochdruck** *(Hypertonie)* kann bei routinemäßigen vorgeburtlichen Blutdruckuntersuchungen festgestellt werden, und du wirst beraten, wie du ihn in den Griff bekommst. Wenn du während der Schwangerschaft an Bluthochdruck leidest, besteht außerdem ein erhöhtes Risiko für eine Präeklampsie, eine Erkrankung der Plazenta in der späteren Schwangerschaft, die ärztlich genau überwacht werden muss.
- Die **intrahepatische Cholestase** in der Schwangerschaft ist eine Lebererkrankung, bei der sich Gallenflüssigkeit aus der Leber in deinem Körper ansammelt. Das Hauptsymptom ist Juckreiz ohne Ausschlag (obwohl auch harmloser Juckreiz in der Schwangerschaft häufig vorkommt, siehe »Dehnungsstreifen«), in diesem Fall werden dir regelmäßige Leberfunktionstests angeboten, da die Erkrankung möglicherweise ernste Folgen für dein Baby haben kann.

Psychische Gesundheit in der Schwangerschaft

Es ist nicht ungewöhnlich, dass Frauen in dieser entscheidenden Phase ihres Lebens mit ihrer psychischen Gesundheit zu kämpfen haben. Manche entwickeln in der Perinatalphase sogar zum ersten Mal emotionale und psychische Probleme und erleben vielleicht Gefühle, die sie vorher noch nie hatten. Die Hormonschwankungen können sich nicht nur auf deine Stimmung und dein Verhalten auswirken, sondern auch auf deine Ängste um dein ungeborenes Baby oder auf deine zukünftigen Fähigkeiten als Mutter. Wenn dich diese Gefühle überwältigen, solltest du nicht im Stillen leiden, sondern mit einer Ärztin oder einem Arzt sprechen, die oder der deine Symptome beurteilt und dich an die entsprechenden Stellen verweist. Vielleicht wird dir zu einer Gesprächstherapie geraten oder dazu, dich einer örtlichen Schwangerschaftsgruppe anzuschließen, in der du dich mit anderen werdenden Müttern austauschen kannst.

Ich bin eine große Verfechterin der Selbstfürsorge. Eine Schwangerschaft kann sowohl körperlich als auch seelisch anstrengend sein, und du solltest dich nicht schuldig fühlen, wenn du dir selbst etwas Liebe schenkst.

Wenn du bereits an einer psychischen Erkrankung leidest, wie zum Beispiel einer Psychose oder einer bipolaren Störung, solltest du deine Ärztin, deinen Arzt oder deine Hebamme darauf ansprechen, die dafür sorgen, dass du von der Abteilung für Geburtshilfe und Gynäkologie angemessen unterstützt und überwacht wirst.

Außerdem solltest du wissen, dass du deine Medikamente nicht absetzen musst, wenn du Antidepressiva einnimmst und schwanger wirst oder ein Kind bekommen möchtest. Man geht heute davon aus, dass die meisten Frauen ihre SSRI-Antidepressiva während der Schwangerschaft weiter einnehmen können. Lasse dich beraten – für dich könnte eine fachärztliche Behandlung im Bereich Gynäkologie und Geburtshilfe mit Spezialisierung auf die psychische Gesundheit von Müttern infrage kommen, eventuell zusammen mit deiner psychiatrischen Betreuung. Außerdem gibt es einige großartige Organisationen wie zum Beispiel Pro Familia, die potenzielle Eltern dabei unterstützen, sich um ihre psychische Gesundheit zu kümmern.

Selbstfürsorge in der Schwangerschaft

Schreibe deine Gedanken in einem Stimmungstagebuch auf – das kann dir helfen, deine Gefühle zu verarbeiten.

Triff dich mit einer guten Freundin, Kollegin oder Nachbarin auf eine Tasse Kaffee.

Gönne dir eine halbe Stunde Zeit, um die Füße hochzulegen und fernzusehen, ein Buch zu lesen, einen Podcast zu hören oder irgendetwas anderes, das dir eine kleine Auszeit nur für dich selbst ermöglicht.

Schwangerschaft in schwarzen, asiatischen und ethnischen Minderheitengemeinschaften

Ich kann das Thema Schwangerschaft nicht behandeln, ohne ein Thema anzusprechen, das mich immer wieder schockiert und traurig macht. Statistiken (zum Beispiel der MBRRACE-UK Group, *Mothers and babies: Reducing risk through audits and confidential enquiries throughout the UK* – auf Deutsch etwa: »Mütter und Babys: Risikoverringerung durch Überprüfungen und vertrauliche Untersuchungen in ganz Großbritannien«) zeigen, dass schwarze Frauen viermal häufiger während der Schwangerschaft und bei der Geburt sterben als weiße Frauen. Frauen mit gemischter ethnischer Herkunft und asiatische Frauen sind doppelt so häufig betroffen. Und auch anderswo zeigt sich ein ähnliches Bild: Die Weltgesundheitsorganisation (WHO) erkennt an, dass schwarze und asiatische Frauen in der Schwangerschaft und nach der Geburt schlechtere Bedingungen vorfinden.

Es besteht kein Zweifel: Diese Frauen wurden vom Gesundheitssystem im Stich gelassen. Jahrzehntelang wurden Probleme im Zusammenhang mit perinatalen Schmerzen (Schmerzen in der Schwangerschaft) bei Frauen aus schwarzen und ethnischen Minderheiten nicht so ernst genommen, und Geburtskomplikationen wurden nicht früh genug erkannt. Dieses Problem wurde viel zu lange übersehen und vernachlässigt, aber ich finde es ermutigend, dass mittlerweile in vielen Ländern endlich etwas auf institutioneller Ebene gegen diese Ungleichheit unternommen wird (zum Beispiel in Großbritannien durch die Women's Health Strategy des Department of Health and Social Cares und den *Better for Women Report* des Royal College of Obstetricians and Gynaecologists). Es wurde eine parteiübergreifende parlamentarische Gruppe für die Gesundheit schwarzer Mütter eingerichtet, und jedes Jahr im September findet die Black Maternal Health Week statt, um das Bewusstsein zu schärfen und den institutionalisierten Rassismus im Gesundheitssystem zu bekämpfen.

Grundsätzlich gilt, dass die Hautfarbe einer Frau keinen Einfluss auf ihre Erfahrungen während der Schwangerschaft und Geburt haben sollte. Wenn du glaubst, dass du nicht die Gesundheitsversorgung erhältst, die du verdienst, und dass man dir nicht zuhört oder dich nicht mit Respekt behandelt, solltest du deine Bedenken äußern und eine Beschwerde einreichen. Zuständig dafür sind die jeweiligen Landesärztekammern. Du kannst dich auch an die Antidiskriminierungsstelle des Bundes wenden. Wenn du einer ethnischen Minderheit angehörst, ist es leider noch wichtiger, dass du auf deine Gesundheit achtest und Veränderungen selbst beobachtest (Tipps zur Selbstuntersuchung findest du auf den Seiten 16 bis 17 und 21 bis 23).

In Großbritannien und den USA haben schwarze Frauen ein viermal höheres Risiko, während der Schwangerschaft und bei der Geburt zu sterben, als weiße Frauen.

Die Geburt

Die Aufregung steigt, wenn du dich dem Ende deiner Schwangerschaft näherst und deine Hebamme oder deine Ärztin oder dein Arzt dich durch die Geburt begleiten wird.

Gegen Ende der Schwangerschaft solltest du einen Geburtsplan aufstellen. Dieser skizziert deine ideale Geburt, muss aber möglicherweise angepasst werden, wenn sich die tatsächliche Situation entwickelt.

Ein Geburtsplan kann Themen enthalten wie:

- Schmerzlinderung während der Wehen
- Geburtspositionen
- Präferenzen für eine assistierte Geburt (Zange oder Saugglocke, falls während der Geburt erforderlich)
- Ort, einschließlich Hausgeburt, Geburtshaus oder Krankenhaus, und andere Präferenzen, wie zum Beispiel Wassergeburt
- Zeitplan für das Halten des Babys
- Durchtrennen der Nabelschnur durch deinen Partner

Ihr müsst auch entscheiden, wer bei der Geburt anwesend sein wird. Manche Paare nehmen die Dienste einer Doula in Anspruch, einer geburtserfahrenen Laienperson. Doulas sind keine medizinischen Fachkräfte, ihre Hauptaufgabe ist es, während der Geburt emotionale und körperliche Unterstützung zu leisten. Doulas können während der gesamten Schwangerschaft oder nur während der Wehen und der Geburt hinzugezogen werden. Sie können auch nach der Geburt (postpartal) Unterstützung und Beratung anbieten. Sprich mit deinem Partner und entscheide, wer bei der Geburt dabei sein soll. Manche Paare sind der Meinung, dass dies ein privater Moment ist, und ziehen es vor, keine anderen Personen dabei zu haben.

Steiß- und Querlage des Babys

Die Position deines Babys in der Gebärmutter wird bei deinen Schwangerschaftsterminen überprüft. Die meisten Babys drehen sich gegen Ende der Schwangerschaft auf natürliche Weise in die Kopflage, aber manchmal liegen sie auch nach 36 Wochen noch mit den Füßen nach unten (Steißlage) oder seitlich (Querlage). Wenn dies der Fall ist, wird deine medizinische Fachkraft mit dir über deine Möglichkeiten sprechen. Dazu kann auch eine äußere Wendung gehören, bei der sie versucht, das Baby durch Druck auf deinen Bauch in die richtige Position zu bringen. Bei etwa der Hälfte der Steißgeburten gelingt dies, aber wenn das Baby nicht in die Kopflage gebracht werden kann, wird deine Ärztin oder dein Arzt mit dir über deine Geburtsoptionen sprechen, einschließlich der Möglichkeit einer vaginalen Geburt oder eines Kaiserschnitts.

Der Prozess der Geburt

Natürlich ist jede Geburt anders, aber im Folgenden sind die Phasen aufgeführt, die du auf deinem Weg zur Elternschaft durchlaufen wirst.

Platzen der Fruchtblase

Während der Schwangerschaft befindet sich dein Baby in einer mit Flüssigkeit gefüllten Membran, der Fruchtblase. Diese Fruchtblase platzt in der Regel vor dem Einsetzen der Wehen oder zu Beginn der Wehen, was auch als Blasensprung bezeichnet wird. Es kann sich entweder wie ein sanftes Rinnsal anfühlen oder wie ein plötzlicher Schwall, der klar und geruchlos sein sollte. Wenn deine Fruchtblase platzt, wende dich an die Kreißsaalleitung, die Hebamme, die Geburtshelferin oder die gynäkologische Praxis und befolge deren Anweisungen. Gelegentlich kann die Fruchtblase während der gesamten Wehen intakt bleiben und das Baby in der Fruchtblase zur Welt kommen. Deine Hebamme oder deine Ärztin oder dein Arzt kann dir raten, die Fruchtblase manuell öffnen zu lassen (als Amniotomie oder Fruchtblasensprengung bezeichnet), denn dadurch können Hormone freigesetzt werden, welche die Wehen unterstützen sollen.

Wehen

Damit sich das Baby durch den Gebärmutterhals bewegen kann, ziehen sich deine Gebärmuttermuskeln immer wieder zusammen und entspannen sich in einer Bewegung, die als Wehen bezeichnet wird. Sie können sich anfühlen wie starke Menstruationskrämpfe oder wie ein starker innerer Druck, der im Rücken beginnt und sich nach vorn bewegt. Diese Kontraktionen treten wahrscheinlich während der gesamten Geburt auf und häufen sich, je näher die Geburt rückt – ihre Häufigkeit kann jedoch variieren. Eine minutenlange Wehe, die sich im Abstand von mindestens fünf Minuten über eine Stunde hinweg wiederholt, gilt im Allgemeinen als zuverlässiges Anzeichen dafür, dass du in den tatsächlichen Geburtswehen liegst.

Bei vielen Schwangeren treten auch im zweiten oder dritten Trimester gelegentlich Vorwehen auf, wenn sie nicht in den eigentlichen Geburtswehen liegen. Diese werden als Braxton-Hicks-Kontraktionen bezeichnet und zeigen, dass Wehen nicht immer ein zuverlässiger Indikator für das Einsetzen der Geburt sind.

1: Öffnung des Muttermunds

Von der ersten Phase der aktiven Wehen (und der Geburt) spricht man, wenn sich dein Muttermund um vier Zentimeter oder mehr geweitet hat. Der Muttermund ist eine röhrenförmige Struktur von etwa drei bis vier Zentimeter Länge mit einem Durchgang, der die Gebärmutterhöhle mit der Vagina verbindet. Seine Aufgabe ist es, die Gebärmutter während der Schwangerschaft geschlossen zu halten. Wenn die Wehen einsetzen, erweitert und öffnet er sich, damit das Baby geboren werden kann.

In den letzten Wochen der Schwangerschaft wird das Gewebe des Muttermunds durch hormonelle Veränderungen weicher und dünner, sodass er sich während der Wehen leichter öffnen kann. Der Muttermund wird sich weiter öffnen, bis er einen Durchmesser von zehn Zentimetern erreicht hat und das Baby in den Geburtskanal eintreten kann.

2: Die Geburt

Sobald dein Muttermund auf zehn Zentimeter geweitet ist, wird das Baby durch den Geburtskanal geschoben. Zu diesem Zeitpunkt dehnen sich die Haut und die Muskeln um deine Vagina, deine Schamlippen und deinen Damm und du spürst vielleicht ein brennendes Gefühl (manchmal auch als Feuerring bezeichnet), wenn ihre maximale Dehnungsfähigkeit erreicht ist.

Deine Haut und Muskeln können einreißen, um das Baby durchzulassen, sie können sich aber auch von selbst ausreichend dehnen, oder deine Ärztin, dein Arzt oder deine Hebamme entscheiden sich für einen Dammschnitt, bei dem ein kleiner Schnitt in die Vagina gemacht wird, um die Öffnung zu vergrößern. Risse und Schnitte kommen häufig vor, vor allem bei der ersten Geburt, und werden in der Regel mit auflösbaren Fäden genäht, nachdem die Plazenta abgegangen ist.

Der Druck, den das Baby beim Durchgang durch den Geburtskanal nach unten ausübt, lässt nach, wenn sein Kopf aus der Vagina austritt. Es kann sein, dass das Baby etwas Hilfe von deiner Hebamme oder deiner Ärztin beziehungsweise deinem Arzt braucht, um das Fruchtwasser aus der Lunge zu entfernen, oder dass es sich durch seine ersten Schreie selbst davon befreit.

Normalerweise werden die Schultern des Babys mit dem nächsten Stoß oder der nächsten Wehe befreit, und die Hebamme oder die Ärztin oder der Arzt kann den Kopf des Babys leicht drehen, um den Austritt der Schultern zu erleichtern. Sobald die Schultern aus der Vagina herausgetreten sind, gleiten die Füße leicht heraus und du hast dein Baby entbunden!

3: Ablösung der Plazenta

Die Plazenta und die Fruchtblase, die das Baby während der Schwangerschaft gestützt und geschützt haben, befinden sich nach der Entbindung noch in der Gebärmutter. Sie müssen entbunden werden, was sofort geschehen kann, aber auch einige Zeit in Anspruch nehmen. Deine Hebamme oder deine Ärztin beziehungsweise dein Arzt kann die Ablösung des Mutterkuchens (der Plazenta) durch eine Bauchmassage oder eine Injektion mit dem Medikament Syntometrin oder Syntocinon beschleunigen, um die Ablösung anzuregen. Die Entbindung der Plazenta, auch als Nachgeburt bezeichnet, kann ein weiteres Druckgefühl in deiner Gebärmutter verursachen – wenn auch nicht so stark wie der Druck während der Geburt –, und du musst eventuell pressen, um sie durch den Geburtskanal zu befördern. Dann wird überprüft, ob die gesamte Plazenta sicher entbunden wurde.

Im Anschluss an die Nachgeburt wirst du eventuell untersucht, um festzustellen, ob Schnitte oder Risse, die durch die Wehen entstanden sind, genäht werden müssen. Kleinere Schnitte und Risse heilen oft von selbst, größere kann man mit Fäden nähen, die sich auflösen, wenn der Körper heilt.

Die Momente nach der Geburt

Die Zeit direkt nach der Geburt ist etwas ganz Besonderes, wobei sich die Erfahrungen bei den Müttern stark unterscheiden. Wahrscheinlich bist du völlig erschöpft oder spürst noch die Wirkung der schmerzstillenden Medikamente, also sei nachsichtig mit dir. Deine Hebamme oder Ärztin beziehungsweise dein Arzt wird den Gesundheitszustand des Babys überprüfen, und wenn alles in Ordnung ist, wird es dir oder deinem Partner in die Arme gelegt.

Viele frischgebackene Eltern genießen in den ersten Momenten nach der Geburt den direkten Kontakt zwischen der nackten Haut des Babys und der eigenen Haut. Man nimmt an, dass dies dem Baby hilft, sich an das Stillen zu gewöhnen (falls du dich dafür entscheidest, dein Baby zu stillen), und die Bindung fördert. Auch Väter und nicht gebärende Partner können vom Hautkontakt profitieren, sodass dies eine wunderbare Zeit ist, um einige besondere Momente mit deiner neuen Familie zu genießen.

Die Praxis der Plazentophagie (der Verzehr deiner Plazenta, entweder gekocht oder dehydriert in Kapselform) gewinnt zunehmend an Anerkennung, da Befürworter glauben, dass sie die Genesung nach der Geburt fördern kann, aber dafür gibt es keine eindeutigen Beweise. Wenn du in einem Krankenhaus oder einer von einer Hebamme geleiteten Station entbunden hast, hängt die Dauer deines Aufenthalts nach der Geburt von deiner Gesundheit und der deines Babys ab, aber du solltest die Möglichkeit bekommen zu besprechen, wie du dein Baby ernähren möchtest.

1: Öffnung des Muttermunds

Der Muttermund weitet sich, damit dein Baby passieren kann. Sobald sich der Muttermund um vier Zentimeter geweitet hat, spricht man von der Eröffnungsphase der Geburt, und er weitet sich weiter bis zu zehn Zentimeter.

1 Vor der Eröffnungsphase der Geburt ist der nicht geweitete Muttermund verschlossen, um dein Baby sicher in der Gebärmutter zu halten.

2 Ein vollständig geweiteter Muttermund hat einen Durchmesser von zehn Zentimetern oder mehr und ist groß genug, damit das Baby passieren kann – bereit für Stadium 2, die Geburt.

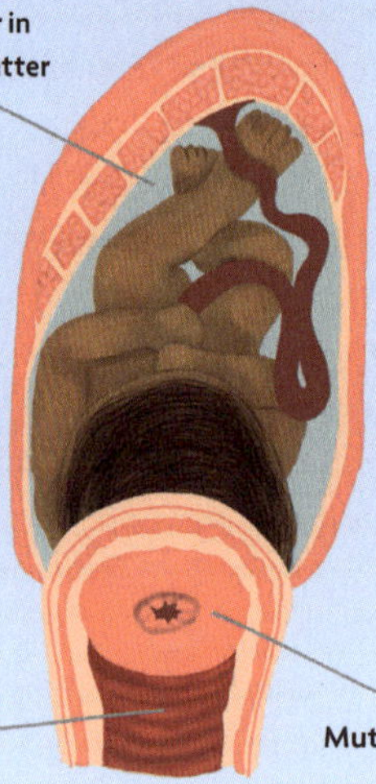

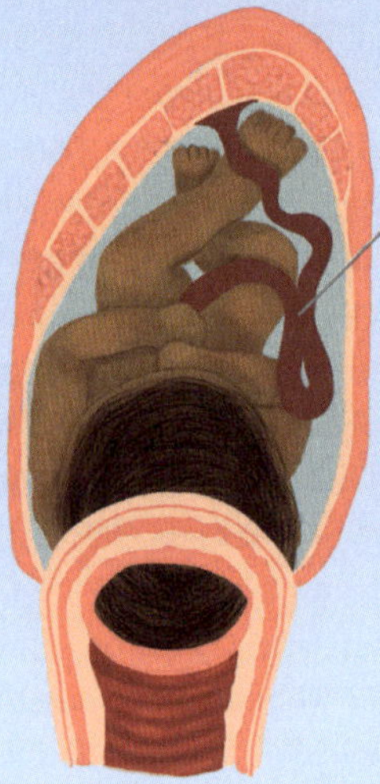

2: Die Geburt

Sobald der Muttermund vollständig geweitet ist, drücken deine Wehen das Baby durch den Vaginalkanal, damit es geboren werden kann. Diese Phase der Wehen, die oft als Pressphase bezeichnet wird, kann sehr anstrengend sein, und du spürst vielleicht einen überwältigenden Drang zu pressen, um das Baby auf seiner Reise zu unterstützen.

1 Das Köpfchen erscheint, wenn das Baby die Vagina (den Geburtskanal) durchquert und der Kopf aus der Vulva austritt.

2 Die Drehung und der Austritt der vorderen Schulter erfolgt in der Regel mit der nächsten Wehe, nachdem der Kopf herausgekommen ist.

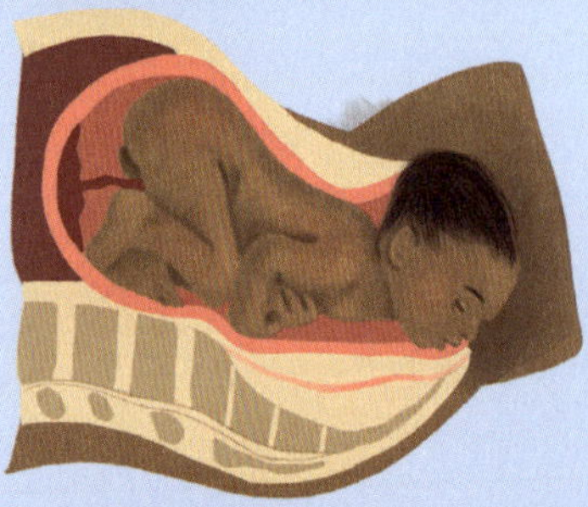

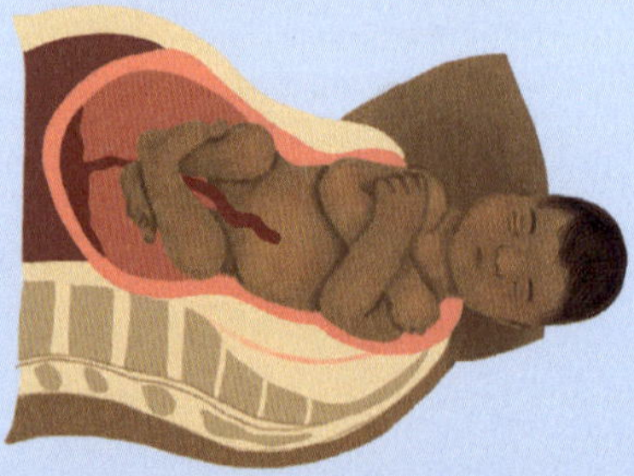

3 **Sobald eine Schulter herausgekommen ist, bewegt sich die Position des Babys leicht, damit die andere Schulter freigegeben werden kann.**

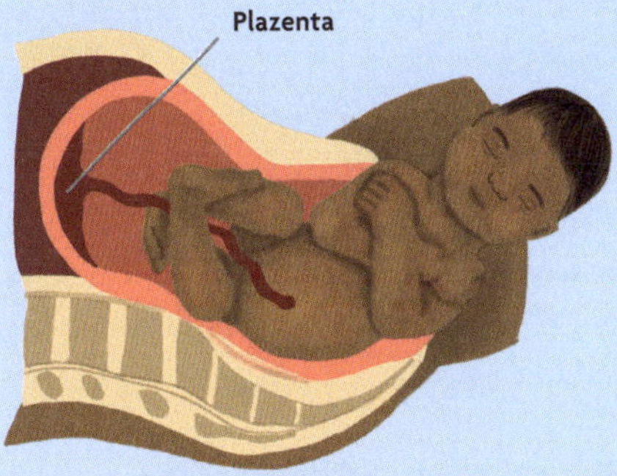

4 **Der Rest des Körpers folgt rasch, wobei die Nabelschnur am Baby verbleibt.**

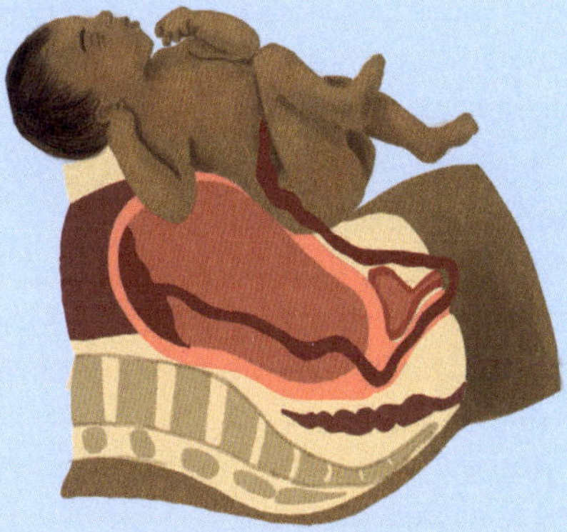

3: Ablösung der Plazenta

Es ist wichtig, dass nach der Geburt die gesamte Plazenta, die Fruchtblase und die Nabelschnur aus der Gebärmutter entfernt werden. Das kann auf natürliche Weise geschehen oder du kannst eine entsprechende Behandlung erhalten, um die Nachgeburt zu beschleunigen.

1 **Die Plazenta löst sich von der Gebärmutter und tritt durch die Vagina aus.**

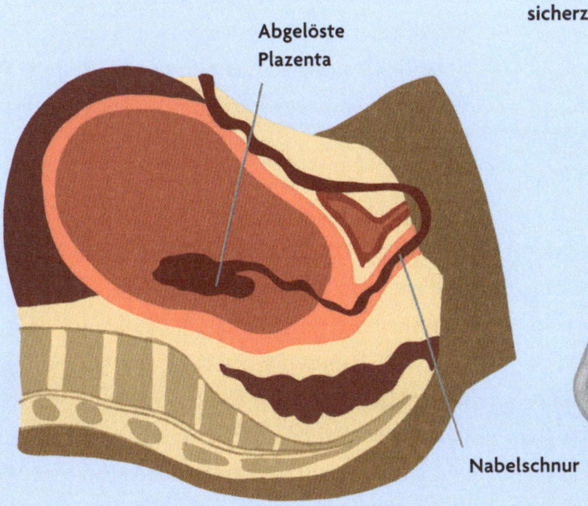

2 **Die Plazenta wird von deiner Ärztin, deinem Arzt oder deiner Hebamme untersucht, um sicherzustellen, dass sie vollständig ist.**

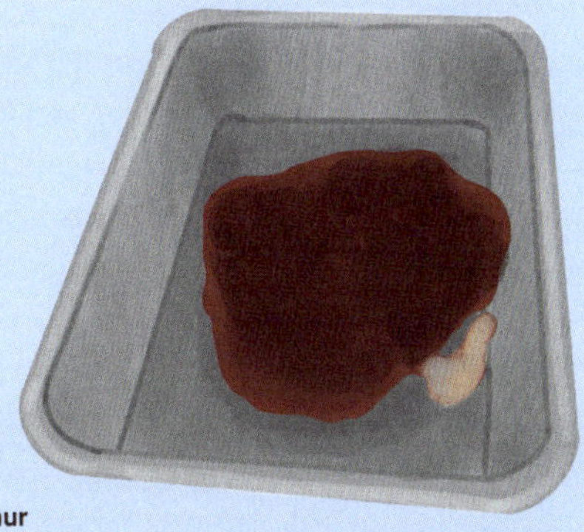

Postnatale Probleme

Viele postnatale Probleme werden direkt von den Hebammen und anderem Gesundheitspersonal behandelt, aber ich empfange auch in meiner Praxis oft junge Mütter, die zur Behandlung verschiedener Probleme an mich überwiesen wurden.

Körperliche Beschwerden

Dein Körper hat während der Schwangerschaft und der Geburt viel durchgemacht, und es kann sein, dass du danach einige der folgenden Probleme hast.

Blutungen nach der Geburt

Zwei bis sechs Wochen nach der Geburt kann es zu Blutungen kommen, die als Wochenfluss oder Lochia bezeichnet werden. In den ersten sechs Wochen nach der Geburt solltest du keine internen Menstruationsprodukte (wie Tampons oder Menstruationstassen) verwenden, da dies das Risiko einer Infektion erhöhen kann. Die meisten Frauen benutzen Damenbinden, die regelmäßig gewechselt werden sollten. Außerdem ist es ratsam, täglich zu baden oder zu duschen, um deine Genitalien während der Heilung sauber zu halten.

Schmerzhaftes Stillen und Mastitis

Hebammen und Gesundheitsberaterinnen arbeiten in der Regel mit Müttern zusammen, um Probleme beim Stillen in ihren spezialisierten Beratungsstellen zu lösen. Wenn du jedoch an einer Mastitis leidest – einer schmerzhaften Entzündung des Brustgewebes, die in der Regel auf eine Infektion zurückzuführen ist –, wirst du möglicherweise geeignete Antibiotika verschrieben bekommen. Die Hormone, die beim Stillen freigesetzt werden, können auch eine vaginale Atrophie verursachen (Seite 168). In den ersten Tagen nach der Geburt stellen einige Frauen außerdem fest, dass das Stillen extreme Krämpfe in der Gebärmutter verursacht, da sich die Gebärmutter aufgrund der hormonellen Veränderungen auf die Größe vor der Schwangerschaft zusammenzieht.

Postpartale Infektionen

Wenn du nach der Geburt unter Gebärmutter-, Blasen- oder Niereninfektionen leidest, kann es sein, dass du ein Antibiotikum verschrieben bekommen musst.

Hämorrhoiden und Verstopfung

Das Pressen, die Anstrengung der Wehen und der neun Monate lang erhöhte Druck im Unterleib können Hämorrhoiden und Verstopfung verursachen. Um diese unangenehmen Zustände zu minimieren, kann deine Ärztin oder dein Arzt dir raten, eine ballaststoffreiche Ernährung einzuhalten, viel Wasser zu trinken und eventuell Abführmittel einzunehmen.

Postnataler Scheidenausfluss

Ein dünner, weißer, geruchloser Ausfluss aus der Scheide ist normal. Auf Seite 68 findest du Hinweise darauf, wann ärztlicher Rat notwendig sein könnte.

Postnatale Inkontinenz

Drang- und Belastungsinkontinenz sind während und nach der Schwangerschaft häufig. Deshalb ist es immer gut, ein gesundes Gewicht zu halten, bevor du dich entscheidest, ein Baby zu bekommen. Beckenbodentraining (Seite 173) kann dir helfen, deine Muskeln zu straffen, und Inkontinenzeinlagen können dein Wohlbefinden verbessern. Wenn du jedoch viel Urin abgibst, solltest du dich damit nicht abfinden. Wenn es deine Lebensqualität beeinträchtigt, sprich mit deiner Ärztin oder deinem Arzt und lasse dich zu einer Ultraschalluntersuchung und urodynamischen Untersuchungen (Untersuchungen der unteren Harnwege) überweisen.

Mentales Wohlbefinden nach der Geburt

Das erste Jahr mit einem Neugeborenen kann herausfordernd sein. Ich möchte dich wissen lassen, wie du dich um dein eigenes Wohlbefinden kümmern kannst und wann du um Hilfe bitten solltest.

Postnatale Depression

Diese Stimmungsschwankung kann Eltern nach der Geburt eines Babys treffen. Zu den Symptomen gehören: ständige Traurigkeit, Bindungsschwierigkeiten, Energiemangel, Reizbarkeit, Schuldgefühle und Unzulänglichkeiten. Frischgebackene Mütter erleben oft den »Babyblues«, der aber nur von kurzer Dauer ist, während die postnatale Depression länger andauert und mit intensiveren Gedanken verbunden ist. Sie kann sowohl leibliche als auch nichtleibliche Eltern betreffen.

Postpartale Psychose

Von dieser Krankheit, die auch als Wochenbettpsychose bezeichnet wird, sind 1 bis 2 von 1000 Frauen in Deutschland betroffen; sie müssen als medizinischer Notfall behandelt werden. Die Symptome sind schwerwiegend und treten in der Regel innerhalb der ersten zwei Tage, oft sogar innerhalb von Stunden, nach der Geburt auf, sie können aber auch mehrere Wochen später auftreten. Die Symptome können denen einer postnatalen Depression ähneln, umfassen aber auch extreme Verwirrung, Halluzinationen, Verfolgungswahn, Selbstmordgedanken und -versuche. Suizid während der Schwangerschaft bis zu einem Jahr nach der Geburt ist in Ländern mit hohem Einkommen einer der Hauptgründe maternaler Todesfälle. Die Krankheit ist noch zu wenig erforscht und wird vor allem in den schwarzen und asiatischen Gemeinschaften nicht ausreichend wahrgenommen, aber sie muss von den perinatalen psychologischen Diensten schnell beurteilt, behandelt und überwacht werden, da eine Heilung möglich ist.

Sex nach der Geburt

Wann immer ihr als Paar geistig und körperlich bereit seid, könnt ihr wieder mit dem Sex beginnen. Die emotionale Achterbahnfahrt der Geburt kann sich stark auf euer Sexualleben auswirken – man denke nur an Dammverletzungen, Kaiserschnittnarben, Schmerzen beim Stillen und Schlafmangel – also nehmt euch Zeit, lasst euch nicht unter Druck setzen und sucht bei Bedarf Unterstützung. Und seid euch bewusst, dass es möglich ist, sofort wieder schwanger zu werden.

Verhütung nach der Geburt

Wenn du nicht stillst, kannst du deine gewohnte Verhütungsmethode anwenden (Seiten 73 bis 84). Wenn du stillst, werden die Kupferspirale, Barrieremethoden oder reine Progesteronverhütungsmittel empfohlen. Es stimmt nicht, dass du nicht schwanger werden kannst, wenn du gerade ein Baby bekommen hast, stillst oder nicht menstruierst!

Postnatale Menstruation

Wenn du nicht stillst, setzt die Periode normalerweise sechs bis zwölf Wochen nach der Entbindung wieder ein. Stillst du, kann dies variieren, weil das Hormon, das deine Milchproduktion anregt, verhindern kann, dass dein Körper die Hormone produziert, die die Menstruation steuern. Es kann sein, dass deine Periode erst dann wieder einsetzt, wenn du ganz mit dem Stillen aufhörst. Sollte deine Periode nicht innerhalb von zwölf Monaten nach Beendigung des Stillens zurückgekehrt ist, solltest du deine Ärztin oder deinen Arzt aufsuchen.

Die Planung eines weiteren Babys

Auch wenn Frauen nur wenige Wochen nach der Geburt wieder schwanger werden können, ist das nicht immer sicher für sie und ihr Baby. Idealerweise sollten die Schwangerschaften im Abstand von 18 bis 24 Monaten stattfinden. So hat dein Körper Zeit, seine Nährstoffe wieder aufzufüllen, Entzündungen zu heilen und Organschäden zu reparieren. Eine zu frühe Schwangerschaft (oder ein zu langer Abstand zwischen den Schwangerschaften) kann zu Frühgeburten, Präeklampsie oder Plazentaablösung führen.

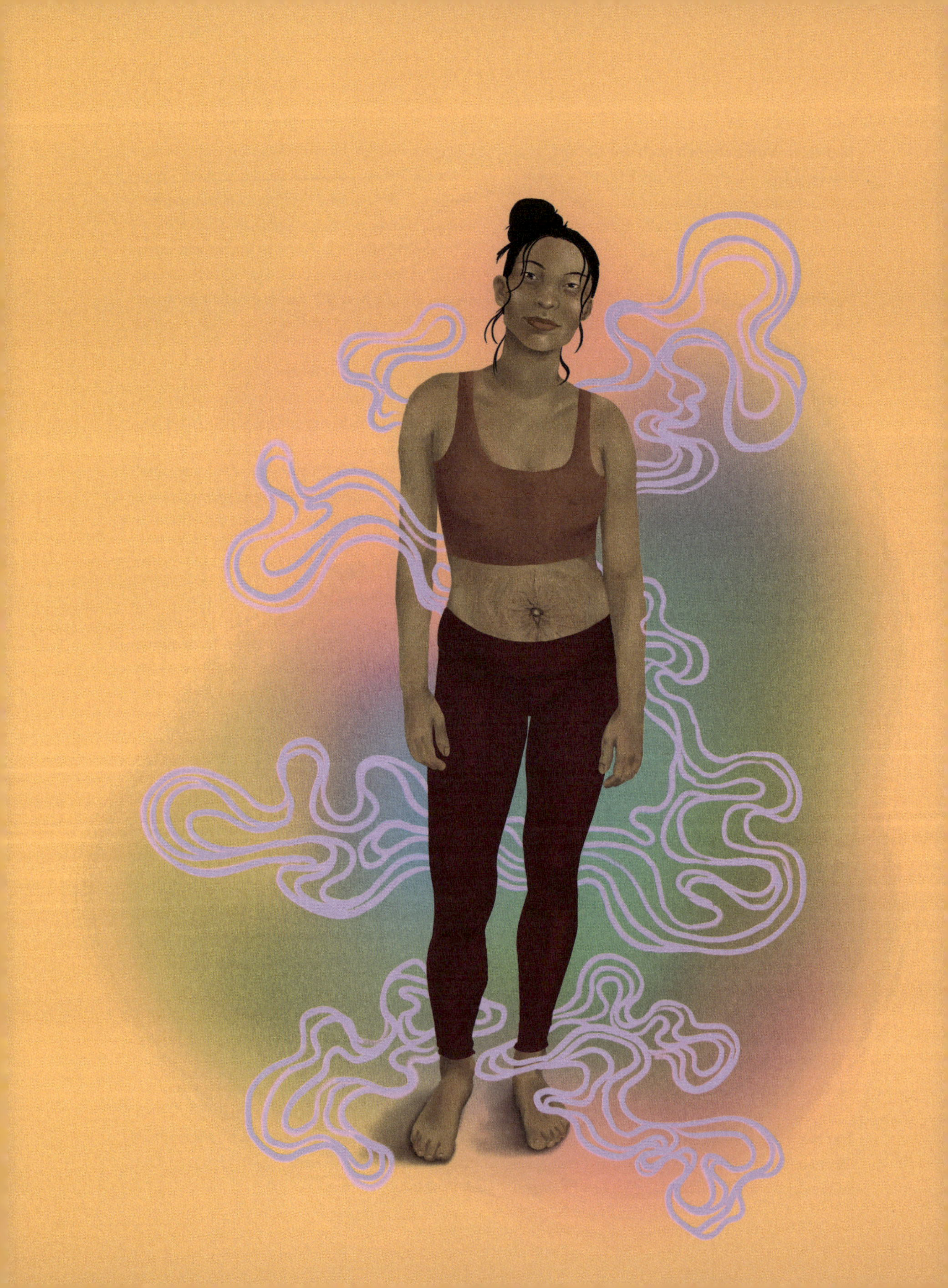

Gynäkologische Erkrankungen

Es gibt verschiedene Erkrankungen und Syndrome, welche die Gesundheit von Frauen während ihrer fruchtbaren Jahre beeinträchtigen können. Oft wird das Leiden jedoch erst dann untersucht, wenn sie feststellen, dass sie nicht so schnell schwanger werden wie erhofft. Auch wenn du nicht vorhast, jetzt oder jemals eine Familie zu gründen, solltest du diese Seiten unbedingt lesen, denn die beschriebenen Krankheiten können jeden treffen, und es ist wichtig sie zu kennen, um die Gesundheitsversorgung zu erhalten, die du verdienst.

Polyzystisches Ovarialsyndrom

Das polyzystische Ovarialsyndrom (PCOS) ist eine sehr häufige Erkrankung, von der etwa eine von zehn Frauen nach der Pubertät betroffen ist, obwohl über die Hälfte von ihnen keine Symptome bemerkt. Es wird vermutet, dass PCOS mit einem hormonellen Ungleichgewicht zusammenhängt. Ein erhöhter Insulinspiegel – Insulin ist ein Hormon, das von der Bauchspeicheldrüse gebildet wird und den Blutzuckerspiegel reguliert – kann zu einer Überproduktion von Testosteron führen, was wiederum den normalen Eisprung beeinträchtigt. Auch die Entwicklung chronischer Gesundheitsprobleme wie ein hoher Cholesterinspiegel und Typ-2-Diabetes im späteren Leben wird mit PCOS in Verbindung gebracht. PCOS scheint auch innerhalb von Familien gehäuft aufzutreten, sodass du ein höheres Risiko hast, wenn deine weiblichen Verwandten von der Krankheit betroffen sind. Die Symptome sind oft stärker ausgeprägt, wenn du fettleibig oder übergewichtig bist.

Viele Frauen erhalten die Diagnose in ihren späten Teenagerjahren und frühen Zwanzigern, aber es kann auch später festgestellt werden, wenn eine Frau Probleme hat, schwanger zu werden. Dann fängt sie vielleicht an, ihren Menstruationszyklus zu beobachten, und stellt fest, dass sie eine unregelmäßige Periode – oder gar keine Periode – hat. Als Folge des unregelmäßigen oder ausbleibenden Eisprungs hat sie Schwierigkeiten, schwanger zu werden.

Die größte Sorge, die viele Frauen haben, wenn sie die Diagnose polyzystische Eierstöcke oder polyzystisches Ovarialsyndrom erhalten, ist, dass sie Schwierigkeiten haben werden, schwanger zu werden. Nach meiner klinischen Erfahrung haben sie jedoch eine 70- bis 80-prozentige Chance, schwanger zu werden, wenn sie unter 35 Jahre alt sind, ein gesundes Gewicht haben, sich gesund ernähren und außerdem Clomifenzitrat (Clomid) oder Metformin (Seite 105) einnehmen.

Symptome von PCOS

- Unregelmäßige oder ausbleibende Regelblutungen, die dadurch verursacht werden, dass deine Eierstöcke nicht regelmäßig eine Eizelle freisetzen.
- Übermäßige Behaarung (Hirsutismus) im Gesicht, auf dem Rücken, der Brust oder dem Gesäß oder dünner werdendes Haar auf dem Kopf, was durch einen übermäßigen Androgenspiegel (ein männliches Hormon) verursacht wird. Dies kann auch zu Gewichtszunahme, fettiger Haut oder starker Akne führen.
- Polyzystische Eierstöcke, bei denen sich die Eierstöcke vergrößert haben und sich mehrere Follikel (mit Flüssigkeit gefüllte Bläschen) bilden können. Diese Bläschen umgeben die Eizelle und können verhindern, dass sie freigesetzt wird.

Polyzystische Eierstöcke

Verwirrenderweise kannst du polyzystische Eierstöcke haben, ohne an PCOS zu leiden, und bei manchen Frauen treten die Auswirkungen von PCOS auf (übermäßiges Androgen und eine unregelmäßige Periode), ohne dass sich Zysten an den Eierstöcken befinden. Die folgende Abbildung zeigt einen polyzystischen Eierstock gegenüber einem gesunden.

Im gesunden Eierstock reift jeden Monat ein Follikel heran, der beim Eisprung eine Eizelle freisetzt, aber im polyzystischen Eierstock sind die Zysten am Eierstock geschwollen und wund. Durch die vielen Zysten können die Follikel an der Reifung gehindert werden, sodass keine Eizelle freigesetzt wird und der Eisprung ausbleibt.

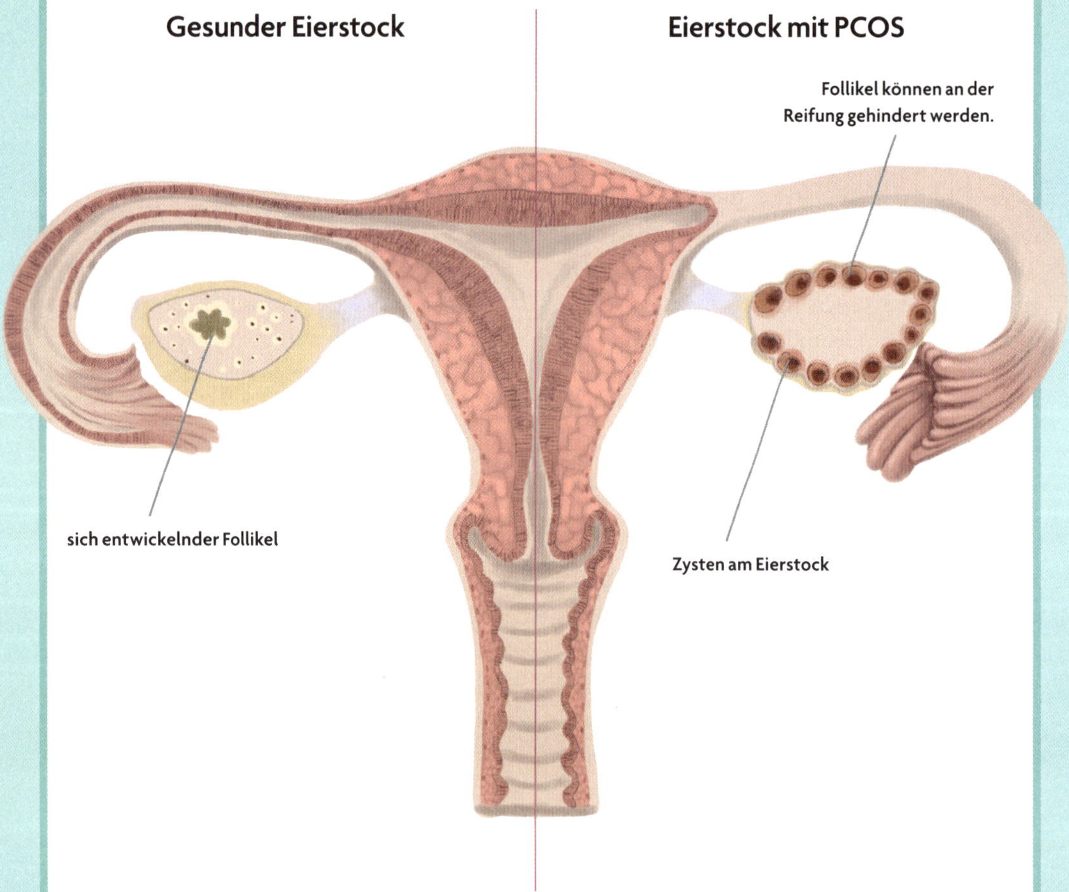

Diagnose von PCOS

Um die Diagnose PCOS zu erhalten, müssen mindestens zwei der oben genannten Symptome auftreten. Trotz des Namens der Krankheit musst du nicht unbedingt Zysten in deinen Eierstöcken haben, um die Diagnose zu erhalten; du kannst auch einfach nur eine unregelmäßige Periode und einen Androgenüberschuss haben. Umgekehrt kannst du auch polyzystische Eierstöcke haben, aber ohne das Syndrom. Manche Frauen haben eine große Anzahl harmloser Follikel in ihren Eierstöcken (bis zu acht Millimeter groß), aber keine unregelmäßige Periode beziehungsweise keinen Androgenüberschuss.

Behandlung von PCOS

Es gibt keine Heilung für PCOS, aber man kann es in den Griff bekommen. Die Behandlung richtet sich in den meisten Fällen nach den individuellen Symptomen, so kann zum Beispiel eine Person mit einem hohen BMI ein Abnehmprogramm beginnen, das in der Regel eine gesunde, ausgewogene Ernährung beinhaltet. Jemand mit einer Insulinresistenz kann ähnliche Ratschläge erhalten, aber auch das Medikament Metformin einnehmen, das üblicherweise zur Behandlung von Typ-2-Diabetes eingesetzt wird.

Eine Patientin mit Menstruationsstörungen kann eine Kombinations- oder Gestagenpille einnehmen oder sich eine Hormonspirale einsetzen lassen (Seite 77). Übermäßiger Haarwuchs im Gesicht und am Körper kann mit einer Rubinlaser-Behandlung oder alternativ mit einer topischen Eflornithin-Creme oder einem Antiandrogen-Medikament (wie Spironolacton) behandelt werden.

Menschen mit schwerer Akne sprechen oft gut auf das Medikament Dianette an (das auch empfängnisverhütende Eigenschaften hat), weil es einen hohen Anteil an Antiandrogenen enthält. Allerdings müssen diese Vorteile bei Personen mit einem BMI von über 30 wegen des erhöhten Risikos von Blutgerinnseln abgewogen werden.

Sobald bei dir PCOS diagnostiziert wurde, solltest du auf frühe Anzeichen von Gesundheitsproblemen überwacht werden. Dazu können folgende Maßnahmen gehören:

- Regelmäßige **Blutdruckkontrollen**, die du zu Hause durchführen kannst, bevor du die Messwerte mit deiner Ärztin oder deinem Arzt besprichst. Blutdruckmessgeräte sind im Handel erhältlich, und es kann hilfreich sein, ein Tagebuch über die Messwerte zu führen.
- **Diabetesuntersuchungen** werden je nach Gewicht, Lebensstil, BMI und Familiengeschichte durchgeführt. Unter Umständen hast du alle ein bis drei Jahre Anspruch auf einen HbA1c-Diabetes-Bluttest und einen Nüchtern-Cholesterin-Test.
- **Untersuchungen auf Gebärmutterkrebs** sollten idealerweise alle drei bis vier Monate durchgeführt werden, um zu prüfen, ob die Gebärmutterschleimhaut verdickt ist, und damit das Risiko von Gebärmutterkrebs zu verringern. Wenn du seit vier Monaten keine Periode mehr hattest und keine Verhütungsmittel nimmst, um deine Periode zu stoppen, sprich mit deiner Ärztin oder deinem Arzt. Sie oder er kann dir vielleicht ein Medikament wie ein Verhütungsmittel verschreiben, um deine Periode zu regulieren oder dich zu einer Ultraschalluntersuchung überweisen, um die Gebärmutterschleimhaut zu überprüfen.

Mit PCOS leben

Wenn du das Gefühl hast, dass sich PCOS auf deine Stimmung auswirkt oder Depressionen verursacht, kannst du dich ärztlich beraten lassen oder eine Gesprächstherapie in Erwägung ziehen.

Frauen mit PCOS kommen meist etwa zwei Jahre später als der Durchschnitt in die Menopause, aber die Symptome von PCOS verschwinden nicht mit der Menopause. Der Testosteronspiegel sinkt zwar in der Postmenopause, allerdings von einem höheren Ausgangswert als bei Frauen ohne PCOS. Kleine Studien haben ergeben, dass der Testosteronspiegel bei Frauen mit und ohne PCOS etwa 20 Jahre nach der Menopause ungefähr gleich hoch ist.

Adenomyose

Die Adenomyose ist eine wenig bekannte – und oft falsch diagnostizierte – Erkrankung, bei der die innere Gebärmutterschleimhaut (Endometrium) in die Muskelwand der Gebärmutter (Myometrium) wächst, wodurch diese verdickt und versteift wird.

Wie bei der Endometriose (Seite 135) handelt es sich nicht um eine Infektion, die Adenomyose ist nicht ansteckend und gutartig (nicht krebsartig). Die Ursachen für ihr Auftreten sind unklar, aber wahrscheinlich haben die meisten Betroffenen eine genetische Veranlagung dafür. Bei etwa einem Drittel der Frauen mit Adenomyose treten nur wenige oder gar keine Symptome auf; oft wird sie zufällig bei einer Ultraschalluntersuchung entdeckt, bei der auf eine andere Erkrankung untersucht wird.

Die Adenomyose ist zwar weniger auffällig als die Endometriose, betrifft jedoch eine beträchtliche Anzahl von Menschen; man schätzt, dass eine von zehn Frauen daran erkrankt ist, vor allem Frauen in den Vierzigern und Fünfzigern, die bereits Kinder bekommen haben. In meiner Praxis habe ich viele Patientinnen in ihren Zwanzigern und Dreißigern betreut, die mit Beckenschmerzen und starken Regelblutungen zu mir kamen und bei denen schließlich eine Adenomyose diagnostiziert wurde. Traurigerweise haben einige von ihnen Fehlgeburten erlitten. Die Aufrechterhaltung einer Schwangerschaft kann schwieriger sein, wenn die Gebärmutterschleimhaut versteift ist und die Gebärmutter daran gehindert wird, sich auszudehnen. Daher könnte für Frauen mit Adenomyose ein höheres Risiko bestehen, ihr Baby zu verlieren oder eine Frühgeburt zu haben. Sie benötigen möglicherweise eine engmaschige fachliche Überwachung.

Es gibt nur wenige wissenschaftliche Untersuchungen zu dieser Erkrankung, aber man geht davon aus, dass es unwahrscheinlich ist, dass Adenomyose die Empfängnis und Fruchtbarkeit beeinträchtigt. Im Gegensatz zur Endometriose verursacht sie in der Regel keine Vernarbungen an den Eileitern und Eierstöcken, welche die Eizellen daran hindern können, zu den Spermien zu gelangen, um befruchtet zu werden.

Symptome der Adenomyose

- starke Menstruationskrämpfe
- schwere oder schmerzhafte und unregelmäßige Periode
- unregelmäßige Periode
- Schmerzen im Beckenbereich
- Druck oder Unbehagen im Unterbauch
- Blähungen vor der Periode
- Schmerzen beim oder nach dem Sex
- schwere Anämie (aufgrund der starken Periode)

Diagnose der Adenomyose

Es kann viele Jahre dauern, bis eine Adenomyose diagnostiziert wird. Da es sich um eine so obskure und unerkannte Krankheit handelt, wird sie oft übersehen oder als starke Regelschmerzen (Dysmenorrhö) oder Gebärmuttermyome (Seite 140) fehldiagnostiziert und in manchen Fällen mit Endometriose verwechselt. Eine transvaginale Ultraschalluntersuchung des Beckens kann bei der Diagnose helfen, doch diese wird in der Regel erst im fortgeschrittenen Stadium der Erkrankung durchgeführt, wenn die Gebärmutterwände extrem verdickt sind und die Patientin vielleicht schon jahrelang schrecklich gelitten hat. Ansonsten wird die Erkrankung durch eine Laparoskopie (Seite 139) oder eine MRT-Untersuchung (Magnetresonanztomografie) festgestellt.

Auswirkungen der Adenomyose

Die Gebärmutterschleimhaut (Endometrium), die sich während des Menstruationszyklus verdickt und ablöst, ist von einer Muskelwand, dem Myometrium, umgeben. Bei der Adenomyose wächst die Gebärmutterschleimhaut in das Myometrium ein und verankert sich dort. Dies führt zu einer Verdickung des Myometriums und kann zu Schmerzen, Druckgefühlen und Blähungen, starken Menstruationskrämpfen, schwerer und unregelmäßiger Periode, Blutarmut oder Schmerzen beim Sex führen.

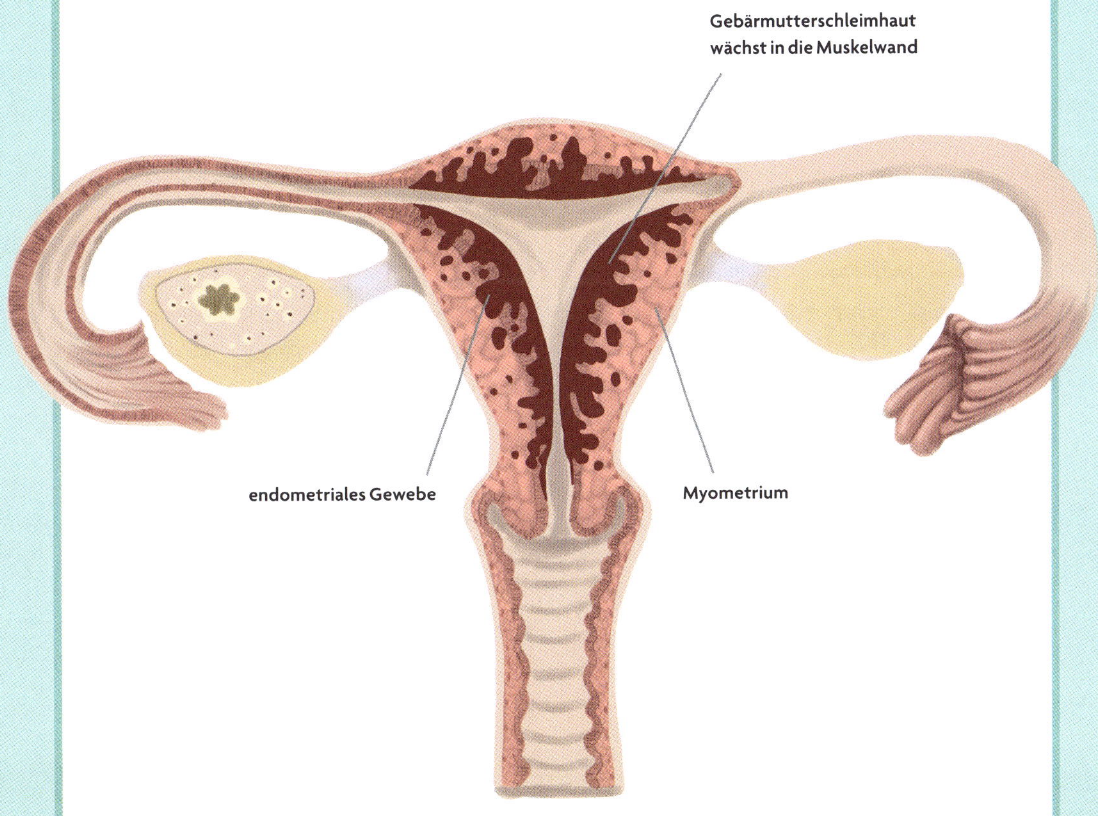

Behandlung der Adenomyose

Wie bei der Endometriose gibt es auch bei der Adenomyose keine Heilung, aber wir als Hausärztinnen können helfen, die Schmerzen und Beschwerden der Patientinnen zu lindern. Bei leichteren Schmerzen kann eine Kombination aus Schmerzmitteln und hormonellen Verhütungsmitteln helfen, die Symptome in Schach zu halten, ebenso wie eine Änderung der Lebensweise (zum Beispiel in Bezug auf Ernährung und Bewegung).

In der Regel bespreche ich mit meinen Adenomyose-Patientinnen die folgenden Behandlungsmöglichkeiten, um herauszufinden, was am besten zu ihren Bedürfnissen passt (die meisten Optionen ähneln denen, die bei Endometriose angeboten werden). Wie immer bei der Frauengesundheit gibt es selten eine Einheitslösung für alle.

- **Schmerzlinderung:** Paracetamol und/oder Ibuprofen, wenn Letzteres vertragen wird
- **hormonelle Behandlung:** zum Beispiel Antibabypille, Verhütungsimplantat, Injektion oder Hormonspirale
- **Mefenaminsäure:** bei Schmerzen und Blutungen, wenn sie vertragen wird
- **Tranexamsäure:** Medikament, das bei starken Regelblutungen verschrieben wird und Schmerzen und Blutungen lindern kann
- **Ablation:** chirurgischer Eingriff, bei dem eine Schicht auf der Innenseite der Gebärmutter verödet wird, was starke Blutungen verringern oder beseitigen kann
- **Hysterektomie:** chirurgische Entfernung der Gebärmutter, kann eine Option für schwere Fälle von Adenomyose sein.

Die Hysterektomie ist die einzige sichere Methode, um sich dauerhaft von einer schweren Adenomyose zu befreien. Für ältere Frauen ist dies oft eine sinnvolle Behandlung, aber für junge, fruchtbare Frauen, die später schwanger werden wollen, ist sie nicht immer zu empfehlen. Leider müssen Hausärztinnen wie ich oft sehr offene Gespräche mit Patientinnen führen, die verzweifelt versuchen, sich von den Schmerzen und Leiden der Adenomyose (und der Endometriose) zu befreien, aber trotzdem unbedingt ein Kind bekommen wollen – ein herzzerreißendes Dilemma. Es gibt jedoch einen kleinen Lichtblick am Ende des Tunnels: Die Symptome der Adenomyose bessern sich in der Regel, wenn Frauen in ihren Vierzigern und Fünfzigern in die Menopause kommen.

Mit Adenomyose leben

Die schmerzhaften Symptome der Adenomyose können, vor allem wenn sie unbehandelt bleibt, dein körperliches und seelisches Wohlbefinden beeinträchtigen. Als ob die starke Regelblutung und die Beckenschmerzen nicht schon schlimm genug wären, gibt es auch noch einen lähmenden und unangenehmen Zustand, der manchmal als »Adenomyose-Bauch« bezeichnet wird. Dieser entsteht, wenn die Gebärmutterwände wachsen und sich verdicken und dadurch Druck auf die umliegenden Organe wie Blase und Darm ausüben. Das wiederum führt zu einem aufgeblähten, vorstehenden Bauch, der aus offensichtlichen Gründen eine sehr negative Auswirkung auf das Selbstbewusstsein einer Frau haben kann. Ich kenne viele Frauen, denen gesagt wurde, dass sie an einem schlimmen Reizdarmsyndrom leiden oder einfach nur zugenommen haben; dann aber wurde die Diagnose Adenomyose gestellt. Das ist der Grund, warum wir die Forschung und das Bewusstsein für diese Krankheit unbedingt stärken müssen!

Du kannst gleichzeitig an PCOS, Adenomyose und Endometriose leiden.

Endometriose

Endometriose ist eine Erkrankung, bei der sich mikroskopisch kleine Zellen, die denen der Gebärmutterschleimhaut *(Endometrium)* ähneln, im Becken und im Unterleib verteilen. Während des Menstruationszyklus einer Frau verhalten sich diese Zellen genauso wie die Zellen in der Gebärmutter, indem sie heranwachsen und abgestoßen werden. Im Gegensatz zu den Zellen der Gebärmutter, die während der Periode aus dem Körper ausgeschieden werden, kann dieses Gewebe jedoch nicht abfließen, sodass es stattdessen außerhalb der Gebärmutter wächst und an verschiedenen Stellen des Körpers hängen bleibt, zum Beispiel:

- an Eierstöcken und Eileitern
- an der Außenseite der Gebärmutter
- an der Schleimhaut im Inneren des Bauches
- an Darm oder Blase

Diese Endometriose-Herde können starke Schmerzen und Entzündungen verursachen und manchmal zu Narbenbildung führen (auch bekannt als Verwachsungen).

In Deutschland sind schätzungsweise zwischen 8 und 15 Prozent aller Mädchen und Frauen von Endometriose betroffen. Die Krankheit kann dich von der Teenagerzeit bis zur Lebensmitte betreffen. Bei den meisten Betroffenen wird die Krankheit zwischen dem 25. und 40. Lebensjahr diagnostiziert – doch bei vielen können die Folgen noch lange nachwirken. Es wird vermutet, dass die Krankheit vererbt werden kann. Wenn also deine Mutter oder eine Tante die Krankheit hat, bist du möglicherweise anfälliger. Da ich in meiner Praxis mit zahlreichen Fällen von Endometriose zu tun hatte, weiß ich, wie belastend und beeinträchtigend sie sein kann.

Symptome der Endometriose

- schmerzhafte oder starke Periode (mit oder ohne Blutklümpchen)
- Schmerzen beim oder nach dem Sex (vor allem, wenn das Eindringen tief ist)
- Schmerzen während des Eisprungs
- schmerzhafter Stuhlgang
- scharfe oder brennende Schmerzen während oder nach dem Stuhlgang, die vor allem während der Periode auftreten
- Schmerzen beim Urinieren
- Schmerzen und Krämpfe in den Beinen
- Rückenschmerzen
- Schmerzen im Darm und in der Blase, in manchen Fällen aufgrund von Verwachsungen der Gebärmutterschleimhaut
- Durchfall, Verstopfung und Blähungen
- Müdigkeit und Energielosigkeit
- Unfruchtbarkeit
- Depressionen

Diagnose der Endometriose

Im Durchschnitt dauert es etwa sieben Jahre – ja, du hast richtig gelesen, *sieben Jahre* – bis eine Frau eine bestätigte Endometriose-Diagnose erhält. Das ist oft der Fall, weil die Anzeichen und Symptome mit anderen Krankheiten wie beispielsweise starken Regelblutungen (Seite 63) verwechselt werden können. Der Diagnoseprozess beginnt bei deiner Ärztin oder deinem Arzt, die oder der nach einer ausführlichen Anamnese eine gynäkologische Untersuchung und eine Tastuntersuchung durchführt oder eine Ultraschalluntersuchung empfiehlt, um Eierstockzysten oder Narbengewebe zu entdecken, was möglicherweise durch Endometriose verursacht wurde. Das ist jedoch nicht immer einfach, denn eine Ultraschalluntersuchung kann als unauffällig eingestuft werden, obwohl die Patientin Endometriose hat. Manche Patientinnen werden zu einer gynäkologischen Bauchspiegelung überwiesen. Dabei handelt es sich um einen kleinen Eingriff unter Vollnarkose, bei dem eine Kamera in das Becken eingeführt wird. Endometriose kann nur durch diese chirurgische Untersuchung bestätigt werden, bei der eine Gewebeprobe entnommen wird (Biopsie), die sehr sorgfältig auf Anzeichen der Krankheit untersucht wird. Dies ist derzeit der Goldstandard für die Diagnose von Endometriose.

Auswirkungen der Endometriose

Die Gebärmutterschleimhaut (Endometrium) verdickt sich während des Menstruationszyklus und löst sich ab. Endometriose ist eine Erkrankung, bei der winzige Zellen, die denen der Gebärmutterschleimhaut ähneln, aus ihrer üblichen Position ausbrechen und sich in anderen Bereichen des Unterleibs einnisten.
Hier siehst du einige der Bereiche, in denen sich diese Zellen ansiedeln können.

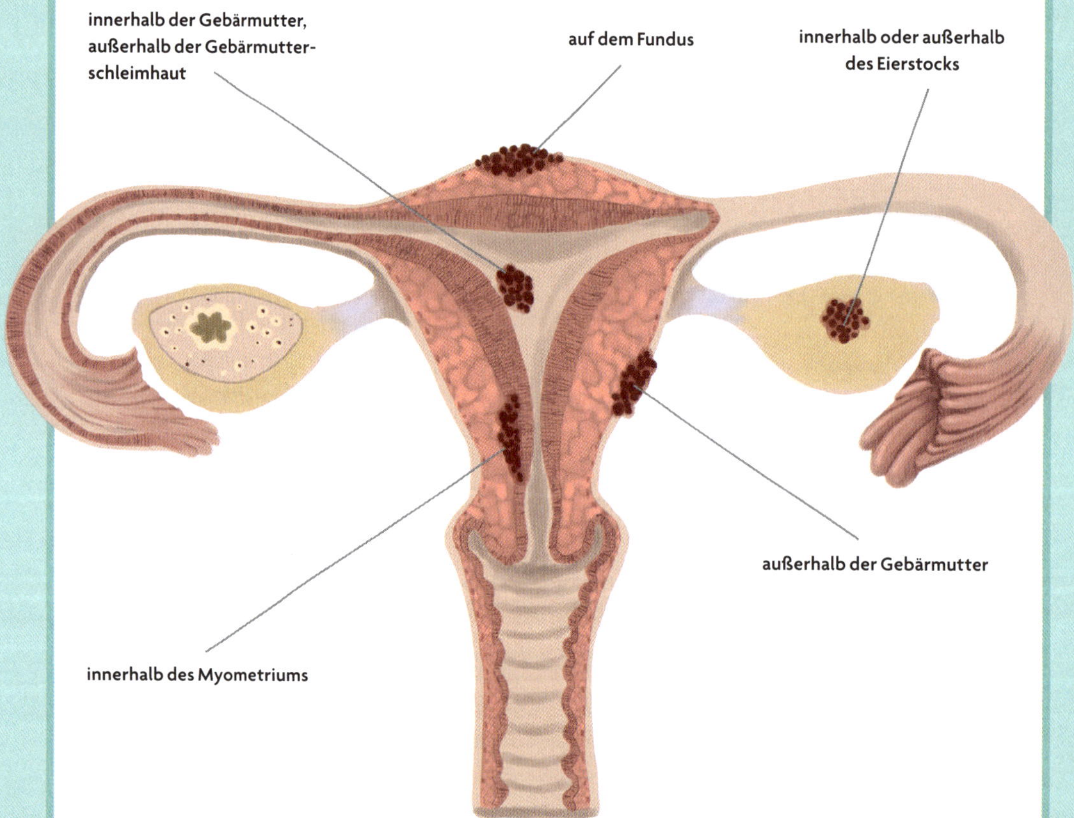

Endometriose in Blase und Darm

Endometriose ist nicht auf das Fortpflanzungssystem beschränkt. Die Krankheit kann dazu führen, dass sich Zellen, die denen der Gebärmutterschleimhaut ähneln, in der Blase oder im Darm ansammeln. In seltenen Fällen kann sich Endometriose auch bis zum Herzen und zur Lunge ausbreiten (hier nicht abgebildet). Die Grafik zeigt einige der Orte, an denen sich diese Zellen ansiedeln können.

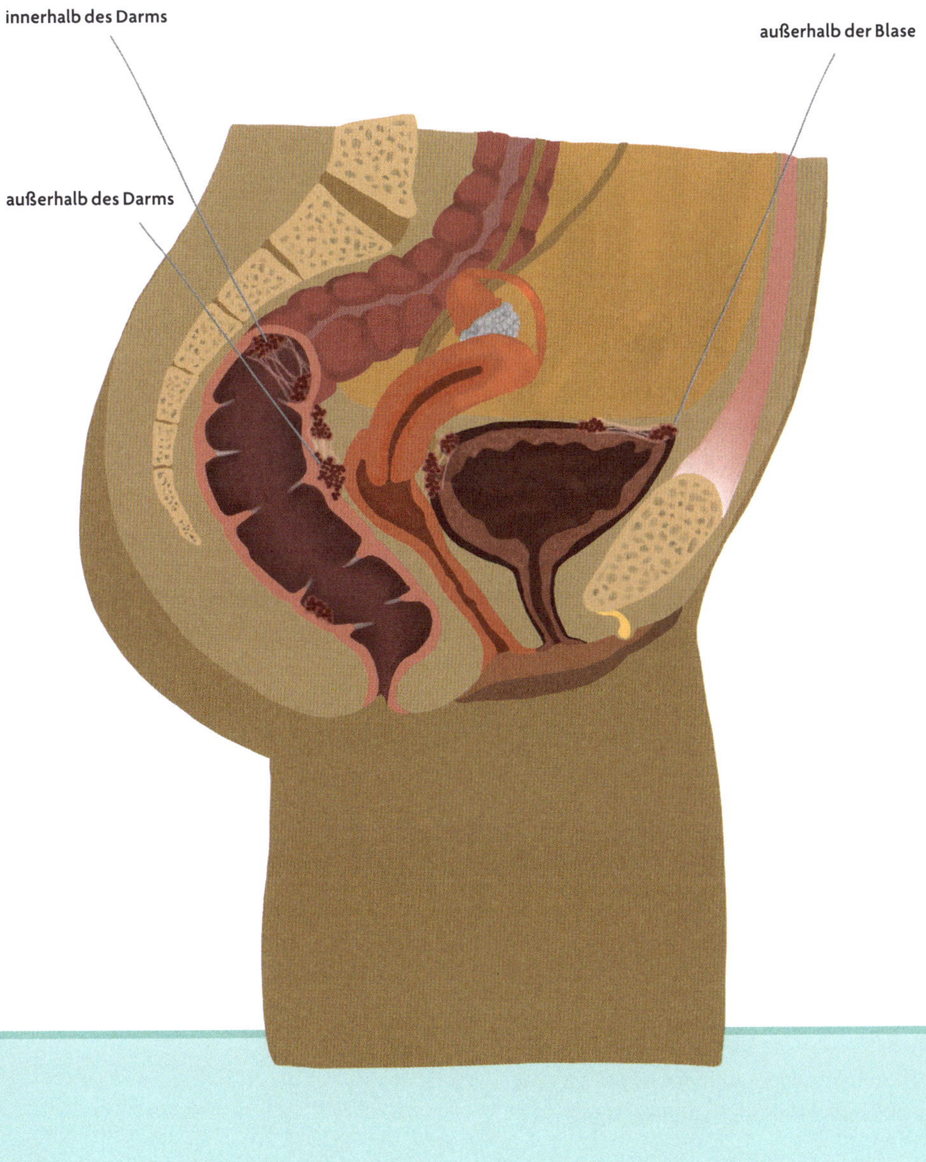

Es ist ärgerlich, dass viel zu viele Frauen unnötig an Endometriose leiden, weil sie von ihrer Ärztin oder ihrem Arzt nicht ernst genug genommen werden. Lass nicht zu, dass irgendjemand deine Schmerzen normalisiert oder bagatellisiert. Am besten unterstützt du dich selbst mit persönlichen Daten aus einer Tracker-App (oder einem Tagebuch), in der du jeden Monat deine Symptome festhältst. Wenn du dokumentierst, wie schmerzhaft oder schwer deine Periode ist, kannst du gemeinsam mit deiner Ärztin oder deinem Arzt leichter feststellen, ob sich irgendwelche Muster abzeichnen. Wenn du immer noch das Gefühl hast, dass man dir nicht zuhört, hast du das Recht, die Ärztin oder den Arzt zu wechseln, gehe dann am besten in eine Praxis mit dem Schwerpunkt Frauengesundheit.

Behandlung der Endometriose

Da es keine Heilung für Endometriose gibt, ist die Behandlung nicht ganz einfach. Manche Frauen entscheiden sich für eine Schmerzbehandlung, um die Symptome zu lindern und ihre Lebensqualität zu verbessern, während andere sich einer Operation unterziehen, um zu verhindern, dass die Krankheit zurückkehrt. Eine weitere Möglichkeit, die Symptome der Endometriose zu verhindern, ist eine Schwangerschaft, die für manche Frauen natürlich nicht immer möglich oder sinnvoll ist.

Alle folgenden Behandlungsmöglichkeiten müssen mit deiner Ärztin oder deinem Arzt besprochen werden, die oder der dich über die verschiedenen Risiken und Vorteile aufklären wird:

- **Schmerzlinderung:** wie Paracetamol oder Ibuprofen, wenn Letzteres vertragen wird
- **hormonelle Behandlung:** um das Wachstum des Endometriumgewebes zu verlangsamen (zum Beispiel Antibabypille, Verhütungsimplantat, Injektion oder Hormonspirale)
- **Mefenaminsäure**: bei Schmerzen und Blutungen, wenn sie vertragen wird
- **Tranexamsäure**: ein Medikament, das bei starken Regelblutungen verschrieben wird und Schmerzen und Blutungen lindern kann
- **Ablation**: ein chirurgischer Eingriff, bei dem eine Schicht auf der Innenseite der Gebärmutter verödet wird, was starke Blutungen verringern oder beseitigen kann
- **Laparoskopische (Schlüsselloch-)Chirurgie** (Seiten 105 und 139): zur Verbesserung der Fruchtbarkeit
- **Hysterektomie:** Entfernung der Gebärmutter, um die Krankheit zu verhindern

Ich hoffe, dass die Endometriose-Forschung weiter vorangetrieben wird und in Zukunft durch den Nachweis von Biomarkern – also Molekülen im Blut, in Flüssigkeiten oder im Gewebe, die auf bestimmte Krankheiten oder Zustände hinweisen – einfach und schnell diagnostiziert werden kann.

Mit Endometriose leben

Die emotionalen und körperlichen Auswirkungen der Endometriose können erheblich sein und die chronischen Schmerzen das Wohlbefinden sehr stark beeinträchtigen, sodass das Arbeits-, Familien- und Sozialleben oft darunter leidet. Wenn du Schwierigkeiten hast, schwanger zu werden – ob das nun mit der Erkrankung zusammenhängt oder nicht –, werden der Druck und das Trauma nur noch größer.

Aufgrund des Mangels an Forschungsergebnissen ist derzeit nicht klar, ob Endometriose eine direkte Ursache für Unfruchtbarkeit ist, obwohl einige Forscher*innen glauben, dass sie mit Fruchtbarkeitsproblemen in Verbindung stehen kann, die vielleicht auf Schäden und Vernarbungen an den Fortpflanzungsorganen zurückzuführen sind. Dennoch musst du nicht das Schlimmste befürchten, wenn bei dir Endometriose diagnostiziert wird. Auch Frauen mit schweren Verlaufsformen können ein gesundes Kind zur Welt bringen.

Laparoskopie bei Endometriose

Zur Behandlung von Endometriose kann die laparoskopische (Schlüsselloch-)Chirurgie eingesetzt werden. Unter Vollnarkose wird ein kleiner Schnitt in deinen Bauch gemacht und Kohlendioxidgas in den Bauchraum geleitet, um den Bereich aufzublasen. Dann wird ein Laparoskop (eine kleine Kamera) durch den Schnitt eingeführt, um die Endometriose-Herde zu sehen. Diese werden dann entweder durch einen zweiten Schnitt chirurgisch entfernt oder mit einer elektrochirurgischen Hitzebehandlung zerstört.

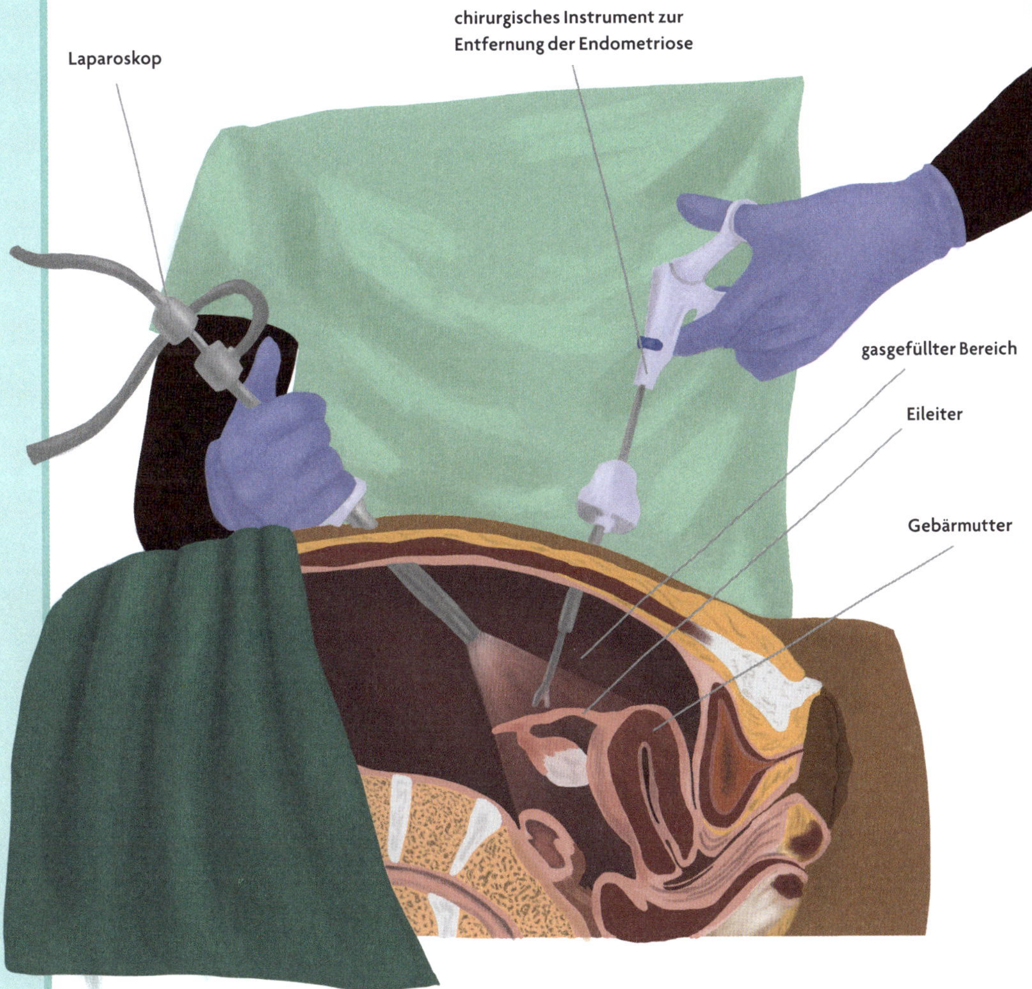

Gebärmuttermyome

Gebärmuttermyome (Leiomyome) sind nicht krebsartige Wucherungen der Gebärmutter. Sie sind nicht mit einem erhöhten Risiko für Gebärmutterkrebs verbunden und entwickeln sich normalerweise nicht zu Tumoren. Die Größe der Myome ist sehr unterschiedlich und reicht von winzigen Wucherungen, die für das menschliche Auge nicht sichtbar sind, bis hin zu sehr großen Gebilden, die auf einer Ultraschall- oder MRT-Untersuchung deutlich zu erkennen sind. Eine Frau kann ein einzelnes Myom oder mehrere Myome entwickeln, in extremen Fällen können sich mehrere Geschwulste in die Gebärmutter ausdehnen, wodurch der Bauch an Gewicht zunimmt und du dich aufgebläht fühlst, fast so, als wärst du schwanger.

Gebärmuttermyome kommen sehr häufig vor, sodass jede dritte Frau im Laufe ihres Lebens davon betroffen ist. Wir wissen nicht genau, warum sie entstehen, aber wir vermuten, dass es mit dem Hormon Östrogen zusammenhängt, dessen Schwankungen die Gebärmutterschleimhaut verdicken können. Deshalb treten sie eher in den fruchtbaren Jahren auf, wenn hormonelle Ungleichgewichte, Schwankungen oder Veränderungen, insbesondere von Östrogen, am stärksten sind. Frauen, die bereits Kinder hatten, haben ein geringeres Risiko, daran zu erkranken, und das Risiko sinkt, je mehr Kinder eine Frau hat. Wenn die Wechseljahre näher rücken und der Östrogenspiegel sinkt, schrumpfen die Myome in der Regel. Frauen mit mediterraner oder afrokaribischer Abstammung sowie übergewichtige oder fettleibige Frauen sind anfälliger für Myome, da Übergewicht einen erhöhten Östrogenspiegel im Körper verursacht.

Symptome von Gebärmuttermyomen

- starke Periode
- schmerzhafte Periode
- Magenschmerzen
- Schmerzen im unteren Rücken
- Blähungen
- häufiger Harndrang (da die Masse auf die Blase drückt)
- Verstopfung
- Schmerzen oder Unbehagen beim Sex

Viele Frauen merken gar nicht, dass sie Myome haben, und oft werden die Geschwülste zusammen mit der Gebärmutterschleimhaut während der Menstruation abgestoßen.

In selteneren Fällen können Myome deine Chancen auf eine Schwangerschaft beeinträchtigen, vor allem, wenn sich das Myom in der Gebärmutterschleimhaut befindet und die Einnistung irgendwie beeinträchtigt. Auch die Schwangerschaft selbst kann durch Myome beeinträchtigt werden – sie können das Wachstum des Babys behindern – und in einigen Fällen auch Unfruchtbarkeit verursachen. Je nach Größe und Lage können Myome wie »Fremdkörper« wirken und so ein Hindernis zwischen Ei- und Samenzelle darstellen oder die Einnistung verhindern.

Man geht davon aus, dass 60 % der schwarzen Frauen im Alter von 35 Jahren Gebärmuttermyome haben, im Vergleich zu 6 % der weißen Frauen.

Mögliche Stellen und Arten von Gebärmuttermyomen

Gebärmuttermyome sind nicht krebsartige Wucherungen der Gebärmutter und können in ihrer Größe stark variieren. Es gibt verschiedene Arten von Myomen, je nach ihrer Lage im Fortpflanzungssystem: Subseröse Myome entwickeln sich außerhalb der Gebärmutterwand und wachsen in das Becken hinein; submuköse Myome befinden sich in der Muskelschicht, die unter der Gebärmutterschleimhaut liegt, und können dann die Gebärmutterwände nach innen drücken; intramurale Myome entwickeln sich innerhalb der Muskelwände der Gebärmutter; intrakavitäre Myome innerhalb der Gebärmutterhöhle; und gestielte Myome wachsen innerhalb oder außerhalb der Gebärmutter und sind mit einem dünnen Gewebestiel mit ihr verbunden.

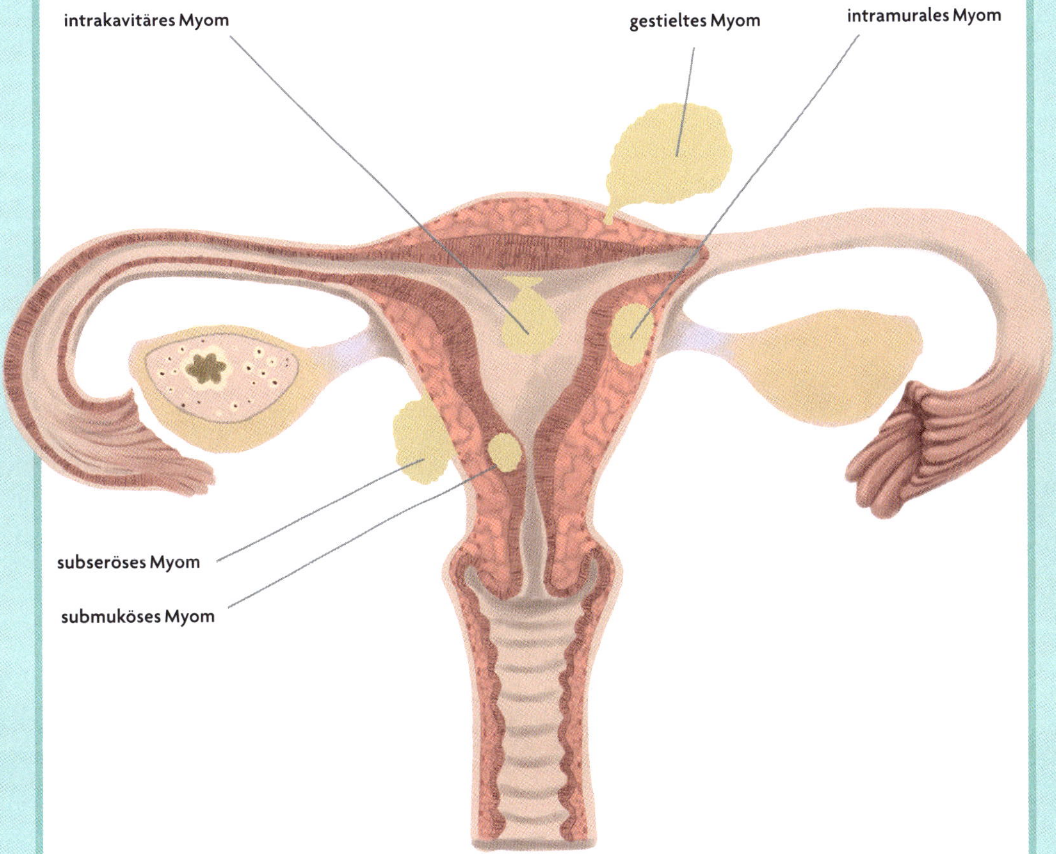

Bimanuelle Untersuchung auf Myome

Gebärmuttermyome werden mit einer bimanuellen Tastuntersuchung diagnostiziert. Bei der Untersuchung führt die Ärztin oder der Arzt die Finger einer Hand in den Vaginalkanal ein, legt die andere Hand auf die Außenseite des Bauches und tastet mit den Händen nach Myomen in oder um die Gebärmutter.

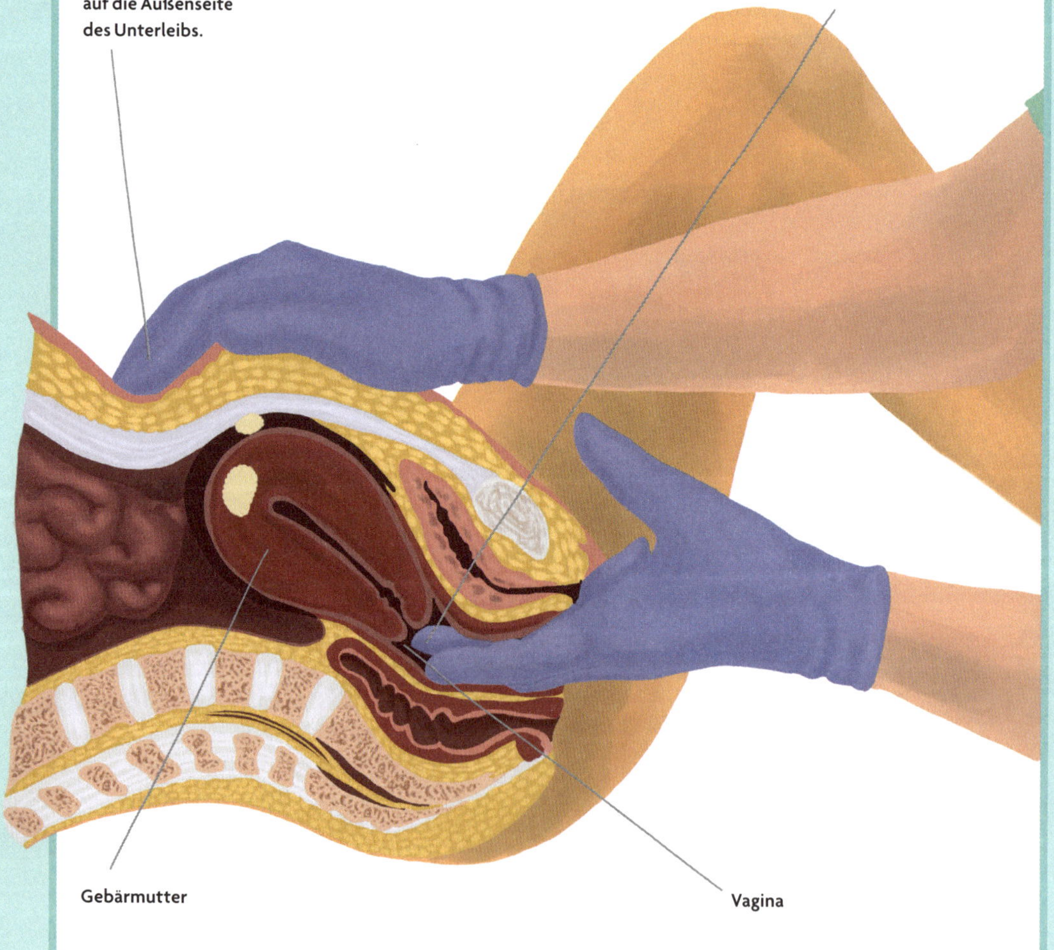

Diagnose von Myomen

Wenn eines der auf Seite 140 aufgeführten Symptome problematisch wird, sprich mit deiner Ärztin oder deinem Arzt. In der Regel wird sie oder er eine sogenannte bimanuelle Tastuntersuchung durchführen (Seite 142), bei der die Gebärmutter abgetastet wird, um sie auf Verdickungen oder Anomalien zu untersuchen. Zudem kann eine Ultraschalluntersuchung vorgenommen werden.

Behandlung von Myomen

Die anschließende Behandlung hängt von der Lage und dem Schweregrad der Myome ab. In den meisten Fällen müssen sie nicht behandelt werden, da sie im Laufe der Zeit schrumpfen und oft mit der Periode ausgeschieden werden. Eine Änderung des Lebensstils – wie Abnehmen, nicht mehr zu rauchen und Alkoholverzicht – kann manchen Frauen ebenfalls helfen. Die Symptome von Schmerzen und starken Blutungen können mit der Kombinationspille, der Gestagenpille oder mit langwirksamen reversiblen Verhütungsmitteln wie der Hormonspirale, dem Verhütungsimplantat oder der Drei-Monats-Spritze behandelt werden.

In schwerwiegenderen Fällen können wir versuchen, Myome mit Hormoninjektionen zu verkleinern, oder du kannst dich einem kleinen chirurgischen Eingriff (Myomektomie) unterziehen, bei dem die Gebärmutterschleimhaut abgetragen wird. Letzteres kann eine geeignete Option sein, wenn du in den fruchtbaren Jahren bist und einen Kinderwunsch hast.

Eine Endometriumablation (ein Verfahren zur Entfernung einer dünnen Gewebeschicht der Gebärmutterschleimhaut) oder eine Uterusmyomembolisation (bei der die Blutversorgung der Myome unterbrochen wird) können ebenfalls durchgeführt werden, wobei die Risiken und Vorteile für deine Fruchtbarkeit von dir und deiner Ärztin oder deinem Arzt abgewogen werden müssen. In extremen Fällen kann eine Hysterektomie eine Option für die Frauen sein, die sich über die Folgen einer Gebärmutterentfernung im Klaren sind.

Weitere Probleme

PCOS, Adenomyose, Endometriose und Gebärmuttermyome sind die häufigsten – wenn auch in vielen Fällen noch nicht diagnostizierten – Erkrankungen, die Frauen in ihren fruchtbaren Jahren betreffen können, aber es gibt auch einige allgemeinere Erkrankungen.

Unterleibsentzündung

Unterleibs- oder Beckenentzündung (auf Englisch *pelvic inflammatory disease*, PID) ist der allgemeine Begriff für eine entzündliche Erkrankung des oberen Genitaltrakts des weiblichen Fortpflanzungssystems, einschließlich der Gebärmutter, der Eierstöcke, der Eileiter und anderer Verbindungsgewebe. PID wird oft durch eine bakterielle Infektion verursacht, die in vielen Fällen auf eine Geschlechtskrankheit wie Chlamydien oder Gonorrhö zurückgeht (Seite 85 bis 87).

Es ist möglich, dass eine PID zu schwangerschaftsbedingten Komplikationen führen kann. Gelegentlich können die Eileiter verengt werden und vernarben, was das Risiko einer Eileiterschwangerschaft erhöhen kann (Seite 113). Bei einer unbehandelten oder anhaltenden PID kommt es auch eher zu Fruchtbarkeitsproblemen. Allerdings waren viele meiner Patientinnen mit PID in der Lage, ohne größere Probleme schwanger zu werden und ein Kind auszutragen.

Frühe Menopause

Eine frühe (oder vorzeitige) Menopause, die aus verschiedenen Gründen eintreten kann, hat erhebliche Auswirkungen auf die Fruchtbarkeit und beeinträchtigt möglicherweise deine Fähigkeit, auf natürlichem Weg Kinder zu bekommen. Weitere Informationen dazu findest du auf Seite 164.

Schmerzen in der Vulva und Vagina

Es kann sein, dass du Schmerzen in Vulva oder Vagina hast, die auf eine der folgenden Erkrankungen oder auf eine Genitalverstümmelung zurückzuführen sind (Seite 66). Bitte beachte auch, dass insbesondere Hautkrankheiten bei schwarzen und asiatischen Frauen mit dunklerer Haut oft schwieriger zu diagnostizieren sind. Lass dich von deiner Ärztin oder deinem Arzt nicht abwimmeln, wenn du dir Sorgen machst!

Beckenorganprolaps

Vaginale Schmerzen können gelegentlich durch einen belastenden Zustand verursacht werden, der als Beckenorganprolaps oder Pelviner Prolaps bekannt ist. Dieser tritt auf, wenn die Gebärmutter oder die Blase aus ihrer normalen Position nach unten rutscht und auf die Vagina drückt, wodurch eine Vorwölbung entsteht.

Ein Prolaps ist nicht lebensbedrohlich, aber er kann erhebliche Schmerzen und Beschwerden verursachen, vor allem in und um die Scheide, was den Geschlechtsverkehr erschwert und Blasenentleerungen verursacht. Die Symptome können in verschiedenen Phasen deines Monatszyklus oder während beziehungsweise nach dem Sport unterschiedlich stark ausgeprägt sein, manchmal sind sie aber auch ständig präsent.

Ein Beckenorganprolaps tritt eher bei Frauen nach der Menopause auf, kann aber auch Frauen in den Zwanzigern und Dreißigern betreffen, insbesondere solche mit einem hohen BMI (Body-Mass-Index). Zusätzliches Gewicht kann Druck auf die Beckenorgane ausüben, was sich wiederum auf die Vagina auswirken kann.

Symptome des Beckenorganprolapses

- Schweregefühl im Bereich des Unterbauchs und der Genitalien
- eine sichtbare Beule oder Vorwölbung in der Vagina
- vaginale Trockenheit
- ein ziehendes Gefühl in der Vagina; manche Frauen sagen, es fühlt sich an, als säße man auf einem kleinen Ball
- Unbehagen oder Taubheitsgefühl beim Sex
- Schwierigkeiten beim Urinieren
- Symptome einer Harnwegsinfektion, wie Brennen beim Wasserlassen, Schmerzen beim Wasserlassen, Blut im Urin, häufigeres Wasserlassen, unvollständige Entleerung, nächtliches Wasserlassen, Unterleibsschmerzen, Fieber
- Unterleibsbeschwerden
- Rückenschmerzen

Diagnose des Beckenorganprolapses

Wenn du den Verdacht hast, einen Prolaps zu haben, solltest du dich untersuchen lassen. Deine Ärztin oder dein Arzt kann eine innere Unterleibsuntersuchung mit einem Vaginalspekulum durchführen oder eine bimanuelle Untersuchung mit beiden Händen vornehmen (Seite 142). Manchmal bittet dich deine Ärztin oder dein Arzt zu husten, um zu sehen, wie ausgeprägt die Vorwölbung ist. Es kann auch sein, dass du dich auf die Seite legen musst, um einen besseren Blick auf den Prolaps zu bekommen.

Behandlung des Beckenorganprolapses

In leichteren Fällen besteht die Behandlung in erster Linie darin, den Lebensstil zu ändern, und es kann eine Weile dauern, bis sie Wirkung zeigt.

- Bei Übergewicht solltest du **abnehmen**, vor allem, wenn dein BMI über 30 liegt. Man wird dir raten, einen gesunden Ernährungsplan zu befolgen.
- **Vermeide schweres Heben** so weit wie möglich, obwohl ich weiß, dass das im wirklichen Leben nicht praktikabel ist – vor allem, wenn du Kinder hast. Stattdessen bitte ich meine Patientinnen, sich im Rahmen ihrer Genesung zu fragen:

»Muss ich das wirklich heben?«, und wenn möglich darauf zu verzichten und die Aufgabe vielleicht jemand anderem zu übertragen.

- Befolge ein Programm mit speziellen **Beckenbodenübungen** (Seite 173), wenn dir dazu geraten wird. Beckenbodentraining hilft, Kraft, Ausdauer und Koordination in diesem Bereich zu verbessern (ich sage meinen Patientinnen oft, dass sie den Beckenboden mit dem Fundament eines Hauses vergleichen können – er bietet Stabilität und Halt für das, was darüber liegt). Für Frauen mit Symptomen eines Prolapses ersten oder zweiten Grades wird außerdem ein mindestens 16-wöchiges Physiotherapieprogramm unter Aufsicht empfohlen. Auch Pilates kann sehr hilfreich sein, besonders in der Zeit nach der Geburt.
- **Schone deinen Darm und deine Blase**, indem du dich auf die Toilette setzt und nicht hockst, damit sich deine Muskeln entspannen können. Versuche, dich nicht anzustrengen, wenn du Stuhlgang hast. Wenn du Schwierigkeiten hast, deinen Darm zu entleeren, solltest du eine doppelte Entleerung durchführen, das heißt, dass du zuerst urinierst, dann aufstehst und dich wieder hinsetzt, bevor du erneut versuchst, deinen Stuhl zu entleeren. Um eine Verstopfung zu vermeiden, können vorbeugende Maßnahmen, wie mehr Wasser trinken und mehr Obst und Gemüse essen sowie bei Bedarf Abführmittel einnehmen, helfen. Du könntest sogar in einen Fußschemel investieren, damit du dich auf der Toilette in eine bequeme Sitzposition begeben kannst, um einen gesunden Stuhlgang zu erreichen. Kein Grund zur Eile ... Mach das alles in deinem Tempo.
- Probiere **topisches vaginales Östrogen** aus, um den Muskeltonus der Vagina zu verbessern, der durch einen Prolaps beeinträchtigt werden kann.
- Verwende ein **Vaginalpessar**, wenn dein Beckenorganprolaps stark ausgeprägt ist. Es handelt sich um eine weiche, herausnehmbare Vorrichtung (meist aus Silikon), die in die Vagina eingeführt wird, um die vorgefallenen Wände der Vagina oder der Gebärmutter zu stützen. Normalerweise wird es von einer Pflegefachkraft, einer Ärztin oder einem Arzt eingesetzt, aber manche Patientinnen schaffen es auch, es selbst einzuführen. Es gibt verschiedene Formen und Größen, wie zum Beispiel Ringpessare oder Schalenpessare, um den individuellen Bedürfnissen gerecht zu werden. Frauen können sich bei schweren Prolapsen für ein Pessar entscheiden, wenn sie einen chirurgischen Eingriff vermeiden wollen; man sollte aber bedenken, dass sie den Geschlechtsverkehr manchmal unangenehm machen können.

Manche Frauen sprechen auf eine Erstbehandlung nicht gut an, wodurch ihre Lebensqualität stark beeinträchtigt wird. Die Ärztin oder der Arzt kann diese Patientinnen dann an eine Gynäkologin oder einen Gynäkologen überweisen, die oder der prüft, ob eine Operation möglich ist. Dabei handelt es sich um eine Operation unter Vollnarkose, bei welcher der obere Teil der Vagina oder der Gebärmutterhals mit einem Band im Becken vernäht wird, um den Beckenboden zu stützen. Vaginales Netzmaterial, das früher zur Behandlung von Beckenorganprolaps verwendet wurde, ist in vielen Ländern inzwischen umstritten oder verboten. Die zweite chirurgische Option ist eine vaginale Hysterektomie, ein Eingriff, der weniger invasiv ist als eine abdominale Hysterektomie. Dabei werden der Gebärmutterhals und die Gebärmutter über einen Schnitt in der Vagina entfernt, sodass der Druck dieser Organe nach unten wegfällt. Deine Ärztin oder dein Arzt sollte zunächst unbedingt mit dir über die Folgen einer Gebärmutterentfernung sprechen.

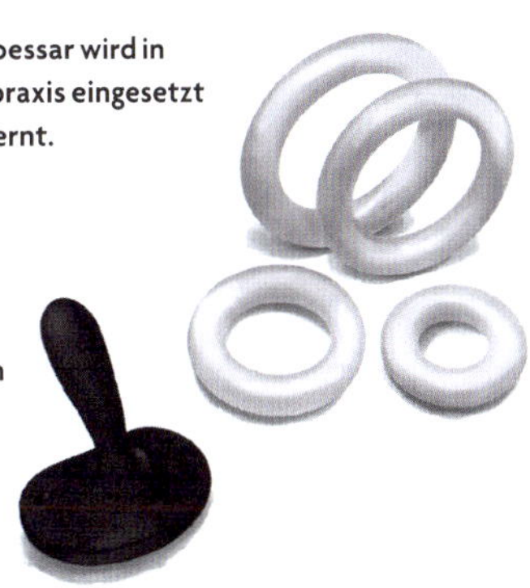

Das Ringpessar wird in der Arztpraxis eingesetzt und entfernt.

Ein Schalenpessar kann selbst eingelegt und entfernt werden.

Lichen sclerosus

Lichen sclerosus ist eine wenig bekannte ekzemartige Hauterkrankung, welche die Vulva und den Damm betrifft. Sie ist nicht ansteckend.

Symptome von Lichen sclerosus

- juckende rote oder weiße Flecken auf der Vulva oder dem Damm
- rote, wunde und entzündete oder (wenn gerieben) blutende Flecken auf der Vulva oder dem Damm

Diagnose von Lichen sclerosus

Die Diagnose von *Lichen sclerosus* wird in der Regel nach einer ärztlichen Untersuchung und der Besprechung deiner Symptome gestellt, obwohl auch eine Biopsie durchgeführt werden kann. Wenn sich die Flecken in Größe und Form verändern oder zu einem größeren Knoten werden, der nicht abheilt, besteht ein geringes Risiko (etwa fünf Prozent), dass sich ein Plattenepithelkarzinom, eine Art von Hautkrebs, entwickelt. Deshalb solltest du unbedingt so schnell wie möglich ärztlichen Rat einholen. Ich weiß, dass niemand gern seine Genitalien untersuchen lässt, aber deine Gesundheit muss wichtiger sein als das Gefühl der Peinlichkeit.

Behandlung von Lichen sclerosus

- Tragen von Baumwollunterwäsche für eine bessere Luftzirkulation
- Auftragen einer vaginalen Feuchtigkeitscreme und/oder Emollients
- Auftragen einer verschriebenen Steroidcreme (Clobetasolpropionat oder Diflucortolonvalerat)
- Verwendung eines ölbasierten vaginalen Gleitmittels oder einer wasserbasierten vaginalen Feuchtigkeitscreme während des Geschlechtsverkehrs
- Anwendung eines verschriebenen, niedrig dosierten neuropathischen Schmerzmittels wie Amitriptylin oder Gabapentin

Auswirkungen von Lichen sclerosus

Lichen sclerosus ist eine nicht ansteckende, ekzemähnliche Hauterkrankung an der Vulva. Sie zeigt sich durch juckende, wunde weiße beziehungsweise rote Flecken auf der Vulva oder dem Damm und ist bei dunklerer Haut schwieriger zu diagnostizieren. In der Grafik wird sie als weiße Flecken auf der Klitorisvorhaut, der Klitoris, den kleinen Schamlippen, dem Damm und dem Mastdarm dargestellt.

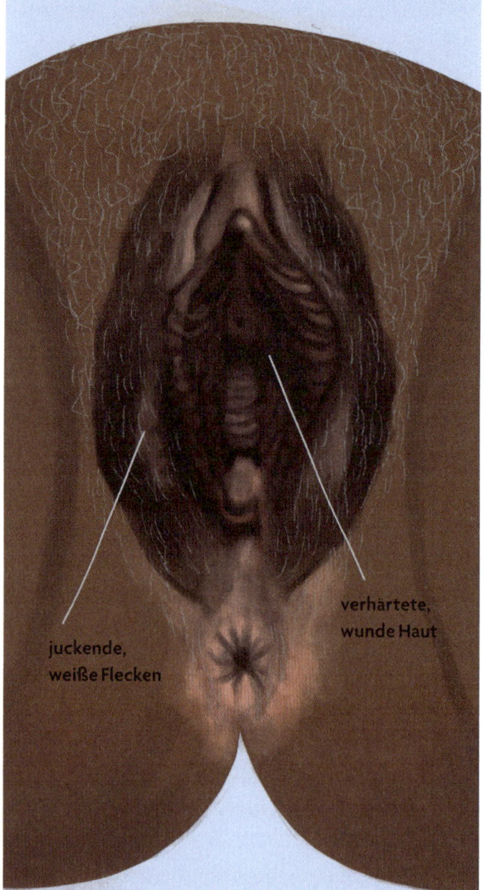

Lichen planus

Lichen planus ist eine Erkrankung, die viele Hautbereiche betreffen kann, auch die Vulva. Sie ist nicht ansteckend. Stillende Frauen können oft unter *Lichen-planus*-ähnlichen Symptomen leiden, die aber mit Hormonschwankungen zusammenhängen.

Symptome von Lichen planus

- wunde, brennende und »rohe« Empfindungen an der Vulva
- weiße Flecken, welche die Vulva bedecken
- rissige oder aufgeplatzte Haut mit schmerzhaften roten Flecken, die den Geschlechtsverkehr sehr unangenehm machen können

Diagnose von Lichen planus

Lichen planus wird in der Regel nach einer ärztlichen Untersuchung und einem Gespräch über deine Symptome diagnostiziert, obwohl auch eine Biopsie durchgeführt werden kann.

Behandlung von Lichen planus

- Tragen von Baumwollunterwäsche für eine bessere Luftzirkulation
- Auftragen einer vaginalen Feuchtigkeitscreme und/oder Emollients
- Auftragen einer verschriebenen Steroidcreme (Clobetasolpropionat oder Diflucortolonvalerat)
- Verwendung eines ölbasierten vaginalen Gleitmittels oder einer wasserbasierten vaginalen Feuchtigkeitscreme während des Geschlechtsverkehrs
- Einnahme eines verschriebenen, niedrig dosierten neuropathischen Schmerzmittels wie Amitriptylin oder Gabapentin
- Anwendung eines niedrig dosierten vaginalen Östrogens (als drei- bis sechsmonatige Kur für stillende Frauen oder fortlaufend für Frauen in der Perimenopause)

Auswirkungen von Lichen planus

Lichen planus ist eine nicht ansteckende Hauterkrankung an der Vulva. Sie zeigt sich in Form von weißen Streifen auf den inneren Schamlippen und hellroten, wunden Flecken rund um Vulva, Klitoris und Vagina.

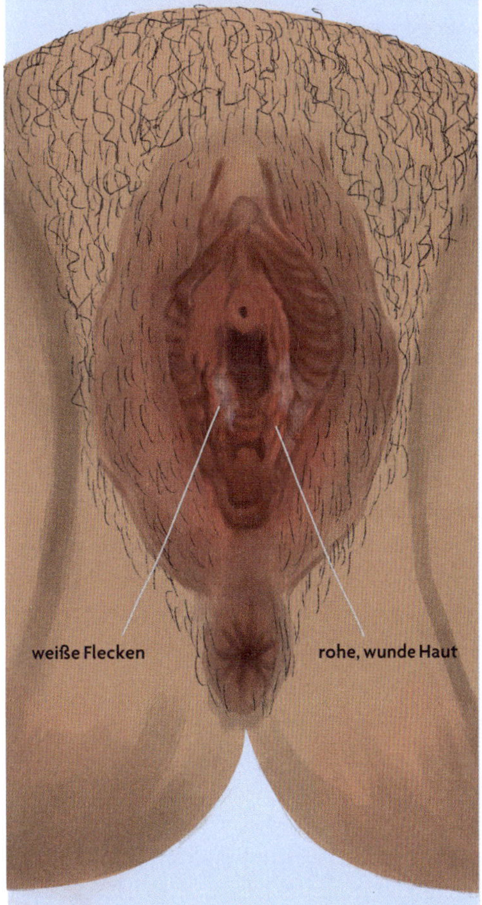

Vulvodynie

Dieses Leiden ist durch Schmerzen und Unwohlsein in und um die Vulva, die Vagina und die Leistengegend gekennzeichnet und kann in zwei Arten eingeteilt werden: unprovozierte oder generalisierte Vulvodynie und lokalisierte oder provozierte Vulvodynie. Vulvodynie kann sehr belastend sein, vor allem wenn du in einer sexuellen Beziehung bist. Man geht davon aus, dass ein Viertel aller Frauen irgendwann in ihrem Leben davon betroffen ist.

Symptome der Vulvodynie

- Ständiges Brennen, Stechen oder Schmerzen in der Vulva oder der Leistengegend, auch bekannt als unprovozierte Vulvodynie (siehe pinke Markierungen auf der Abbildung rechts).
- Schmerzen am Scheideneingang, der Vulva oder der Klitoris, wenn Druck ausgeübt wird: provozierte Vulvodynie (siehe blaue Markierungen auf der Abbildung rechts). Diese können beim Sex oder beim Einführen eines Tampons oder einer Menstruationstasse auftreten.

Diagnose der Vulvodynie

Die Diagnose Vulvodynie kann gestellt werden, wenn alle Tests auf Infektionen negativ ausgefallen sind, du aber weiterhin unter Schmerzen, Brennen oder Wundsein leidest.

Behandlung der Vulvodynie

Es gibt keine spezifische Behandlung für Vulvodynie. Die Forschung zu diesem Leiden ist erschreckend dürftig, aber bei allen zugrunde liegenden vulvalen und vaginalen Erkrankungen wie Vaginalatrophie (Seite 168), *Lichen sclerosus* (Seite 146) oder *Lichen planus* (Seite 147) kann mit einer niedrigen Dosis eines Medikaments namens Amitriptylin geholfen werden. Die Dosis kann je nach Reaktion angepasst werden. Die Gesundheits- und Lebensstilmaßnahmen für eine gute vulvale/vaginale Gesundheit (Seite 67) sollten ebenfalls dazu beitragen, die Symptome zu lindern.

Mögliche Bereiche der Vulvodynie

Bei der unprovozierten Vulvodynie handelt es sich um ein ständiges Wundsein der Vulva (siehe pinkfarbene Bereiche auf der Abbildung), während bei der provozierten Vulvodynie (siehe blaue Bereiche) Schmerzen auftreten, wenn Druck auf die Vulva, die Vagina, die Klitoris oder die Leiste ausgeübt wird.

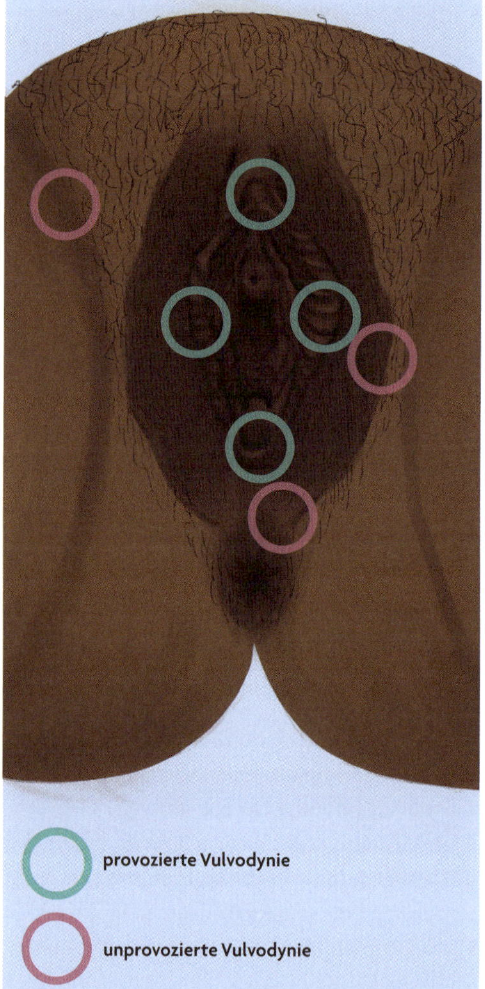

Gynäkologische Krebsarten

Es gibt eine Reihe von gynäkologischen Krebsarten, die nur Frauen und Trans*Personen betreffen, die bei der Geburt als weiblich eingestuft wurden, und es ist wichtig, diese zu kennen. Die Nachricht, dass man Krebs hat, ist einer der schlimmsten Albträume jedes Menschen. Laut einer britischen NHS-Studie aus dem Jahr 2022 geben fast sechs von zehn Menschen zu, dass Krebs ihre größte gesundheitliche Angst ist, was andere Leiden wie Herzkrankheiten in den Schatten stellt.

Eine frühzeitige Diagnose ist natürlich der Schlüssel zur Bekämpfung dieser schrecklichen Krankheit, ebenso wie eine stärkere Sensibilisierung der Öffentlichkeit und eine regelmäßige Selbstuntersuchung (Seite 21 bis 23). Doch viel zu viele Menschen, die Warnzeichen und verräterische Symptome erkennen, scheuen sich davor, ihre Ärztin oder ihren Arzt aufzusuchen und medizinische Hilfe in Anspruch zu nehmen. Indem sie dies aufschieben – und sich vielleicht einreden, dass es ihnen gut geht und dass Krebs nur anderen Menschen passiert – verpassen jede Woche Tausende von Menschen eine frühe, lebensrettende Behandlung.

In der Umfrage gaben mehr als zwei Fünftel der Befragten (42 Prozent) zu, dass sie einen Arztbesuch aufgeschoben haben, indem sie entweder ihre Symptome ignorierten, abwarteten, ob sich etwas ändert, im Internet nach Antworten suchten oder mit Familie und Freunden sprachen.

Bitte geh zum Arzt!

Bitte zögere nicht, einen Termin zu vereinbaren, wenn du ein hartnäckiges Problem hast, das dir auf der Seele brennt. Vielleicht verlierst du zum Beispiel ohne ersichtlichen Grund an Gewicht oder du bemerkst einen Knoten in deiner Brust oder ein Geschwür an deiner Vulva. Vielleicht ist es nichts Ernstes, aber du hast nichts zu verlieren, wenn du dich ärztlich untersuchen lässt.

Wenn sich etwas nicht richtig anfühlt und nach drei Wochen nicht besser geworden ist, solltest du zum Arzt gehen. Führe ein Tagebuch, wenn du kannst, um deine Symptome zu dokumentieren: Notiere deine Periode, deine Essgewohnheiten, dein Gewicht und deinen Stuhlgang. Und wenn du mit der Sprechstundenhilfe sprichst, traue dich zu sagen: »Ich habe Zwischenblutungen und befürchte, dass es sich um Gebärmutterhalskrebs handeln könnte«, denn dann wird die Ärztin oder der Arzt auf deine Bedenken aufmerksam gemacht. Mit dieser Vorwarnung kann sie oder er sich auf deine Symptome konzentrieren und den ersten Termin besser durchführen.

Als Ärztin, die sich auf die Gesundheit von Frauen spezialisiert hat, ist es mir ein besonderes Anliegen, das Bewusstsein für die fünf wichtigsten gynäkologischen Krebsarten zu schärfen:

- Eierstockkrebs
- Vulvakrebs
- Vaginalkrebs
- Gebärmutterhalskrebs
- Gebärmutterkrebs

Es kann sehr schwierig sein, die Warnzeichen zu erkennen, die mit diesen Krebsarten verbunden sind, insbesondere bei Eierstockkrebs. Deshalb wird bei manchen Frauen die Diagnose erst relativ spät gestellt – im dritten oder vierten Stadium, wenn die Krankheit schon weit fortgeschritten ist und eine schlechte Prognose hat. Tragischerweise verlieren dann viele Frauen ihr Leben. Die Sterblichkeitsrate bei gynäkologischen Krebserkrankungen muss gesenkt werden, und Ärztinnen und Ärzte wie ich tun ihr Möglichstes, um Frauen zu ermutigen, die wichtigsten Symptome zu erkennen und die richtige Hilfe in Anspruch zu nehmen.

Wo gynäkologische Krebsarten auftreten können

Es gibt fünf Hauptarten von gynäkologischen Krebserkrankungen. Die Bereiche, an denen sie auftreten können, sind unten dargestellt. Es ist möglich, dass Krebszellen in der Gebärmutter (Gebärmutterkrebs), einem oder beiden Eierstöcken (Eierstockkrebs), dem Gebärmutterhals (Gebärmutterhalskrebs), der Scheide (Vaginalkrebs) oder der Vulva (Vulvakrebs) wachsen.

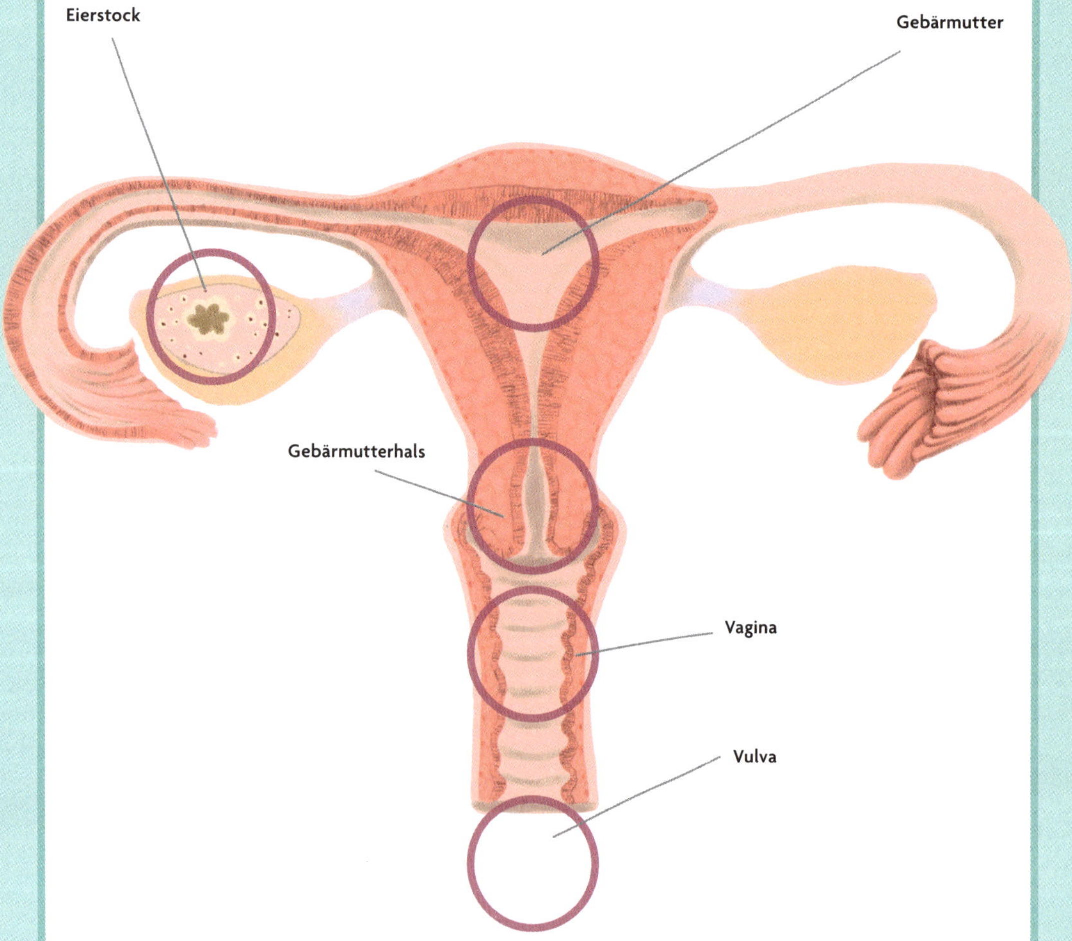

Mögliche gynäkologische Krebsarten: Bei welchen Symptomen solltest du zum Arzt gehen?

Die wichtigsten Symptome, auf die du achten solltest, sind die folgenden (und nur eines davon kann schon ein Zeichen für Krebs sein):

- ungewöhnliche vaginale Blutungen (die nichts mit deinem Menstruationszyklus zu tun haben)
- ungewöhnlicher Ausfluss aus der Scheide (im Gegensatz zu deinem üblichen klaren, weißen, geruchlosen Sekret)
- Veränderungen des Appetits, wie beispielsweise ein zu schnelles Sättigungsgefühl oder Appetitlosigkeit, die länger als drei Wochen anhalten
- Gewichtsverlust, der nicht durch Änderungen des Lebensstils erklärt werden kann
- Juckreiz, Brennen, Schmerzempfindlichkeit oder Reizempfindlichkeit in der Vulva oder Vagina
- Veränderungen der Hautfarbe an der Vulva
- Ausschläge, Läsionen, Wunden oder Warzen an der Vulva
- neue Muttermale (oder Veränderungen an bestehenden Muttermalen) in der Vulva oder Vagina
- Knoten oder Beulen in der Vulva oder Vagina
- Schmerzen oder Druck im Beckenbereich
- Schmerzen beziehungsweise Blutungen während oder nach dem Geschlechtsverkehr
- häufigerer Harndrang beziehungsweise schmerzhaftes Urinieren
- Verstopfung
- anhaltende Blähungen (länger als drei Wochen)
- Unterleibsschmerzen
- Rückenschmerzen

Es gibt einige großartige Hilfsmittel und Ressourcen, die online Unterstützung anbieten. Ausführliche Informationen über alle gynäkologischen Krebserkrankungen gibt es zum Beispiel auf dem Portal der Deutschen Krebsgesellschaft.

Gebärmutterhalskrebs-Screening (Abstrich)

Millionen Frauen auf der ganzen Welt sterben jedes Jahr an Gebärmutterhalskrebs. Deshalb ist es sehr wichtig, dass du dein Risiko minimierst, indem du regelmäßig zur Gebärmutterhalskrebs-Früherkennung gehst. Bei diesem Test, der auch als Abstrich bekannt ist, werden Frauen auf HPV (Humane Papillomaviren) und frühe Zellveränderungen am Gebärmutterhals untersucht. Der HPV-Test wird bei Frauen ab 35 alle drei Jahre vorgenommen, im Alter von 20 bis 34 Jahren macht man bei der jährlichen Vorsorgeuntersuchung nur dann einen HPV-Test, wenn auffällige Befunde vorliegen.

Wenn du dich bereits gegen HPV hast impfen lassen (Seite 87), solltest du trotzdem zur Untersuchung gehen, ebenso wie diejenigen, die noch nie Geschlechtsverkehr hatten. Das ist sehr wichtig, denn es wird immer noch häufig – und fälschlicherweise – geglaubt, dass Screening auf Gebärmutterhalskrebs nur dann relevant ist, wenn du Sexualkontakt hattest. Und wir wissen, dass in einigen Kulturen vorehelicher Sex oder der Verlust der Jungfräulichkeit mit einem großen Stigma verbunden ist, was wiederum dazu führen kann, dass Frauen einen Abstrich vermeiden. Auch wenn du eine transsexuelle oder nicht binäre Person mit einem Gebärmutterhals und zwischen 25 und 65 Jahre alt bist, solltest du einen Abstrich machen lassen. Wenn du bei deinem Gesundheitsdienstleister als männlich registriert bist, erhältst du möglicherweise keine automatische Einladung, also erkundige dich bei deiner Praxis, ob du in ihrem Anruf- und Rückrufsystem aufgeführt bist.

Der Abstrich dauert nur wenige Minuten und die Patientinnen erhalten das Ergebnis in der Regel zwei bis sechs Wochen später.

Vorbereitung auf einen Abstrich

Es ist normal, dass du vor der Untersuchung Angst hast, besonders wenn es das erste Mal ist, denn die »Angst vor dem Unbekannten« kann sehr beunruhigend sein. Lass dich davon aber nicht abhalten, an dieser potenziell lebensrettenden Untersuchung teilzunehmen. Es kann sehr hilfreich sein, vorher mit der Arzthelferin, der Ärztin oder dem Arzt zu sprechen, sodass die Abstrichuntersuchung angenehmer gestaltet werden kann. Hier sind einige wichtige Punkte, die du beachten solltest:

- Versuche, den Termin für den Abstrich für einen Zeitpunkt zu vereinbaren, an dem du deine Periode nicht hast; ideal ist die Mitte oder das Ende deines Zyklus.
- Einige Wochen vor dem Termin solltest du eine Feuchtigkeitscreme auf Wasserbasis benutzen, um die Gleitfähigkeit zu erhöhen. Vielleicht nimmst du sogar etwas davon mit zum Screening.
- Frauen in der Lebensmitte oder ältere Frauen, die unter vaginaler Trockenheit infolge von Vaginalatrophie (Seite 168), Vulvaschmerzen oder vaginalen Schmerzen oder *Lichen sclerosus* (Seite 146) leiden, können mindestens einen Monat vor dem Termin auch eine örtlich begrenzte vaginale Östrogenapplikation anwenden. Dieses Mittel verbessert die allgemeine Gesundheit und Flexibilität der Scheidenwände, was den Abstrich angenehmer machen kann. Es verursacht kein Brustkrebsrisiko und erhöht es auch nicht, da es nicht über den Blutkreislauf, sondern direkt an der betroffenen Stelle freigesetzt wird (es kann sogar von Frauen angewendet werden, die Brustkrebs haben oder hatten). Du kannst deine Ärztin oder deinen Arzt im Vorfeld bitten, dir vaginales Östrogen zu verschreiben.
- Du solltest die vaginale Östrogenapplikation, ölbasierte Gleitmittel oder Spermizide zwei Tage vorher absetzen.
- Wenn du andere körperliche oder psychische Probleme hast – zum Beispiel wenn du einen Dammschnitt hattest, eine Genitalverstümmelung oder ein sexuelles Trauma überlebt hast –,

sprich bitte vorher mit deiner Ärztin oder deinem Arzt.

- Patientinnen mit Mobilitätseinschränkungen – du bist vielleicht auf einen Rollstuhl angewiesen oder hast starke Rückenschmerzen – sollten ebenfalls im Voraus ihre Möglichkeiten besprechen.
- Wenn du möchtest, dass dich eine Aufsichtsperson beim Abstrich begleitet, sprich bitte vorher mit deiner Arztpraxis.

Der Ablauf eines Abstrichs

Als jemand, der schon unzählige Abstriche gemacht hat, kann ich dir versichern, dass es eine sichere und einfache Prozedur ist, die nur ein paar Minuten dauern sollte. Im Folgenden erfährst du, was dich erwartet:

- Als Erstes wirst du im Raum allein gelassen, sodass du dort deine Unterwäsche ausziehen kannst.
- Dann wirst du gebeten, dich mit angewinkelten Knien und geöffneten Beinen auf einen Untersuchungsstuhl zu legen. Normalerweise hat dieser Steigbügel, in die du deine Füße stellen kannst.
- Wenn du es dir bequem gemacht hast, wird vorsichtig ein Spekulum aus Plastik oder Metall in deine Scheide eingeführt. Um das Einführen zu erleichtern, verwendet man ein Gleitmittel auf Wasserbasis, das sich anfangs kalt anfühlen kann.
- Das Spekulum wird vorsichtig seitwärts eingeführt und dann gedreht. Dann wird es geöffnet, um die Sicht und den Zugang zum Gebärmutterhals zu ermöglichen. Das Spekulum kann ein Geräusch machen, wenn es justiert wird.
- Ein langes, dünnes Plastikteil, die sogenannte Zervixbürste, oder ein Tupfer wird eingeführt und verwendet, um die Zellen an der Außenwand des Gebärmutterhalses vorsichtig zu sammeln.
- Die Bürste und das Spekulum werden vorsichtig aus der Vagina entfernt und du kannst deine Beine schließen.
- Anschließend kannst du dich in Ruhe mit dem bereitgestellten Reinigungspapier abwischen, bevor du dich anziehst.
- Die Ärztin oder der Arzt legt die Bürste in einen Probenbehälter, der zur Untersuchung an ein Labor geschickt wird.

Dein Wohlbefinden sollte bei der Untersuchung an erster Stelle stehen – die Ärztinnen und Ärzte sollten ihr Möglichstes tun, damit du entspannt bist. Wenn du jedoch zu irgendeinem Zeitpunkt während des Abstrichs Bedenken hast oder nicht fortfahren möchtest, solltest du dies deiner Ärztin oder deinem Arzt mitteilen. Scheue dich zum Beispiel nicht, zu fragen: »Benutzen Sie ein Gleitmittel für das Spekulum?« Wenn das nicht der Fall ist oder du keins dabei hast, hast du das Recht, die Untersuchung zu verweigern. Du kannst dann die Praxis bitten, so schnell wie möglich einen neuen Abstrich zu machen, oder dich an eine Spezialklinik überweisen lassen (aber bitte nicht einfach aufgeben; du musst den Termin wahrnehmen).

Sobald der Test abgeschlossen ist, wird die Probe zur Untersuchung eingeschickt und du erfährst, wann du die Ergebnisse erwarten kannst. Wenn keine HPV-Zellen gefunden werden, sind keine weiteren Tests erforderlich, und du solltest den nächsten Vorsorgetermin wahrnehmen, an dem wieder ein Abstrich vorgenommen wird. Werden HPV-Zellen gefunden, wirst du zu einer Kolposkopie überwiesen, die ähnlich wie ein Abstrich von spezialisierten Gynäkolog*innen durchgeführt wird.

Vorbeugende Maßnahmen: Kümmere dich gut um dich selbst!

Krebs ist eine grausame, willkürliche Krankheit, die Menschen jeden Alters und jeder Herkunft treffen kann. Allein in Großbritannien ist sie die Ursache für einen von vier Todesfällen, und jeder Zweite von uns wird im Laufe seines Lebens davon betroffen sein. Auch in Deutschland waren im Jahr 2022 die Krebserkrankungen für fast jeden vierten Todesfall der Erkrankten verantwortlich. In manchen Fällen ist es schwierig, Krebs zu verhindern, beispielsweise wenn du ein vererbtes Gen in dir trägst. In anderen Fällen können vorbeugende Maßnahmen aber wirklich helfen, das Risiko zu verringern, an Krebs zu erkranken. Ich würde mich sehr freuen, wenn du und deine Lieben die folgenden Änderungen in eurem Lebensstil in Betracht ziehen würdet. Sie können dazu beitragen, euer Risiko zu minimieren und auch andere Krankheiten abzuwehren.

- Halte dein Gewicht niedrig (vorzugsweise BMI unter 25).
- Treibe regelmäßig Sport (es muss nichts Anstrengendes oder Teures sein ... 120 Minuten Gehen, Radfahren oder Yoga pro Woche sind gut).
- Hör auf zu rauchen (Seite 99).
- Schränke den Alkoholkonsum ein oder verzichte ganz auf Alkohol (Frauen sollten nicht mehr als 14 Einheiten pro Woche konsumieren, das sind beispielsweise zehn kleine Gläser Wein).
- Minimiere Stress (suche nach Möglichkeiten, Ängste abzubauen, wie zum Beispiel Musik hören, Achtsamkeit oder Meditation).

Durchführung eines Abstrichs

Der Abstrich ist eine Routineuntersuchung, bei welcher der Gebärmutterhals überprüft wird. Er dient dazu, Gebärmutterhalskrebs durch den Nachweis von HPV-Zellen zu verhindern. Für den Test ziehst du dich von der Taille abwärts aus und die Ärztin oder der Arzt führt ein Spekulum (eine glatte Vorrichtung) in deine Vagina ein. Danach wird das Spekulum vorsichtig geweitet, um einen Blick auf den Gebärmutterhals werfen zu können. Dann wischt sie oder er mit einer kleinen Bürste oder einem Tupfer vorsichtig über den Gebärmutterhals, um eine Zellprobe zu entnehmen. Sobald die Probe entnommen wurde, wird das Spekulum geschlossen und entfernt und du kannst dich in Ruhe wieder anziehen.

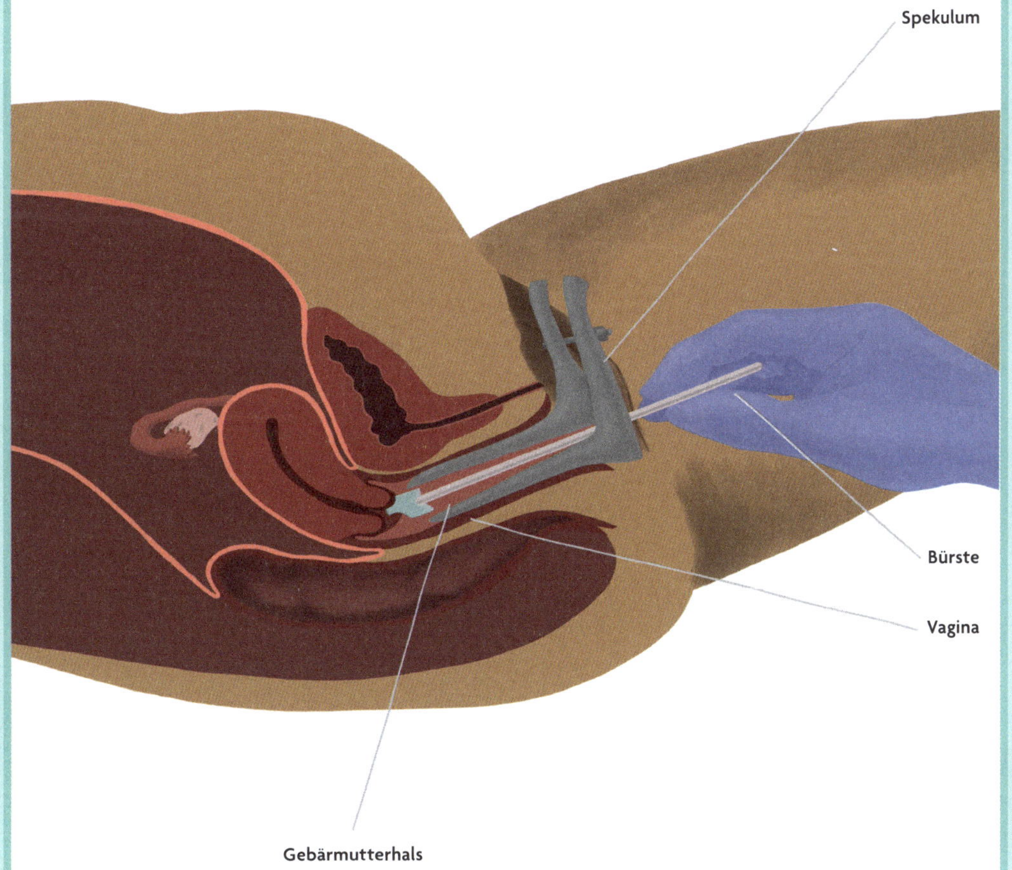

Dr. Nighats Ratschläge

1 Sei dir bewusst, dass nicht immer alles nach Plan verläuft

Wenn du eine Schwangerschaft planst, bestehen die besten Chancen, schwanger zu werden, wenn du alle zwei bis drei Tage ungeschützten Vaginalsex hast.

2 Wenn du seit einem Jahr Schwierigkeiten mit der Empfängnis hast …

Vereinbare, wenn möglich zusammen mit deinem Partner, einen Doppeltermin in der ärztlichen Praxis, um weitere Untersuchungen zu besprechen.

3 Melde dich bei der Hebamme

Sobald du weißt, dass du schwanger bist, melde dich bei der Hebamme an, um einen Termin zu bekommen.

Nimm während der gesamten Schwangerschaft und bis zum Ende der Stillzeit Folsäure und Vitamin D ein.

4 Verpasse die Vorsorgeuntersuchungen nicht

Vergewissere dich, dass du bei deinem Gesundheitsdienstleister für die Vorsorgeuntersuchungen angemeldet bist. Notiere dir die Häufigkeit und vereinbare einen Termin, wenn du denkst, dass du überfällig bist. Es ist sehr wichtig, dass du die Untersuchungen wahrnimmst!

5 Praktiziere stetig Selbstfürsorge!

Die Untersuchung deines eigenen Körpers ist entscheidend im Kampf gegen Brust-, Vulva- und Vaginalkrebs (auf den Seiten 16 bis 23 findest du eine ausführliche Übersicht über Selbstuntersuchungen). Also prüfe bitte sowohl deine Brüste als auch deine Vulva und den Genitalbereich!

PHASE 3

Deine mittleren Jahre

Deine mittleren Jahre: Einleitung

Die Lebensmitte, die bei einer durchschnittlichen Lebenserwartung von 80 Jahren bereits mit 40 Jahren erreicht ist, sollte eine Zeit sein, die du genießen und wertschätzen kannst. Vielleicht sind deine Kinder schon aus dem Gröbsten heraus oder aus dem Haus, deine Karriere verläuft gut und du hast mehr Zeit, die du mit deinen Lieben verbringen kannst. Und vielleicht bist du voller Energie, Tatendrang und Optimismus und bereit, die Zukunft zu begrüßen. Wenn das nach dir klingt, bravo!

Für einige von uns ist das jedoch nicht immer der Fall. Wenn sich die Wechseljahre nähern und unser Hormonspiegel auf natürliche Weise sinkt, kann unsere Lebensqualität sinken. Wir können unter problematischen Symptomen leiden, die sich auf unseren Geist und unseren Körper auswirken – von nächtlichen Schweißausbrüchen bis hin zu vaginaler Trockenheit und von Angstattacken bis hin zu Gedächtnisproblemen – und das führt dazu, dass wir uns schlapp, verloren und freudlos fühlen.

Aufgrund des Stigmas, das diesen Lebensabschnitt umgibt, und des mangelnden Wissens und ungenügenden Verständnisses im Gesundheitswesen ziehen es viele Menschen vor, im Stillen zu leiden, anstatt Hilfe zu suchen. Die Wechseljahre werden als etwas angesehen, das man ertragen muss – wie die Menstruation und die Geburt. Wir sollen einfach durchhalten, ohne zu realisieren, dass unsere Probleme mit den Hormonen zusammenhängen. Infolgedessen leben manche Frauen jahrelang mit einem regelrichten Mix aus lähmenden Symptomen und erhalten zum einen kaum Unterstützung oder Beratung, zum anderen entgeht ihnen auch eine wertvolle Behandlung.

Glücklicherweise ändert sich die Einstellung zu den Wechseljahren allmählich. Das Bewusstsein für das Thema ist in den letzten Jahren sprunghaft angestiegen. Auch viele berühmte Frauen und Menschen des öffentlichen Leben haben mit ihrer ehrlichen und offenen Art dazu beigetragen, das Tabu zu brechen und den Dialog zu eröffnen. Sogar Mitglieder der königlichen Familie – wie zum Beispiel die Herzogin von Edinburgh – tragen ihren Teil dazu bei, die Einstellung zu ändern. Die Menopause ist normal und sollte nicht gefürchtet werden!

Inzwischen eignen sich immer mehr Frauen neues Wissen über die Menopause an und immer mehr Fachkräfte im Gesundheitswesen werden auf ihre Bedürfnisse aufmerksam. Ich bin stolz darauf, dass ich auch meinen Teil zu dieser »Revolution« beigetragen habe – vor allem in der schwer erreichbaren ethnischen Minderheit, die mir sehr am Herzen liegt – und ich werde auch weiterhin im Fernsehen und auf TikTok meine Menopausetrommel rühren. Sagen wir es mal so: Ich werde erst zufrieden sein, wenn alle Menschen die richtige Beratung und Behandlung erhalten, die sie brauchen, um ein glückliches und gesundes Leben zu führen.

Die Menopause und Perimenopause

Jede Frau, die menstruiert, kommt in die Menopause, die auch als Wechseljahre bezeichnet wird. Rein medizinisch gesehen ist dies der Zeitpunkt im Leben, an dem du genau ein Jahr lang keine Periode mehr hattest (am nächsten Tag giltst du offiziell als postmenopausal). Die meisten Frauen erreichen diesen Meilenstein um das 52. Lebensjahr herum, aber bis zu einem Jahrzehnt vorher erleben sie wahrscheinlich die sogenannte Perimenopause.

Im Laufe des Lebens einer Frau unterliegen ihre Hormone natürlichen Schwankungen. Der Östrogenspiegel sinkt während der Jahre deutlich ab und die Eierstöcke produzieren immer weniger Eizellen. Diese perimenopausale Phase kann zahlreiche Veränderungen auslösen – es gibt weit über 30 anerkannte Symptome –, die einen tiefgreifenden Einfluss auf die Gesundheit und das Wohlbefinden einer Frau haben können.

Eine von vier Frauen durchläuft die Perimenopause ohne erkennbare Veränderungen und kann ihren Alltag ganz normal bestreiten. Bei zwei von vier Frauen treten schwerwiegendere Probleme auf, die sich in unterschiedlichem Maße auf ihre Lebensqualität auswirken können – zu Hause, im Beruf und darüber hinaus. Traurigerweise leidet jedoch eine von vier Frauen unter so schweren und schwächenden Symptomen, dass sie darüber nachdenkt, sich das Leben zu nehmen: eine ernüchternde Statistik, die mich immer wieder schockiert.

Bei den meisten Menschen treten die ersten Symptome der Perimenopause um das 40. Lebensjahr herum auf. Manchmal wird für diesen Zeitpunkt eine Hormonersatztherapie (HRT) empfohlen, um hormonbedingte Symptome wie nächtliche Schweißausbrüche und eine niedergeschlagene Stimmung zu lindern (Frauen zwischen 40 und 50 Jahren benötigen möglicherweise eine höhere Östrogendosis). Die HRT trägt auch dazu bei, das Risiko für Osteoporose und Herz-Kreislauf-Erkrankungen zu minimieren, die bei Frauen mit niedrigem Östrogenspiegel häufiger auftreten können.

Wie der Menstruationszyklus einer Frau ist auch die Menopause bei jeder Frau anders, und es gibt keine Schablone, in die alle hineinpassen. Manche Frauen kommen mit 40 Jahren in die Wechseljahre, andere erst über ein Jahrzehnt später (beides ist völlig normal). Jahrelang wurde das Wort »Menopause« als Überbegriff für die gesamte Lebensmitte verwendet, obwohl es sich aus medizinischer Sicht nur um *einen Tag* im Leben einer Frau handelt. Die Verwendung der folgenden Definitionen ist viel genauer:

- **Perimenopause** bedeutet, dass du immer noch menstruierst, auch wenn deine Periode unterschiedlich stark und regelmäßig ist, und dass du Symptome der Menopause aufweist.
- **Menopause** bezeichnet den Zeitpunkt, zu dem du seit genau einem Jahr keine Periode mehr hattest, unabhängig von den damit verbundenen Wechseljahrssymptomen.
- Von **Postmenopause** spricht man, wenn du seit mindestens einem Jahr und einem Tag keine Periode mehr hattest, unabhängig von den damit verbundenen Wechseljahrssymptomen. Du bleibst für den Rest deines Lebens post-menopausal.

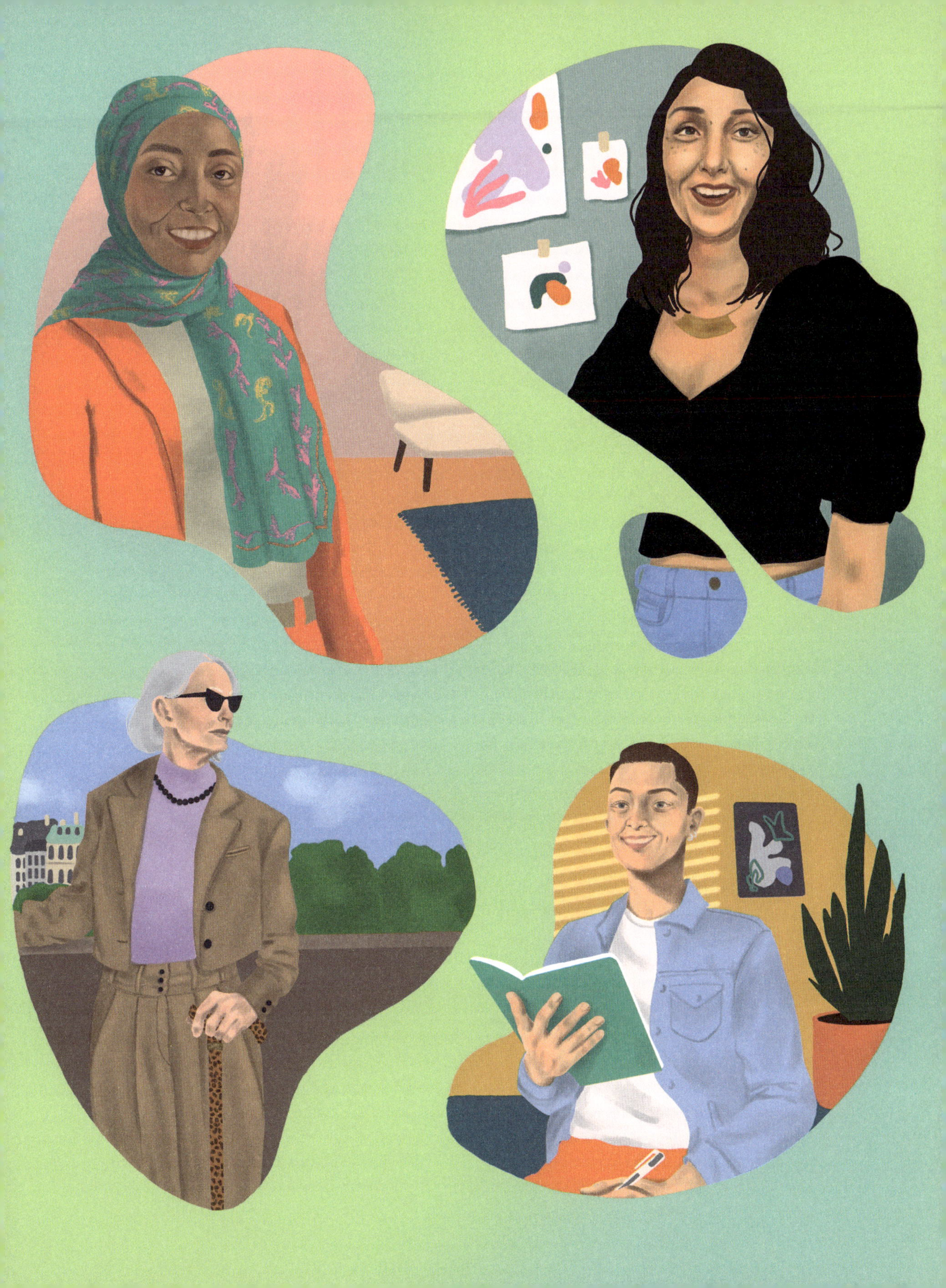

Frühe Menopause

Eine frühe (oder vorzeitige) Menopause – nicht zu verwechseln mit der Perimenopause – wird diagnostiziert, wenn die Periode vor dem 40. Lebensjahr ausbleibt. Diese Diagnose kann sehr beunruhigend sein, und da die Fruchtbarkeit beeinträchtigt wird, ist sie besonders traumatisch für Frauen, die noch Kinder haben wollen.

Die Ursachen für das vorzeitige Erreichen der Menopause können einer der folgenden Gründe sein.

Vorzeitige Ovarialinsuffizienz

Die vorzeitige Ovarialinsuffizienz betrifft eine von 100 Frauen unter 40 Jahren und tritt auf, wenn die Eierstöcke aufhören, Hormone zu produzieren. Wir wissen nicht genau, warum sie auftritt – sie kann von einer Autoimmunerkrankung herrühren, mit Infektionen wie Mumps, Malaria und Tuberkulose (TB) einhergehen oder familiär bedingt sein.

Zu den wichtigsten Anzeichen gehören unregelmäßige oder ausbleibende Regelblutungen über mindestens vier Monate mit Symptomen der Perimenopause (Seite 165 bis 166). Eine eindeutige Diagnose wird in der Regel gestellt, wenn zwei separate Bluttests im Abstand von sechs Wochen einen niedrigen Östrogenspiegel und einen hohen Spiegel des follikelstimulierenden Hormons (FSH) ergeben.

Chirurgische Menopause

Frauen (oder Menschen, die bei der Geburt als weiblich eingestuft wurden) jeden Alters, die sich einer totalen abdominalen Hysterektomie mit Entfernung der Gebärmutter, der Eierstöcke, der Eileiter und des Gebärmutterhalses unterziehen, können in eine sofortige chirurgische Menopause kommen. Die Entfernung der Eierstöcke führt zu einem raschen Rückgang des zirkulierenden Östrogens und Testosterons, was bedeutet, dass die Symptome der Perimenopause plötzlich und heftig auftreten können. Vor der Operation sollten die Frauen daher über die Risiken und Vorteile einer reinen Östrogen-Hormonersatztherapie aufgeklärt werden, da diese ihre Symptome regulieren kann. Jüngere Patientinnen mit Kinderwunsch möchten vielleicht auch die Möglichkeit einer Eizellentnahme vor der Operation besprechen, um in der Zukunft Kinder durch eine Leihmutter bekommen zu können.

Frauen, bei denen nur die Gebärmutter entfernt wird und die Eierstöcke intakt bleiben, werden ebenfalls als Frauen in der chirurgischen Menopause betrachtet. Einige dieser Patientinnen wissen jedoch nicht, dass sie von einer Hormonersatztherapie profitieren können. Jahre später kommen sie mit den klassischen Symptomen der Perimenopause in meine Praxis und sagen mir, dass sie dachten, sie bräuchten keine Hormonersatztherapie, weil ihre Eierstöcke noch funktionieren. Das kann für alle Beteiligten sehr frustrierend sein.

Chemische Menopause

Die chemische Menopause ist vorübergehend und reversibel und kann auftreten, wenn einer Patientin jeden Alters ein Medikament namens Gonadotropin-Releasing-Hormon-Analoga (GnRH-Analoga) verschrieben wird. Dieses Medikament unterdrückt den Eisprung und wird zur Behandlung von PMDS (Seite 62) eingesetzt, wenn weniger invasive Behandlungen nicht angeschlagen haben. Einige Krebsbehandlungen, wie beispielsweise bestimmte Brustkrebsmedikamente, können ebenfalls eine plötzliche chemische Menopause auslösen. Sollte dies der Fall sein, sprich bitte mit deiner Ärztin oder deinem Arzt oder deinem Onkologenteam über deine Optionen für eine Hormonersatztherapie.

Symptome der Perimenopause

Perimenopausale Symptome sind sehr vielfältig. Sie können von leicht bis schwerwiegend reichen, sie können von Tag zu Tag schwanken und sie können jede Frau auf unterschiedliche Weise betreffen. Manche Frauen erleben eine Handvoll Symptome, vielleicht sogar zwei Handvoll, andere bemerken vielleicht überhaupt keine Veränderungen. Wenn du jedoch eines der verräterischen Anzeichen erkennst und glaubst, dass du in der Perimenopause sein könntest, solltest du einen Termin in einer gynäkologischen Praxis vereinbaren.

Zu den perimenopausalen Symptomen kann eine beliebige Kombination der folgenden Beschwerden gehören:

Psychische Symptome

- mangelndes Selbstwertgefühl
- mangelndes Selbstvertrauen
- Gereiztheit
- niedergeschlagene Stimmung
- Depressionen
- mangelnde Libido
- Schlafprobleme oder Schlaflosigkeit
- Vergesslichkeit oder Gehirnnebel
- mangelnder Fokus und mangelnde Konzentration
- Gedächtnisschwäche und die Unfähigkeit, klar zu denken
- verbale Ausrutscher und Undeutlichkeit

Körperliche Symptome

- unregelmäßige Periode
- Blasenreizung
- drängende Stressinkontinenz
- trockene Haut
- Haarausfall
- Verdauungsprobleme
- juckende oder tränende Augen
- allgemeiner Juckreiz (Kopfhaut, Gesicht, Gliedmaßen)
- Veränderung des Geschmacks
- Veränderung der Stimme (Röcheln, Keuchen)
- Probleme im Mund (Geschwüre, Zahnfleischbluten, Zahnverlust, Nervenschmerzen, Brennen im Mund)
- Tinnitus
- Kribbeln in der Haut/elektrische Schläge
- schmerzende, schwere Beine

Behalte deine perimenopausalen Symptome im Auge, damit du gut vorbereitet bist, wenn du deine Ärztin oder deinen Arzt konsultieren musst.

Vasomotorische Symptome

(Symptome, die sich auf die Verengung der Blutgefäße beziehen)

- Herzklopfen
- Kopfschmerzen
- nächtliche Schweißausbrüche
- Hitzewallungen

Vaginale und vulvale Symptome

- vaginale oder vulvale Trockenheit (Atrophie)
- vaginales oder vulvales Wundsein
- vaginaler Prolaps
- wiederkehrende Harnwegsinfektionen
- Schwierigkeiten beim Sex
- übermäßige Lubrikation
- Schmerzen beim Sitzen oder bei sportlicher Betätigung
- Unwohlsein bei einer Abstrichuntersuchung

Ein Hinweis zu Hypermobilität und dem Ehlers-Danlos-Syndrom in der Perimenopause

Eine Hypermobilität der Gelenke ist eine genetisch bedingte Erkrankung, bei der die Gelenke flexibler als normal sind oder sich über den normalen Bewegungsumfang hinaus bewegen lassen. Die Gelenke können leicht steif werden, und die Erkrankung kann zu extremer Müdigkeit führen. Das Ehlers-Danlos-Syndrom (EDS), auch bekannt als hypermobiles Ehlers-Danlos-Syndrom (hEDS), ist eine weitere genetisch bedingte Erkrankung, die neben Gelenkproblemen auch eine Reihe von Symptomen wie elastische oder empfindliche Haut, Gleichgewichtsstörungen und Verdauungsprobleme umfasst. Viele Menschen, die unter Hypermobilität und EDS leiden, neigen auch zu Migräne, aber es ist nicht allgemein anerkannt, dass alle drei Erkrankungen mit den Hormonschwankungen in der Perimenopause zusammenhängen können.

Wenn bei dir diese Krankheiten diagnostiziert wurden und du dich in der Perimenopause befindest, können sich die folgenden Symptome verstärken:

- Gehirnnebel
- Allergien und Unverträglichkeiten
- Gelenkschmerzen und Gelenklockerheit
- Hitzeunverträglichkeit

Glücklicherweise hat sich gezeigt, dass eine systemische Hormonersatztherapie (Seite 188) die Hypermobilität und die EDS-Symptome sowie perimenopausale Migräneanfälle verbessern kann. Wenn du also unter diesen Symptomen leidest, solltest du mit deiner Ärztin oder deinem Arzt darüber sprechen.

Eine von vier Frauen gab an, dass eine mangelnde Unterstützung ihrer Wechseljahrsbeschwerden sie unzufrieden am Arbeitsplatz gemacht hat.

Die Perimenopause ist ein natürlicher Übergang, den wir feiern sollten, denn er bedeutet, dass wir es in unseren zweiten Frühling geschafft haben.

Vaginale Atrophie

Vaginale Atrophie, manchmal auch vulvo-vaginale Atrophie (VVA) genannt, bezeichnet die Ausdünnung der Vaginalwände, die auch Trockenheit und Reizungen verursachen kann. Sie ist ein häufiges Symptom der Perimenopause.

Atrophie bedeutet wörtlich übersetzt »Verkümmerung« und tritt auf, wenn der sinkende Östrogenspiegel zu einer Ausdünnung und einem Elastizitätsverlust des Vaginalgewebes und der Vaginalschleimhaut führt und die natürlichen Sekrete, die den Genitalbereich schützen und feucht halten, abnehmen. Niedrige Östrogenspiegel in der Blase und der Harnröhre können zudem wiederkehrende und chronische Harnwegsinfektionen (Seite 70) verschlimmern. Die Atrophie kann sich auch auf die Blase auswirken, da diese sehr nahe an der Vagina liegt. Die Symptome verschlimmern sich besonders bei Frauen, die von weiblicher Genitalverstümmelung (FGM) betroffen sind.

Man geht davon aus, dass etwa 70 Prozent der Frauen (und der bei der Geburt als weiblich eingestuften Menschen) irgendwann in ihrem Leben von dieser fortschreitenden und chronischen Erkrankung betroffen sind. Du solltest dich auf keinen Fall mit diesen unangenehmen Symptomen abfinden, da es wirksame Behandlungsmöglichkeiten gibt.

Symptome der vaginalen Atrophie

- trockene, wunde, juckende oder entzündete Vulva und Vagina
- Schmerzen in der Blase oder Harnröhre
- wiederkehrende Harnwegsinfekte
- dringendes Bedürfnis zu urinieren
- Unwohlsein beim Wasserlassen
- sehr schmerzhafter Geschlechtsverkehr
- Unwohlsein beim Sport
- Unbehagen und Schmerzen beim Hinsetzen
- extremes Unbehagen beim Abstrich vom Gebärmutterhals

Die Symptome der vaginalen Atrophie können von leichten Beschwerden bis hin zu starken Beeinträchtigungen reichen und die sexuelle Gesundheit und das allgemeine Wohlbefinden einer Frau erheblich beeinträchtigen. Sie tritt viel häufiger bei Frauen über 40 auf, wenn sie sich der Menopause nähern, aber auch bei stillenden Frauen ist sie häufig. Eine Selbstuntersuchung der Vulva und der Vagina kann helfen, das Problem zu erkennen, bevor du deine Ärztin oder deinen Arzt aufsuchst – wie du das am besten machst, habe ich auf den Seiten 21 bis 23 beschrieben.

Diagnose der vaginalen Atrophie

Eine vaginale Atrophie wird durch eine ärztliche Untersuchung und ein Gespräch über deine Symptome diagnostiziert. Viele Betroffene zögern, ihre Ärztin oder ihren Arzt aufzusuchen, weil es ihnen peinlich ist oder sie nicht wissen, woran sie leiden. Es wird geschätzt, dass weniger als zehn Prozent der Betroffenen eine angemessene Behandlung erhalten, oft weil ihnen nicht bewusst ist, dass es sich um eine anerkannte Krankheit handelt. Das ist wirklich schade, denn mit den richtigen Medikamenten lässt sich die Krankheit durchaus in den Griff bekommen.

Behandlung der vaginalen Atrophie

Eine gezielte Behandlung dieser Erkrankung kann wirklich lebensverändernd sein. Die Betroffenen stellen fest, dass der Juckreiz und die Entzündungen der Vagina verschwinden und sie den schmerzfreiesten und lustvollsten Sex aller Zeiten haben! Mögliche Behandlungen reichen von nicht hormonellen bis zu hormonellen Optionen und du solltest abklären lassen, welche für dich die beste ist (Seite 188).

Auswirkungen der vaginalen Atrophie

Unter vaginaler Atrophie versteht man die Ausdünnung und den Elastizitätsverlust des Gewebes in und um die Vagina und Vulva. Sie tritt häufig in der Perimenopause auf, da der abnehmende Östrogenspiegel zu Veränderungen an den Zellen und der Auskleidung der Vagina führt. Auf der Abbildung ist die normale Größe und Dicke der Vagina links und die dünnere, weniger elastische Vagina rechts zu sehen.

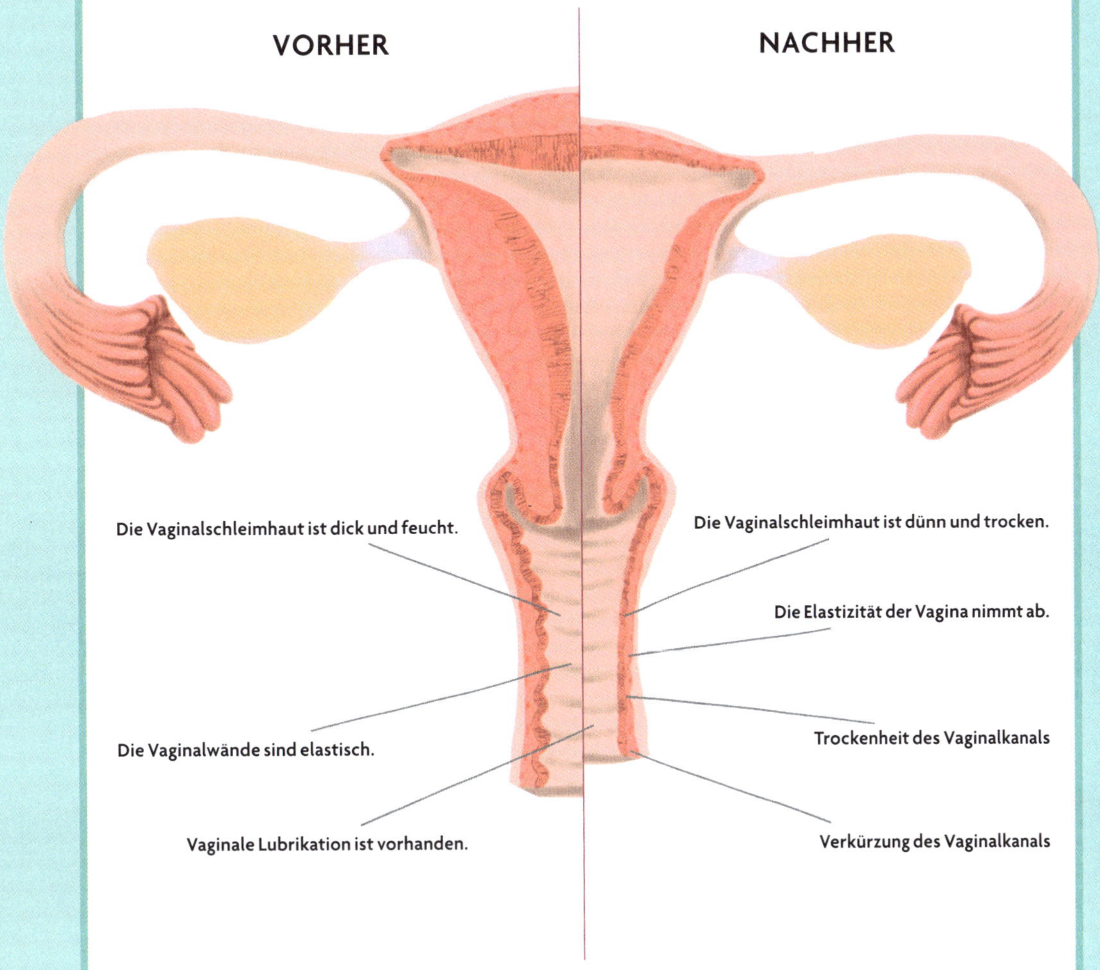

Nicht hormonelle Behandlungen: vaginale Feuchtigkeitscremes und Gleitmittel

Wir cremen Gesicht, Arme und Beine regelmäßig mit Feuchtigkeitslotionen ein, um die Haut prall und geschmeidig zu halten. Warum sollten wir also nicht auch unsere Vulva und Vagina mit der gleichen Pflege verwöhnen? Zur Behandlung der vaginalen Atrophie sind Feuchtigkeitscremes und -gele auf Wasserbasis erhältlich, die mindestens jeden zweiten Tag auf den Genitalbereich aufgetragen werden sollten. Diese können auch beim Sex verwendet werden, ebenso wie ölbasierte vaginale Gleitmittel.

Man ist nie zu jung oder zu alt, um mit der Anwendung von feuchtigkeitsspendenden Vaginalprodukten zu beginnen. Ich würde allen Frauen über 30 raten, sich anzugewöhnen, ihre Vulva und Vagina regelmäßig mit Feuchtigkeit zu versorgen. Auf diese Weise erhalten sie ihre Gesundheit und zukünftigen Problemen wird vorgebeugt. Als jemand, der versucht, das zu tun, was sie predigt, kann ich sagen, dass ich das mindestens jeden zweiten Tag tue. Wenn du eine Gelformel bevorzugst, ist Hyalofemme Vaginalgel eine weitere Option.

Um die Vagina nicht zu reizen oder Infektionen zu verursachen, würde ich dir raten, darauf zu achten, dass deine Feuchtigkeitscreme oder dein Gleitmittel keine Glykole, Parabene, Erdöl, Parfüm, Aromen, Glitzer, Farbstoffe oder prickelnde Inhaltsstoffe enthält. Wenn du zu Pilzbefall neigst, solltest du auch Gleitmittel mit Glycerin vermeiden.

Hormonelle Behandlungen: vaginales Östrogen

Ich bin ein großer Fan von vaginalem Östrogen – die verschiedenen Arten und Präparate sind auf Seite 200 bis 201 aufgeführt – und ich könnte buchstäblich den ganzen Tag darüber reden. Es ist ein einfach geniales Mittel zur Behandlung von vaginaler Atrophie. Durch die Wiederherstellung des Urogenitalgewebes lindert es all diese schrecklichen Symptome und verschafft lebenslange Linderung. Vaginales Östrogen hat keine Nebenwirkungen und ist völlig sicher in der Anwendung, entweder allein oder in Verbindung mit anderen Hormonersatztherapien.

Da es winzige Hormonmengen enthält – nicht genug, um in den Blutkreislauf zu gelangen – und nur den lokalen Vaginalbereich behandelt, birgt vaginales Östrogen nicht die Risiken systemischer Formen der Hormonersatztherapie. Es kann sogar von Patientinnen verwendet werden, die an Brustkrebs erkrankt sind oder waren, da es den Brustkrebs nicht verschlimmert und auch kein Wiederauftreten verursacht. Das bedeutet, dass es Frauen verschrieben werden kann, die einen Östrogenrezeptor-positiven Brustkrebs haben (oder hatten). Du kannst vaginales Östrogen auch ohne Progesteron anwenden, auch wenn du eine Gebärmutter hast, da der Hormonspiegel so niedrig ist.

Einige Marken von vaginalem Östrogen wirken als Gleitmittel und auch als Hormonpräparat; sie können daher von Frauen verwendet werden, deren vulvo-vaginale Schmerzen oder Atrophie mit einem Dammschnitt, sexuellen Traumata, Geburtstraumata oder sogar mit weiblicher Genitalverstümmelung zusammenhängen.

Ein Hinweis zu Harnwegsinfektionen, die durch vaginale Atrophie verursacht werden

Wiederkehrende Harnwegsinfektionen sind in der Perimenopause und nach der Menopause sehr häufig, da sie durch den sinkenden Östrogenspiegel verschlimmert werden können. Um diese Harnwegsinfektionen zu bekämpfen, werden oft zunächst Antibiotika verschrieben. Wenn diese Infektionen jedoch häufig auftreten, können die Patientinnen eine Resistenz gegen die wiederholte Einnahme von Antibiotika entwickeln, was zu einer lebensbedrohlichen Sepsis führen kann. Forschungsergebnisse belegen, dass vaginales Östrogen auf lange Sicht oft eine effektivere Lösung zur Vorbeugung von Harnwegsinfektionen ist, da es die Vaginalwände prall und geschmeidig hält und so die Reizung verhindert, die zu einer Harnwegsinfektion führen kann.

Äußere vulvale Atrophie

Die vulvale Atrophie bezeichnet die Ausdünnung und den Elastizitätsverlust des Gewebes in und um die Vulva und tritt normalerweise zusammen mit der vaginalen Atrophie auf. Sie entsteht häufig in der Perimenopause, da der abnehmende Östrogenspiegel zu Veränderungen an den Zellen und der Auskleidung der Vulva führt. Auf der Abbildung links ist die Vulva in ihrer normalen Größe und Dicke zu sehen, rechts die ausgedünnte Vulva. Die Ausdünnung und die damit einhergehende Trockenheit der vulvalen Atrophie kann zu allgemeinem Wundsein der Vulva führen.

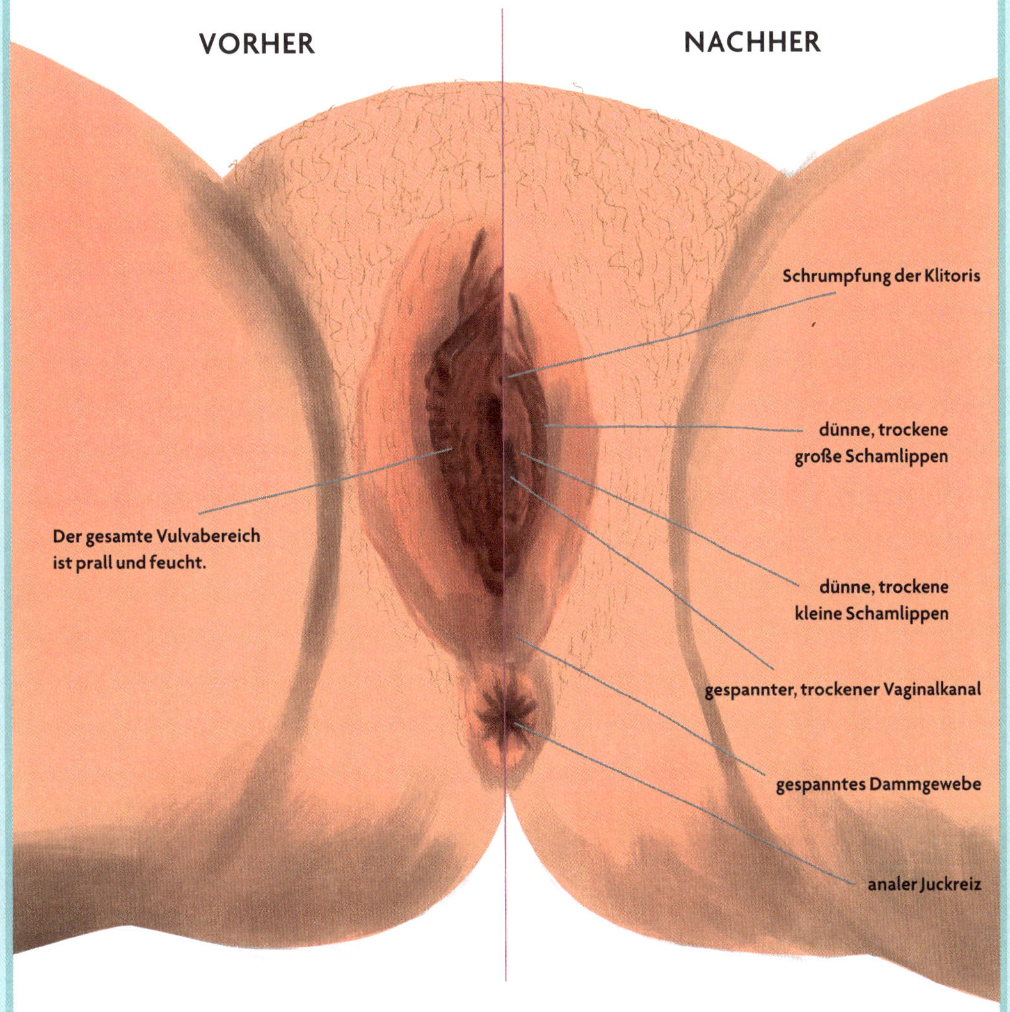

Harninkontinenz und Blasenkontrolle

Viele Frauen leiden in den Wechseljahren unter Harninkontinenz und Problemen mit der Blasenkontrolle.

Man nimmt an, dass die Harninkontinenz in der Menopause durch den sinkenden Östrogenspiegel verursacht wird, der die Harnröhre schwächen kann – das ist die Röhre, die den Urin in der Blase hält, bis du urinieren musst. Die Muskeln der Harnröhre und der Blase können auch durch den natürlichen Alterungsprozess an Kraft verlieren – wie die meisten Muskeln –, und das bedeutet, dass du mit zunehmendem Alter nicht mehr so viel Urin zurückhalten kannst.

Inkontinenz kann ein sehr belastender und einschränkender Zustand sein. Sie kann jeden Gedanken beherrschen, sodass die Betroffenen die Planung von Reisen, Arbeitsveranstaltungen oder Tagesausflügen davon abhängig machen, wo sich die nächste Toilette befindet. Die Krankheit kann das Selbstvertrauen und das Selbstwertgefühl der Betroffenen stark beeinträchtigen, sei es durch das Tragen von Inkontinenzeinlagen, die Sorge, nach Urin zu riechen oder beim Geschlechtsverkehr Wasser zu lassen.

Eine von drei Frauen ist von Harninkontinenz betroffen – wenn das bei dir der Fall ist, bist du also nicht allein damit. Und es ist beileibe nicht nur ein Leiden älterer Menschen. Die Krankheit ist außerdem keine Lachnummer, und anstatt belächelt zu werden, sollten die Betroffenen mit Aufmerksamkeit und Mitgefühl behandelt werden – von Mediziner*innen, die eine maßgeschneiderte Behandlung empfehlen, bis hin zu Arbeitgeber*innen, die regelmäßige Toilettenpausen anbieten.

Formen der Inkontinenz und ihre Symptome

- Bei **Dranginkontinenz** tritt Urin aus, wenn du einen starken Harndrang hast oder es nicht rechtzeitig zur Toilette schaffst.
- Bei **Belastungsinkontinenz oder Stressinkontinenz** tritt Urin aus, wenn du hustest, niest, lachst oder Sport treibst, da diese Tätigkeiten die Belastung der Blase und der Beckenbodenmuskulatur erhöhen.

Diagnose der Harninkontinenz

Harninkontinenz lässt sich leicht diagnostizieren, indem du mit deiner Ärztin oder deinem Arzt deine Symptome besprichst.

Behandlung der Harninkontinenz

- Eine **vaginale Östrogen-HRT** (Seite 190) kann die Symptome von Drang- und Belastungsinkontinenz verbessern.
- **Vaginalpessare** (Seite 145) können ärztlich verschrieben werden, um die Symptome der Belastungsinkontinenz zu lindern.
- Zur Behandlung der Inkontinenz können **Medikamente** wie Solifenacin, Tolterodin und Mirabegron verschrieben werden. Sie entspannen die Muskeln rund um die Blase und helfen dabei, die Urinmenge, die sie aufnehmen kann, zu vergrößern und den Urinabgang zu kontrollieren.
- Einige Patientinnen können an eine Fachärztin oder einen Facharzt für **Urogynäkologie** überwiesen werden (dort können Behandlungen wie Botox™-Injektionen in die Blase durchgeführt werden).

Beckenbodentraining

Ich empfehle allen, täglich die Beckenbodenkontraktion »Zusammendrücken und Anheben« (Seite 174) durchzuführen, unabhängig davon, ob du tatsächlich von Drang- oder Belastungsinkontinenz betroffen bist. Wenn du jedoch unter Symptomen leidest, schlage ich vor, dass du schrittweise darauf hinarbeitest, dreimal täglich zehn lange und zehn kurze Kontraktionen durchzuführen. Überanstrenge dich aber nicht, sondern gehe es zunächst ruhig an und mache es so, wie es für dich angenehm ist. Du kannst auch in Erwägung ziehen, deinen Konsum von Koffein, Alkohol, kohlensäurehaltigen Getränken und Zitrusfrüchten zu reduzieren, da diese die Blase reizen können.

Es gibt auch physiotherapeutische Praxen, die angeleitete Kurse zu Beckenbodentraining anbieten , die sich auf diesen Bereich spezialisiert hat. Du kannst deine Hausärztin oder deinen Hausarzt um ein Rezept dafür bitten.

Spezialisierte Physiotherapeut*innen stellen ein auf dich zugeschnittenes Übungsprogramm zusammen und empfehlen dir auch andere hilfreiche Techniken, um deinen Blasenausfluss zu kontrollieren. Dazu gehört zum Beispiel der Trick, unmittelbar vor dem Husten, Niesen oder Lachen die Beckenbodenmuskulatur fest anzuspannen.

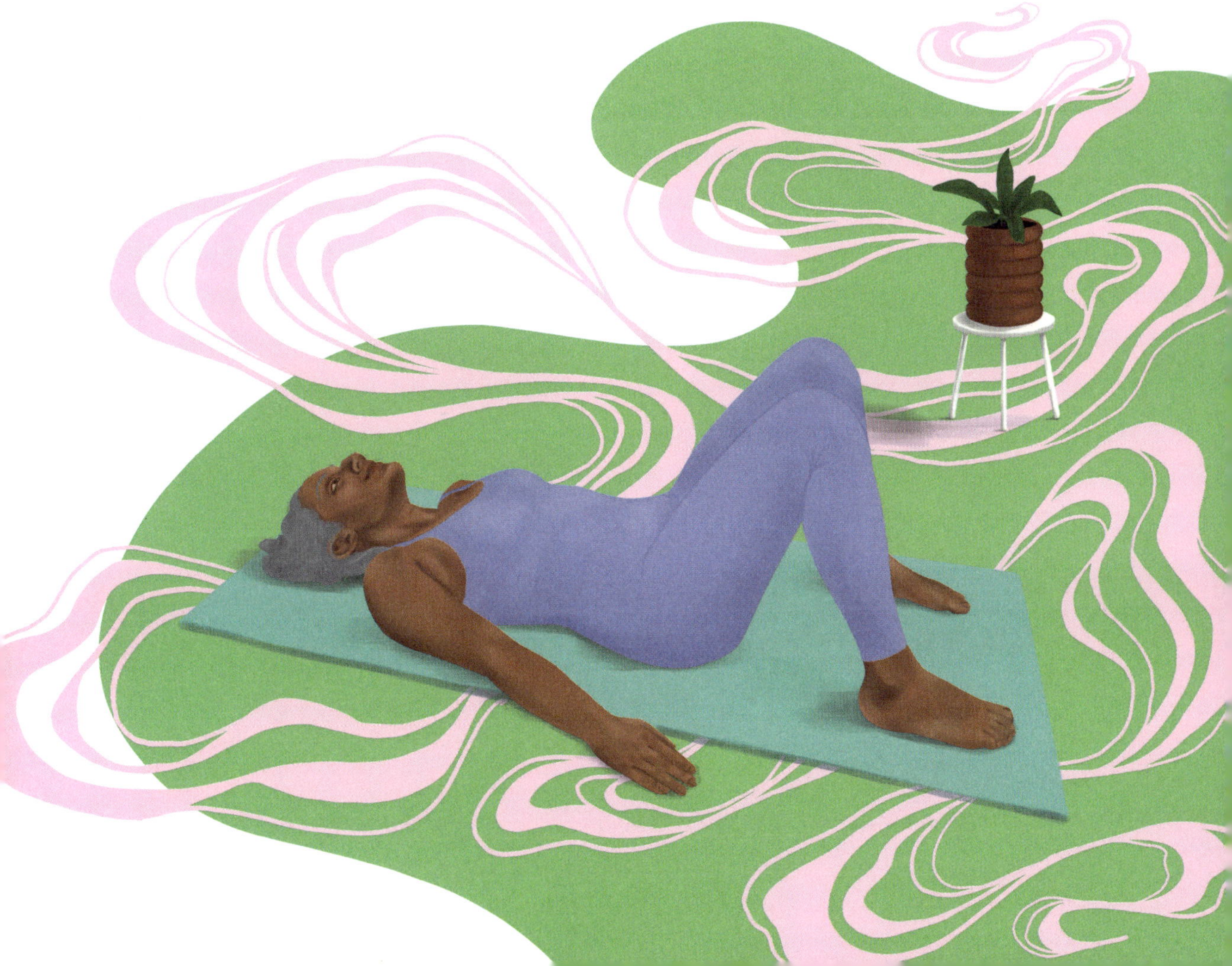

Beckenbodenübung

Die im Folgenden gezeigte Beckenbodenübung »Zusammendrücken und Anheben« hilft dabei, die Muskeln deines Beckenbodens zu kräftigen und zu stärken, was wiederum die Harninkontinenz verringern kann. Wiederhole die Übung zehnmal mit langen Kontraktionen (jeweils zehn Sekunden halten) und zehnmal mit kurzen Kontraktionen (Zusammenziehen und Entspannen in schneller Folge), bis zu dreimal am Tag.

1 **Ziehe die Muskeln an der Unterseite deines Beckenbodens sowie an der Vorder- und Rückseite deines Unterleibs zusammen und hebe sie an, als ob du versuchen würdest, den Urin mitten im Fluss zurückzuhalten. Halte die Spannung bei langen Kontraktionen zehn Sekunden lang und lasse sie bei kurzen Kontraktionen sofort los.**

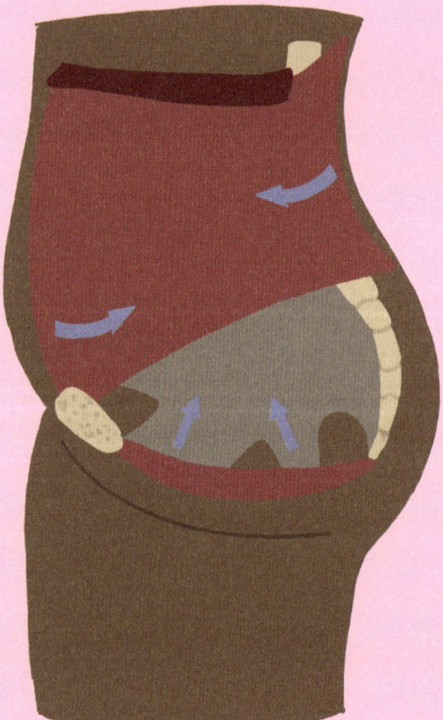

2 **Lasse die Muskeln locker und entspanne dich, während du eine gerade Haltung beibehältst. Führe die langen Kontraktionen zehnmal durch und wiederhole die Übung anschließend mit zehn kurzen Kontraktionen.**

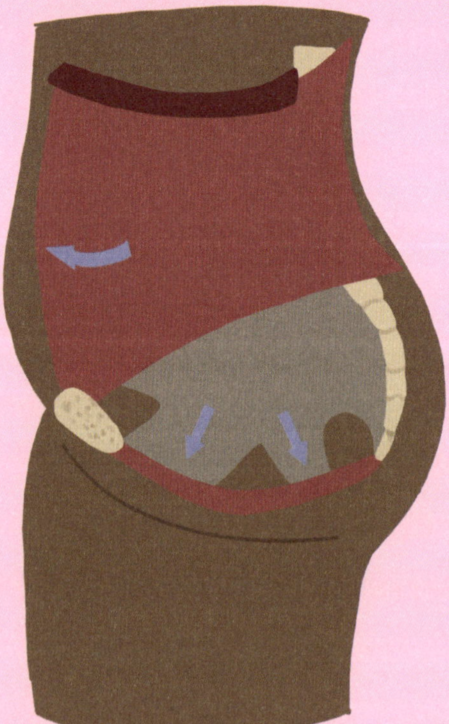

Perimenopause: Ist es notwendig zu verhüten?

Es gibt viele Missverständnisse und Fehlinformationen über die Empfängnisverhütung in der Lebensmitte, deshalb sollten wir uns zunächst auf ein paar wichtige Fakten konzentrieren. Erstens: Solange du noch deine Periode hast – mit oder ohne Wechseljahrsbeschwerden – kannst du schwanger werden. Deine Eizellen können immer noch von Spermien befruchtet werden, also musst du verhüten. Zweitens: Auch wenn einige Frauen die Spirale als Progesteronelement der Hormonersatztherapie verwenden (Seite 202), wirkt keine andere Form der Hormonersatztherapie als Verhütungsmittel! Die Hormonersatztherapie kann dir helfen, Wechseljahrsbeschwerden zu behandeln, aber sie verhindert nicht, dass du schwanger wirst, es sei denn, du verwendest die Mirena™-Hormonspirale.

Wann kannst du sicher mit der Verhütung aufhören? Die folgenden Richtlinien des NHS dazu lauten:

- Setze die Verhütung nach deiner letzten Regelblutung noch zwei Jahre lang fort, wenn du unter 50 Jahre alt bist.
- Setze die Verhütung nach deiner letzten Regelblutung noch ein Jahr lang fort, wenn du über 50 Jahre alt bist.
- Verwende weiterhin Barrieremethoden zur Empfängnisverhütung (zum Beispiel Kondome), um dich vor Geschlechtskrankheiten zu schützen, unabhängig von deinem Alter. Entgegen der landläufigen Meinung können Geschlechtskrankheiten in jedem Alter auftreten und weitergegeben werden. Laut der Wohltätigkeitsorganisation Age UK gab es zwischen 2014 und 2018 bei Männern und Frauen über 65 Jahren einen Anstieg der Geschlechtskrankheiten um 23 Prozent.

Sexuelle Probleme in der Lebensmitte

Es gibt absolut keinen Grund, warum du nicht auch im mittleren Alter – eigentlich sogar für den Rest deines Lebens – ein gesundes und aktives Sexualleben haben solltest. Viele meiner Patientinnen, die in den Vierzigern und Fünfzigern sind, erzählen mir stolz, dass sie den besten Sex ihres Lebens haben, ohne die Unannehmlichkeiten der monatlichen Periode oder die Unterbrechungen durch kleine Kinder. Nicht jede Frau hat jedoch so viel Glück, und viele leiden unter sexuellen Problemen, die sie dazu bringen, das Liebesspiel ganz zu unterlassen. Die hormonellen Ungleichgewichte, die mit der Perimenopause einhergehen, spielen dabei eine große Rolle, da sie eine Vielzahl von körperlichen und psychischen Symptomen verursachen können. Wenn das auf dich zutrifft, solltest du nicht verzweifeln, sondern ärztlichen Rat suchen und deine Möglichkeiten ausloten.

Mangelnde Libido

Es kann unangenehm sein, über deinen Sexualtrieb zu sprechen, und die meisten von uns geben nur ungern zu, dass er nachlässt. Eine geminderte Libido ist jedoch ein sehr häufiges Problem bei Frauen in der Lebensmitte und kann sehr erfolgreich behandelt werden. Wir wissen, dass eine Testosterontherapie wahre Wunder bewirken kann (Seite 203). In Deutschland und vielen anderen Ländern gibt es allerdings keine für Frauen zugelassenen Präparate. Testosteron, das normalerweise Männern verschrieben wird, kann aber in niedrigen Dosen für die weibliche Hormonersatztherapie verwendet werden.

Es gibt auch andere, nicht medizinische Möglichkeiten, um eine niedrige Libido zu behandeln, auch wenn sie nicht unbedingt zu einer schnellen Lösung führen. Sich gesund zu ernähren, Stress zu minimieren und sich viel zu bewegen kann im Bett sehr hilfreich sein. Vor allem Letzteres kann den Serotoninspiegel, das sogenannte Glückshormon, erhöhen und dafür sorgen, dass du dich viel wohler fühlst. Meine Patient*innen haben oft festgestellt, dass sich ihr Sexualleben durch die Steigerung ihres allgemeinen Wohlbefindens stark verbessert hat.

Sexuelle Dysfunktion

Die Libido einer Frau kann auch durch sexuelle Probleme ihres männlichen Partners beeinträchtigt werden. Viele Männer leiden vor allem im mittleren Alter unter Erektionsstörungen. Das kann mit grundlegenden Problemen wie Bluthochdruck, Typ-2-Diabetes oder einer schlechten psychischen Verfassung zusammenhängen und hat oft nichts mit mangelnder Intimität oder einer fehlenden sexuellen Chemie zu tun. Trotzdem ist die erektile Dysfunktion immer noch eines dieser Tabuthemen, über das Männer und Frauen nur schwer sprechen können, selbst wenn sie schon seit Jahrzehnten zusammen sind. Als Ärztin, die schon Hunderte von Paaren beraten hat, weiß ich jedoch, wie verbreitet diese Probleme sind. Statistiken zeigen, dass etwa 60 bis 70 Prozent der Paare irgendwann in ihrem Leben sexuelle Probleme haben. Meine Botschaft an euch ist, dass es euch nie peinlich sein sollte, mit einer Fachkraft zu sprechen. Bitte lasst euch ärztlich beraten – am besten als Paar.

Schmerzhafter Sex

Schmerzhafter Sex kann während der Menopause verstärkt auftreten, da Frauen dann eher an einer vaginalen Atrophie leiden. Darüber wird jedoch viel zu wenig gesprochen, obwohl Schmerzen beim Sex sehr häufig vorkommen. Meist sind sie auf eines oder mehrere der folgenden Probleme zurückzuführen:

- vaginale Atrophie (Seite 168) oder genitourinäres Syndrom der Wechseljahre (GSM)
- Vulvodynie (Seite 148)
- Endometriose (Seite 135)
- Geburtstrauma
- weibliche Genitalverstümmelung (FGM)
- Vaginismus: Das ist eine unwillkürliche Reaktion (die du nicht kontrollieren kannst) auf die Angst vor vaginaler Penetration. Bei jedem Penetrationsversuch ziehen sich die Vaginalmuskeln zusammen. Es ist möglich, dass du gelegentlich unter Vaginismus leidest, auch wenn du in der Vergangenheit schmerzfreien vaginalen Penetrationssex hattest.

Um Schmerzen und Unbehagen beim Sex zu minimieren, empfehle ich oft einen meiner liebsten Top-Tipps, nämlich den Einsatz von Gleitmittel beider Partner, den ich als doppelte Gleitmittelmethode bezeichne. Zum Geschlechtsverkehr gehören schließlich immer zwei, aber viele Frauen – und Trans*Männer, die noch eine Vulva und eine Vagina haben – gehen davon aus, dass schmerzhafter Sex nur ihr Problem ist. Nichts könnte weiter von der Wahrheit entfernt sein und die Einbeziehung deines Partners ist Teil der Lösung.

Verwende bei jeder vaginalen oder analen sexuellen Begegnung Gleitmittel, Gleitmittel und noch mehr Gleitmittel.

Die doppelte Gleitmittelmethode

Vor der Penetration trägt die Frau ein vaginales Feuchtigkeitsmittel auf Wasserbasis auf, das in die Haut der Vulva und der Vagina einzieht. Gleichzeitig trägt ihr Partner ein ölbasiertes vaginales Gleitmittel (es muss vaginal sein) auf seinen Penis oder das Sexspielzeug auf.

Finde zudem Wege zur Entspannung deines Körpers, die dir guttun. Gehe alles in deinem eigenen Tempo an, teile deinem Partner mit, was du magst, und zeige es ihm vielleicht einfach. Lasse dich nicht entmutigen, wenn es anfangs mit dieser Methode nicht klappt. Versuche es bei einer anderen Gelegenheit noch einmal, aber erforsche in der Zwischenzeit gern weiterhin Wege, um die Intimität aufrechtzuerhalten, die am besten zu euch als Paar passen.

Die doppelte Gleitmittelmethode kann sehr effektiv sein, weil sich Öl und Wasser nicht vermischen, sondern übereinanderrutschen und -gleiten, was den Sex angenehmer macht. Und da Wundsein und Irritationen durch diese Methode reduziert werden können, ist es auch viel unwahrscheinlicher, dass du Harnwegsinfektionen bekommst, die in der Perimenopause und Postmenopause ja sehr häufig vorkommen können.

Gehe nicht einfach davon aus, dass deine Ängste oder deine Niedergeschlagenheit die Symptome einer Depression sind. Sie könnten das Ergebnis eines hormonellen Ungleichgewichts sein.

Perimenopause und psychische Gesundheit

In der Lebensmitte stellen viele Frauen fest, dass die Perimenopause tiefgreifende Auswirkungen auf ihre psychische Gesundheit, ihr Gedächtnis und ihr allgemeines Wohlbefinden hat.

Die Perimenopause kann eine Vielzahl von psychischen Symptomen auslösen, darunter die folgenden:

- Gedächtnisschwäche
- Stimmungsschwankungen
- Panikattacken
- mangelnde Motivation
- Verlust des Selbstvertrauens
- paranoide Gedanken
- Gereiztheit
- Wut
- Schlafstörung
- vermindertes sexuelles Interesse

Manche Frauen leiden auch unter Selbstmordgedanken. Globale Daten deuten darauf hin, dass die höchste Selbstmordrate bei Frauen zwischen 45 und 54 Jahren liegt. Einige Studien lassen darauf schließen, dass dies mit den biologischen Veränderungen während der Perimenopause und der Menopause zusammenhängen könnte.

Hormonelle Schwankungen können die Stimmung eines Menschen völlig durcheinanderbringen. In einem Moment ist man wütend, im nächsten weint man und weiß gar nicht, warum. Betroffene sagen oft Sätze wie die folgenden, wenn sie mich in der Sprechstunde aufsuchen: »Ich komme mit diesen Ausbrüchen und Stimmungsschwankungen nicht klar ... das ist so untypisch für mich«, »Ich habe das Gefühl, ich verliere den Verstand ... ich mache mir solche Sorgen, dass ich dement werde«, »Ich kann mich kaum noch auf etwas konzentrieren ... ich fühle mich total verloren«, »All meine Freude ist aus meinem Leben verschwunden ... ich habe mich noch nie so deprimiert gefühlt«.

Das kann eine sehr isolierende Zeit sein, vor allem, wenn eine Person glaubt, dass sie mit ihren Gefühlen allein ist. Vielleicht schämt sie sich auch für ihre untypischen Stimmungsschwankungen und ihre Wut, was sie davon abhalten könnte, sich Freunden und Familie gegenüber zu öffnen. Es ist daher sehr wichtig, lieber früher als später professionelle Hilfe in Anspruch zu nehmen.

Mangelndes Wissen über die Perimenopause kann allerdings auch zu Fehldiagnosen führen. Ich kenne Fälle, in denen Frauen in der Lebensmitte gesagt wurde, dass sie an Depressionen leiden, und ihnen Antidepressiva verschrieben wurden, obwohl ihre emotionalen und psychologischen Probleme in vielen Fällen direkt mit ihren schwankenden Hormonen zusammenhingen, die mit einer Hormonersatztherapie erfolgreich behandelt und reguliert werden können.

Neben dem Gespräch mit deiner Ärztin oder deinem Arzt über mögliche Therapien und Strategien gibt es noch weitere Möglichkeiten, die du nutzen kannst, zum Beispiel:

Wenn du dich in einer akuten psychischen Krise befindest und um deine unmittelbare Sicherheit besorgt bist, rufe bitte sofort die Notrufnummer 112 an. Den ärztlichen Bereitschaftsdienst erreichst du unter der Nummer 116 117.

- **Telefonseelsorge:** Hier bekommst du eine anonyme, kostenlose Beratung zu jeder Tages- und Nachtzeit unter den bundesweiten Telefonnummern 0800 – 1110111 oder 0800 – 1110222. Weitere Kontaktmöglichkeiten findest du unter www.telefonseelsorge.de per Chat, E-Mail oder vor Ort.
- **Beratungsstellen:** In allen deutschen Städten gibt es psychologische Dienste, Beratungsstellen für Ehe-, Familien- und Lebensfragen, psychosoziale Beratungsstellen oder sozialpsychiatrische Dienste, an die du dich wenden kannst.

Neurodiversität in der Menopause

Neurodiversität bezieht sich auf ein breites Spektrum menschlicher Verhaltensweisen, die beispielsweise Stimmung, Aufmerksamkeit, Kontaktfreudigkeit und Lernfähigkeit betreffen. Menschen im gesamten Spektrum der Neurodiversität sollten von ihren Gesundheitsfachkräften auf die für sie beste Weise unterstützt werden. Die oben genannten Verhaltensweisen können jedoch auch durch die Perimenopause beeinträchtigt werden, sodass sie für neurodiverse Menschen eine besonders beunruhigende Zeit sein kann, aber auch eine Zeit, in der möglicherweise neurodiverse Erkrankungen diagnostiziert werden, die bisher übersehen wurden.

Autismus, Aufmerksamkeitsdefizit- und Hyperaktivitätsstörung (ADHS), Tourettesyndrom und Legasthenie sind häufige neurologische Erkrankungen und insbesondere Menschen mit Autismus und ADHS erleben in der Perimenopause oftmals erhebliche Auswirkungen auf ihr psychisches Wohlbefinden.

Autismus-Spektrum-Störung

Autismus-Spektrum-Störungen (ASS) können sich im Laufe des Lebens auf die Kommunikation, das Verhalten, die sozialen Fähigkeiten, die Aufmerksamkeit und die Lernfähigkeit eines Menschen auswirken. Derzeit gibt es nur sehr wenige Untersuchungen zu den Auswirkungen der Perimenopause auf Menschen mit ASS, aber die wenigen Studien, die uns vorliegen, deuten darauf hin, dass während der Perimenopause autismusbezogene Symptome in Bezug auf Sozialisierung, Kommunikation und sensorische Empfindlichkeit deutlich zunehmen.

Die Daten zeigen auch, dass es Frauen im Allgemeinen besser gelingt, ihre Symptome zu überspielen und Bewältigungsstrategien zu finden, um mit ASS umzugehen, sodass Frauen im Vergleich zu Männern bisher unterdiagnostiziert wurden. Dies hat dazu geführt, dass es kaum Studien über die Auswirkungen der Perimenopause auf ASS gibt.

Aufmerksamkeitsdefizit- und Hyperaktivitätsstörung

Diese Erkrankung ist allgemein als ADHS bekannt und wird sowohl bei Kindern als auch bei Erwachsenen diagnostiziert. Sie äußert sich in Hyperaktivität, Aufmerksamkeitsstörungen und impulsivem Verhalten.

Der mit der Perimenopause einhergehende Rückgang des Östrogenspiegels senkt auch den Dopaminspiegel, einen Stoff, der die Handlungsfähigkeit fördert. Dies bedeutet, dass sich die Symptome von Frauen mit ADHS durch die hormonellen Veränderungen in der Perimenopause verschlimmern können und somit zusätzlich zu den üblichen psychischen Auswirkungen der Perimenopause auftreten.

Eine Umfrage des Magazins *ADDitude* ergab, dass mehr als die Hälfte der befragten Frauen angaben, ADHS habe in den Jahren der Perimenopause, also zwischen den Vierzigern und Fünfzigern, »die größten Auswirkungen auf ihr Leben«, wobei Gehirnnebel und Gedächtnisprobleme am stärksten zu Buche schlagen. Außerdem berichten viele Frauen in der Perimenopause zum ersten Mal von ADHS-Symptomen. Wenn bei dir ADHS diagnostiziert wurde, solltest du mit deiner Ärztin oder deinem Arzt über die Möglichkeiten einer Hormonersatztherapie sprechen, denn eine Östrogensubstitution kann sich erheblich auf dein Wohlbefinden auswirken.

Änderungen des Lebensstils zur Linderung von Wechseljahrsbeschwerden

In der Lebensmitte nehmen viele Frauen Veränderungen an ihrem Lebensstil vor, um ihre Wechseljahrsbeschwerden in den Griff zu bekommen. Diese Veränderungen wirken sich aber auch sehr positiv auf ihr allgemeines Wohlbefinden aus.

Schlaf

Eine kognitive Verhaltenstherapie (KVT) kann bei Schlafproblemen helfen, indem sie positive Gedanken und bessere Gewohnheiten fördert (Seite 186 bis 187). Es gibt aber auch andere praktische Dinge, die du tun kannst, um eine erholsame Nacht zu verbringen:

- Esse spät am Abend nichts mehr und verzichte auf Alkohol und Koffein.
- Nimm ein Bad, bevor du ins Bett gehst.
- Achte darauf, dass dein Schlafzimmer kühl, dunkel und gut durchgelüftet ist.
- Lege ein Handtuch unter dich, um den Schweiß aufzusaugen und dein Bettlaken zu schützen.
- Verwende ein spezielles Kühlkissen (auf dem Markt gibt es zahlreiche), das den Nachtschweiß lindern kann.
- Trage lockere Nachtwäsche aus Baumwolle, die du im Bett leicht ausziehen kannst.
- Reduziere Ablenkungen vor dem Schlafengehen; lies vielleicht ein Buch oder höre beruhigende Musik, anstatt fernzusehen oder in sozialen Medien zu stöbern.
- Nutze eine Schlaf-App, die dir beim Einschlafen hilft. Somnio beispielsweise ist eine App, die man auf Rezept bekommen kann, für Patient*innnen mit Insomnie; die Krankenkassen übernehmen die Kosten dafür.

Ernährung

Eine abwechslungsreiche und nährstoffreiche Ernährung kann sich erheblich auf deine Gesundheit und dein Wohlbefinden auswirken, und das ist besonders wichtig, wenn du dich der Menopause näherst. Viele Menschen in dieser Lebensphase nehmen an Gewicht zu – vor allem am Bauch –, was oft auf die folgenden Faktoren zurückzuführen ist:

- Schwankende Hormonspiegel können die Art und Weise beeinflussen, wie dein Körper Fett speichert, was dazu führt, dass weniger Kalorien verbrannt werden und sich mehr Fett ansammelt.
- Eine Abnahme der Muskelmasse führt dazu, dass dein Körper mehr Kalorien verlangt und du mehr isst, als du eigentlich brauchst.
- Aufgrund von Wechseljahrsbeschwerden wie Schlaflosigkeit, Müdigkeit, Hitzewallungen und Gelenkschmerzen bist du vielleicht weniger geneigt, dich regelmäßig zu bewegen.

Eine Gewichtszunahme in der Lebensmitte kann das Risiko für bestimmte Krankheiten, wie Typ-2-Diabetes und Krebs, oftmals erhöhen. Deshalb ist es wichtig, dass du darauf achtest, was du isst und trinkst. Ich bin kein Fan von einschränkenden, vorgeschriebenen Diäten, sondern bevorzuge vernünftige, umsetzbare und ausgewogene Pläne für eine gesunde Ernährung, und meine wichtigsten Ratschläge für meine Patient*innen lauten wie folgt:

Iss viel Obst und Gemüse

Obst und Gemüse sollten ein wichtiger Bestandteil deiner täglichen Ernährung sein. Meine geschätzte Kollegin Dr. Mary Claire Haver, eine US-amerikanische Ärztin für Geburtshilfe und Gynäkologie, die sich auf die Ernährung von Frauen spezialisiert hat, empfiehlt, einen »Regenbogen« aus farbigem Obst und Gemüse zu essen. Das bedeutet: viele orange Karotten, rote Weintrauben, grüne Paprika und lila Brokkoli!

Erhöhe die Aufnahme von Ballaststoffen und Proteinen

Achte darauf, dass dein täglicher Speiseplan viele ballaststoffreiche, stärkehaltige Kohlenhydrate (wie Naturreis, Vollkornnudeln und Ofenkartoffeln) und eine Vielzahl an eiweißreichen Lebensmitteln wie fettreichem Fisch, magerem Fleisch, Eiern, Nüssen, Samen und Hülsenfrüchten enthält.

Verzichte auf stark verarbeitete Lebensmittel und Junkfood

Versuche, deinen Verzehr von verarbeiteten Lebensmitteln, Imbiss- und Fertiggerichten zu reduzieren. Sie enthalten oft viel Salz und gesättigte Fettsäuren und meist auch keine wichtigen Nährstoffe. Einige Wurstsorten können zudem ein Konservierungsmittel namens Natriumnitrat enthalten, das mit Krebs und Herzerkrankungen in Verbindung gebracht wird.

Nimm zuckerhaltige Lebensmittel nur in Maßen zu dir

Ich esse gern mal ein Stück Kuchen oder ein Stück Schokolade, wenn ich müde oder gestresst bin. Aber auch wenn ich mir gelegentlich etwas Süßes gönne, versuche ich, es nicht zur täglichen Gewohnheit werden zu lassen. Lebensmittel mit zugesetztem Zucker – wie Süßigkeiten, Kuchen, Kekse und kohlensäurehaltige Getränke – sowie Lebensmittel mit verstecktem Zucker – wie Nudelsoßen und aromatisierte Joghurts – sollten nur in Maßen genossen werden.

Reduziere die Portionsgrößen

Dein Magen ist viel kleiner, als du denkst – er ist etwa so groß wie deine geballte Faust. Versuche daher, deine Portionsgrößen entsprechend zu reduzieren. Um ein Überessen zu vermeiden, solltest du lernen zu erkennen, wann dein Magen voll ist, und auch daran denken, dass du nicht den ganzen Teller leer essen musst.

Halte die Gesundheit deines Darms aufrecht

Es ist sehr wichtig, dass dein Darm gesund ist. Er entgiftet uns nicht nur und scheidet aus, was wir zu uns nehmen, sondern steuert auch Geist und Körper. Er ist zudem verantwortlich für die Steuerung von Neurotransmittern wie Serotonin (das Glückshormon), Dopamin, Cortisol und Melatonin, die alle unsere Stimmung und unseren Schlaf beeinflussen. Der Darm spielt auch in der Menopause eine wichtige Rolle. Wir wissen, dass Östrogen zusammen mit anderen Hormonen und Giftstoffen über den Darm ausgeleitet wird, bevor es schließlich über den Stuhlgang aus dem Körper ausgeschieden wird. Verstopfung ist jedoch in der Perimenopause und nach der Menopause ein häufiges Problem, und wenn die Darmmikroben ins Ungleichgewicht geraten, kann dies zu einer Dominanz der Östrogenaufnahme führen. Das kann die Wechseljahrsbeschwerden verstärken. Deshalb solltest du dich um deinen Darm kümmern, indem du dich gesund und gehaltvoll ernährst.

81,9 %
der Frauen in der Postmenopause haben einen niedrigen Magnesiumspiegel.

Nimm Nahrungsergänzungsmittel und Vitamine zu dir

Um die Gesundheit von Gelenken, Haut und Haaren in der Menopause zu erhalten und um das Immunsystem zu schützen, empfehle ich meinen Patient*innen in der Regel die folgenden Nahrungsergänzungsmittel:

- Vitamine B_6, B_7 (Biotin) und B_{12}
- Vitamin D
- Magnesium
- Kollagen
- Zink
- Kalzium
- Omega-3-Öl
- Nachtkerzenöl
- Soja-Isoflavone

Einige der oben genannten Stoffe sind in Multivitamintabletten enthalten (deren tägliche Einnahme ich dir auf jeden Fall empfehle), andere müssen möglicherweise separat gekauft werden.

Baue Phytoöstrogene in deinen Speiseplan ein

Es gibt Hinweise darauf, dass Lebensmittel mit einem hohen Anteil an Phytoöstrogenen, wie Olivenöl, Sojabohnen, Tofu, Miso, Süßholzwurzeltee, Bohnen, Hülsenfrüchte, Hafer, Nüsse und Samen, die Symptome von Hitzewallungen lindern und die Knochengesundheit verbessern können.

Reduziere den Alkoholkonsum

Alkohol enthält nicht nur leere Kalorien, er kann auch häufige Wechseljahrsbeschwerden wie Hitzewallungen, nächtliche Schweißausbrüche und eine niedergeschlagene Stimmung verschlimmern. Übermäßiger Alkoholkonsum erhöht außerdem dein Risiko für Krebs, Herzkrankheiten und andere Krankheiten. Wenn du nicht ganz darauf verzichten kannst, halte dich an die Höchstmenge von 14 Einheiten Alkohol pro Woche.

Gesunde Essgewohnheiten, viel Wasser trinken, regelmäßige Bewegung und guter Schlaf können die Perimenopausensymptome deutlich verbessern. Gönne dir daher Zeit für etwas Selbstfürsorge!

Trinke viel Wasser

Ich kann gar nicht genug betonen, wie wichtig Wasser ist. Es löscht nicht nur deinen Durst, sondern hilft auch, deine Körpertemperatur zu regulieren, deine Gelenke zu schmieren, deine Verdauung zu erleichtern, deine Konzentration zu verbessern und Infektionen abzuwehren. Eine gute Flüssigkeitszufuhr trägt auch zu einem erholsamen Schlaf bei.

Die Verbraucherzentrale empfiehlt, mindestens 1,5 Liter Wasser täglich zu trinken. Bei Hitze, beim Sport oder bei anstrengenden körperlichen Tätigkeiten sollte es jedoch mehr sein. Der Bedarf ist auch abhängig von Alter, Geschlecht, Gesundheitszustand und Körpergröße.

Ein Teil dieser Menge kann aus koffeinfreiem Tee, fettarmer Milch und zuckerfreien Getränken bestehen.

Ein Hinweis zur Umstellung deiner Ernährung

Menschen mit besonderen Ernährungsbedürfnissen (zum Beispiel Menschen mit Zöliakie oder Typ-1- oder Typ-2-Diabetes) sollten immer mit ihrer Ärztin oder ihrem Arzt sprechen, bevor sie ihre Ernährung umstellen.

Bewegung

In den Wechseljahren ist es wichtig, dass du dich fit hältst, denn das ist entscheidend für deine langfristige Gesundheit. Regelmäßige körperliche Aktivität in dieser Lebensphase hilft dabei:

- Muskeln aufzubauen
- die Knochen zu stärken
- Stress und Angstzustände zu kontrollieren
- die Stimmung und das Gemüt zu verbessern
- den Blutdruck zu senken
- den Stoffwechsel zu verbessern
- ein gesundes Gewicht zu halten
- soziale Interaktion zu fördern

Ich empfehle mindestens 25 Minuten Bewegung an fünf Tagen in der Woche. Idealerweise sollte dies eine Kombination aus Widerstandstraining mit Gewichten, Kraft- und Herz-Kreislauf-Training wie Laufen, Walken, Schwimmen oder Tanzen umfassen. Dieses Programm kann auch durch regelmäßige Dehnungs-, Kräftigungs- und Atemübungen ergänzt werden, wie sie beim Yoga oder Pilates praktiziert werden. Ich weiß, dass es schwierig sein kann, Sport in ein hektisches Leben einzubauen, aber denk daran, dass jedes bisschen hilft. Ich streue gern ein paar »Minibewegungen« in meinen Alltag ein und habe dir auf der rechten Seite ein paar Ideen für den Anfang zusammengestellt.

Osteoporose ist eine unglaublich lähmende Krankheit, die deine Lebensqualität stark beeinträchtigen kann. Ich kenne Patient*innen in den Sechzigern und Siebzigern, die unter einer schwachen Knochenstärke leiden, die kaum noch kurze Strecken gehen können, die nicht mehr in der Lage sind, ihre Enkelkinder zu tragen, und die sich nicht einmal mehr von der Toilette aufrichten können. Deshalb ist es enorm wichtig, an deine langfristige Gesundheit zu denken und Maßnahmen zu ergreifen, bevor es zu spät ist.

MINIBEWEGUNGEN

- Steig ein paar Haltestellen früher aus dem Bus oder Zug aus und beende den Weg mit einem zügigen Spaziergang.
- Springe vom Sofa auf und mache ein paar Kniebeugen, während du fernsiehst.
- Trainiere deine Beckenbodenmuskulatur mit einer schnellen »Zusammendrücken und Anheben«-Übung (Seite 174), wenn du an der Ampel anhältst.
- Spanne deine Gesäßmuskeln an und entspanne sie wieder, während du in der Schlange auf deinen Frühstückskaffee wartest.
- Versuche es mit ein paar Liegestützen an der Küchenarbeitsplatte, während du darauf wartest, dass das Wasser kocht.
- Nutze die Zeit, in der du mit Freunden und Familie telefonierst, um spazieren zu gehen, oder bitte deine Mitarbeiter*innen, ein reguläres Meeting in eine »Walk-and-Talk«-Sitzung zu verwandeln.

Histaminintoleranz

Histamin ist eine Verbindung, die von Zellen im ganzen Körper freigesetzt wird und auf unsere Nerven wirkt, um Juckreiz zu erzeugen. Eine Histaminintoleranz entsteht, wenn unser Immunsystem fälschlicherweise glaubt, dass eine harmlose Substanz in Wirklichkeit schädlich für den Körper ist.

Die Histaminintoleranz ist ein Thema, das erst vor Kurzem in der Diskussion um die Menopause aufgetaucht ist und das mein Interesse geweckt hat. Worum geht es dabei genau? Östrogen ist ein Immunmodulator – eine Substanz, die das Immunsystem bei der Bekämpfung von Krankheiten und Infektionen unterstützt –, und wenn der Östrogenspiegel sinkt, denkt dein Immunsystem, dass es angegriffen wird, und produziert zu viel Histamin.

Symptome der Histaminintoleranz

- Blähungen
- Kopfschmerzen
- Übelkeit
- Hautausschläge und Juckreiz

Histaminintoleranz bedeutet, dass dein Körper nicht in der Lage ist, das überschüssige Histamin ausreichend abzubauen. Außerdem wird vermutet – das ist aber noch nicht ausreichend erforscht –, dass der Spiegel des Verdauungsenzyms Diaminoxidase (DAO) in der Perimenopause sinkt, was die Histaminintoleranz weiter verschlimmert, sodass manche Frauen plötzlich bestimmte Lebensmittel nicht mehr vertragen. Die schlimmsten Übeltäter sind Lebensmittel mit einem hohen Gehalt an »biogenen Aminen« (Aminosäuren, die bei der Fermentation freigesetzt werden) wie verarbeitetes Fleisch, Fischkonserven, fermentiertes Gemüse, gereifter Käse und Rotwein.

Umgekehrt (und verwirrenderweise) kommt es bei einigen Frauen, die eine Östrogen-Hormonersatztherapie erhalten, zu einem Anstieg des Histamingehalts, der ähnliche Reaktionen auslöst wie die oben beschriebenen – auch hier gehen wir davon aus, dass der Körper versucht, sich zu schützen.

Diagnose der Histaminintoleranz

Die Histaminintoleranz ist kein sehr bekanntes Leiden, und derzeit wird die Diagnose einfach durch das Gespräch der Symptome mit deiner Ärztin oder deinem Arzt gestellt. Frauen in der Lebensmitte – und auch Mediziner*innen – verwechseln die Symptome der Histaminintoleranz jedoch oft mit einer allergischen Reaktion, obwohl der zugrunde liegende Auslöser eher hormonell bedingt ist. Du kannst die DAO-Aktivität im Histaminspiegel des Blutserums in entsprechenden Laboren messen lassen.

Behandlung der Histaminintoleranz

Menschen, die gerade erst mit einer Hormonersatztherapie begonnen haben, können zu Recht beunruhigt sein, wenn sie diese Symptome bemerken, manche erwägen sogar, die Behandlung abzubrechen, aber ich rate dir dringend, dranzubleiben und mit deiner Ärztin oder deinem Arzt zu sprechen, da es verschiedene Behandlungsmöglichkeiten gibt:

- Reduziere histaminreiche Lebensmitteln in deiner Ernährung, wobei es 14 Tage dauert, um einen Unterschied festzustellen. (Ich befürworte hier keine Eliminationsdiät, aber achte darauf, welche Lebensmittel bei dir eine Reaktion hervorrufen.)
- Niedrig dosierte Antihistaminika wie Cetirizin oder Loratadin, die häufig als Heuschnupfenmittel eingesetzt werden, können nach Rücksprache mit einer Ärztin oder einem Arzt eingenommen werden, um den Symptomen entgegenzuwirken (ich empfehle oft eine dreimonatige Kur von 10 Milligramm jeden Abend).
- Auch das Medikament Stemetil gegen Übelkeit kann nach Rücksprache mit einer Ärztin oder einem Arzt hilfreich sein.
- Wenn du deine Dosis der systemischen Hormonersatztherapie änderst (oder auf eine rein vaginale Hormonersatztherapie umsteigst), solltest du dir genau überlegen, welche weiteren Vorteile du möglicherweise einbüßt.

Komplementäre und alternative Therapien

Die Perimenopause ist ein ganz normaler Übergang im Leben, wenn deine Periode ausbleibt und dein Östrogen- und Progesteronspiegel sinkt. Viele Frauen verfolgen in dieser Phase einen ganzheitlichen Ansatz für ihre Gesundheit, indem sie alternative Therapien allein oder ergänzend zu konventionellen Behandlungen anwenden. Vielleicht überdenken sie auch ihren Lebensstil, trinken weniger Alkohol, treiben mehr Sport und versuchen, ihren Stress am Arbeitsplatz zu reduzieren.

Als Ärztin des britischen Nationalen Gesundheitsdienstes (NHS) habe ich keine Bedenken, in meiner Praxis über alternative Heilmethoden zu sprechen – ich verwende selbst einige davon –, aber ich bin mir auch bewusst, dass es teilweise an evidenzbasierter Forschung zu diesen Methoden mangelt. Ich helfe meinen Patient*innen gern dabei, sich mit den verschiedenen Möglichkeiten vertraut zu machen, und verweise sie auf relevante Quellen. Letztendlich müssen sie selbst herausfinden, was für sie am besten geeignet ist – von Achtsamkeit und Meditation bis hin zu Reiki und Reflexzonenmassage.

Als NHS-Ärztin kann ich meinen Patient*innen keine komplementären Therapien anbieten. Ich freue mich aber, wenn sie mir berichten, dass etwas ihre Wechseljahrsbeschwerden lindert. Die folgenden Therapien werden in meiner Praxis am häufigsten genannt.

Akupunktur

Akupunktur – das alte chinesische Verfahren, bei dem dünne Nadeln an ganz bestimmte Stellen in den Körper gestochen werden – soll Hitzewallungen und nächtliche Schweißausbrüche verringern.

Kräuteranwendungen

Die Kräutertherapie ist in den letzten Jahren immer beliebter geworden, und ich kenne viele Frauen, die auf koreanischen Ginseng, Rotklee, Traubensilberkerze oder Johanniskraut schwören, um ihre Wechseljahrsbeschwerden zu bekämpfen. Es ist jedoch sehr wichtig, dass diese Therapien mit Bedacht eingesetzt werden, da sie mit anderen Medikamenten in Wechselwirkung treten können. Frauen, die Tamoxifen (ein Hormonpräparat zur Behandlung von Brustkrebs) einnehmen, sollten zum Beispiel Johanniskraut meiden, und in einigen Fällen ist bekannt, dass Traubensilberkerze eine Lebertoxizität verursachen kann.

Kognitive Verhaltenstherapie

Die kognitive Verhaltenstherapie (KVT) ist eine Gesprächstherapie, mit dem Ziel, durch eine veränderte Denk- und Verhaltensweise Probleme zu bewältigen. Das National Institute for Health and Care Excellence (NICE) empfiehlt sie als therapeutische Option, um Stress, Ängste und Niedergeschlagenheit zu lindern, die in der Perimenopause, Menopause und Postmenopause auftreten können. Manche Patient*innen profitieren sehr davon – entweder durch Selbsthilfe oder durch die Zusammenarbeit mit einer qualifizierten Fachkraft. Andere hingegen finden sie ziemlich erfolglos und unwirksam, da das Konzept schwer zu verstehen ist und viel Übung und regelmäßige Anwendung erfordert. Wie bei vielen Aspekten der Behandlung von Wechseljahrsbeschwerden gibt es auch hier kein Patentrezept, das für alle passt, und jede Frau sollte für sich selbst entscheiden, ob die KVT für sie das Richtige ist.

Kognitive und verhaltenstherapeutische Strategien wie Atemübungen und die Steuerung von Gedankenprozessen sind dafür bekannt, dass sie bei Hitzewallungen helfen. Dieses häufige Symptom der Menopause kann für die Betroffenen ziemlich peinlich und unangenehm sein, besonders wenn es in der Öffentlichkeit auftritt. Eine langsame, kontrollierte Atmung, bei der du deinen Körper entspannst und aus dem Bauch heraus atmest, kann sehr hilfreich sein, ebenso wie das Lernen, mit deinen Gefühlen umzugehen, wenn dich diese unheilvolle Hitzewallung überkommt.

Die kognitive Verhaltenstherapie kann auch bei Schlafproblemen helfen. Viele Frauen in den Wechseljahren leiden unter Schlaflosigkeit, die durch nächtliche Schweißausbrüche oftmals noch verschlimmert wird. Doch das lässt sich häufig in den Griff bekommen, indem du dein Verhalten vor dem Schlafengehen änderst und deine Denkmuster neu strukturierst. Das kann bedeuten, dass du Entspannungstechniken anwendest oder bestimmte Ablenkungen vor dem Schlafengehen ausschaltest (zum Beispiel das lästige Handy in eine Schublade legst).

Die kognitive Verhaltenstherapie ist wissenschaftlich anerkannt; die Kosten werden von den Krankenkassen übernommen. Du kannst die Therapie auch auf Selbsthilfebasis ausprobieren.

Akzeptanz- und Commitment-Therapie

Immer mehr meiner Patient*innen mit Wechseljahrsbeschwerden, insbesondere Hitzewallungen, wenden die Akzeptanz- und Commitment-Therapie (ACT) an. Im Kern ist die ACT eine achtsamkeitsbasierte Therapie, die dich dazu ermutigt, deine Situation so zu akzeptieren, wie sie ist, anstatt dagegen anzukämpfen. Das kann manchmal bedeuten, dass du lernst, das Leben so zu nehmen, wie es kommt, mit allem Guten und Schlechten. ACT-Therapeut*innen können dir auch dabei helfen, dich zu verpflichten, Probleme direkt anzugehen, anstatt ihnen auszuweichen, und dir beibringen, deine negativen Gedanken zu kontrollieren.

> **Wenn du eine Hormonersatztherapie durchführst, solltest du deine Ärztin oder deinen Arzt immer darüber informieren, wenn du ergänzende Medikamente einnimmst.**

Hormonersatztherapie

Es gibt unzählige Möglichkeiten, die Perimenopause und die Menopause anzugehen und die Symptome zu minimieren. Als Gesundheitsexpertin ist es meine Aufgabe, jede einzelne Person zu betrachten, ihre Situation zu beurteilen und die Punkte miteinander zu verbinden. Eine Patientin kann hormonell oder nicht hormonell behandelt werden – beides hat Vor- und Nachteile, Risiken und Nutzen –, und während des ersten Beratungsgesprächs arbeiten wir eng zusammen, um herauszufinden, wie sich die Symptome am besten behandeln lassen. Die nicht hormonelle Behandlung ist oft mein erster Ansatzpunkt, der in der Regel einen ganzheitlichen Ansatz für Ernährung, Bewegung und Lebensstil beinhaltet (Seite 181 bis 184). Allerdings haben viele meiner Patientinnen diese Lebensstiländerungen bereits ausprobiert, bevor sie zu mir kommen.

Für die Patientinnen, deren Symptome sich durch die nicht hormonellen Maßnahmen nicht bessern und deren Lebensqualität dadurch immer noch leidet, kann eine Hormonersatztherapie (HRT) eine ungemein nützliche Behandlung sein. Die HRT ist nicht für jede Frau geeignet – und ich dränge nie eine Patientin dazu, sie durchzuführen –, aber als Ärztin, die Hunderten von Patientinnen eine HRT verschrieben hat, kann ich bezeugen, dass sie sich positiv auswirkt.

So funktioniert die Hormonersatztherapie

Eine Hormonersatztherapie ist einfach eine Zufuhr der Hormone, die im Körper einer Frau fehlen, wenn sie sich der Menopause nähert. Sie besteht aus zwei Hormonen, die ich in diesem Buch schon oft erwähnt habe – Östrogen und Progesteron – und kann in einigen Fällen auch Testosteron als drittes Hormon enthalten. Frauen (und Personen, die bei der Geburt als weiblich eingestuft wurden), die eine Gebärmutter haben, nehmen normalerweise eine Kombination aus Östrogen und Progesteron ein, um die Verdickung der Gebärmutterschleimhaut zu verhindern, die durch eine reine Östrogenbehandlung verursacht werden kann. Frauen, die eine Hysterektomie hinter sich haben, nehmen in der Regel nur Östrogen ein.

Die Hormonersatztherapie soll eine ganze Reihe von lästigen Wechseljahrsbeschwerden wie Herzklopfen, Schlaflosigkeit und Depressionen lindern (eine vollständige Liste findest du auf den Seiten 165 bis 166). Studien deuten darauf hin, dass sie auch langfristig Vorteile hat, wie beispielsweise ein geringeres Risiko für Osteoporose, Demenz, Typ-2-Diabetes, Depressionen und Herz-Kreislauf-Erkrankungen.

Eine Hormonersatztherapie ist auf Rezept in verschiedenen Präparaten und Kombinationen erhältlich. Je nach den individuellen Bedürfnissen der Frau können einige davon täglich angepasst und fein abgestimmt werden. Dies ist ideal für Frauen, die zyklische Symptome haben, die in ihrer Intensität variieren.

Die Hormonersatztherapie gibt es auch als »systemische Hormonersatztherapie« – Tabletten, Pflaster oder Gele, welche die Symptome im ganzen Körper behandeln, oder als »topische Hormonersatztherapie« – Cremes, Gele und Pessare, die nur die Symptome im Genitalbereich behandeln.

Wenn du dich ärztlich beraten lässt und dir Zeit und Geduld nimmst, um herauszufinden, was am besten zu dir passt, kannst du von einer maßgeschneiderten Hormonersatztherapie profitieren, die deine Hormone kontrolliert und deine Symptome lindert. Wie könnte man das nicht gut finden?

Die Anwendung der Hormonersatztherapie

Die Hormonersatztherapie wird in der Regel drei Gruppen von Patientinnen angeboten:

- Patientinnen mit klassischen perimenopausalen Symptomen, die ihre Beschwerden lindern wollen.
- Patientinnen mit vorzeitiger Ovarialinsuffizienz, chirurgischer Menopause oder chemischer Menopause (Seite 164).
- Patientinnen mit perimenopausalen Symptomen, die sich vor Osteoporose und anderen Krankheiten wie Herzkrankheiten und vaskulärer Demenz schützen wollen.

Wenn ich eine Hormonersatztherapie verschreibe, lege ich weder eine obere noch eine untere Altersgrenze fest, weil die Bedürfnisse meiner Patientinnen an erster Stelle stehen. Sie können 43, 53 oder 63 Jahre alt sein, aber wenn sie in meiner Praxis sitzen und mit einer ganzen Reihe von Symptomen zu kämpfen haben, bespreche ich gern die Vor- und Nachteile einer HRT.

Im Gegensatz zu anderen Medikamenten wird die Hormonersatztherapie nicht als Kur verabreicht, und wenn sie der Gesundheit und dem Wohlbefinden einer Frau dient, gibt es keinen Grund, warum sie nicht auf unbestimmte Zeit angewendet werden kann (im Grunde für den Rest des Lebens). Die Hormonersatztherapie verzögert die Menopause nicht – das ist eine Frage, die mir oft gestellt wird –, sondern kontrolliert lediglich die Symptome, solange diese vorhanden sind.

In den ersten Wochen der HRT-Behandlung kommt es häufig zu kleineren Nebenwirkungen wie Übelkeit, Wadenkrämpfen und Brustspannen, deshalb rate ich meinen Patientinnen oft, in dieser Anfangsphase durchzuhalten. Sobald sich alles eingependelt hat, können die Nebenwirkungen durch eine Anpassung der Art und Dosierung der Hormonersatztherapie minimiert werden.

Meiner Erfahrung nach entscheiden sich Frauen erst nach etwa vier Jahren, wenn ihre Symptome wirklich schlimm werden, für eine systemische HRT. Das muss aber nicht so sein. Warte nicht, bis sich deine Symptome verschlimmern, bevor du den Mut aufbringst, mit deiner Ärztin oder deinem Arzt über eine Hormonersatztherapie zu sprechen.

Mehr als ein Drittel der Frauen, die sich mit Perimenopausensymptomen in Behandlung begeben haben, bekamen Antidepressiva angeboten.

Darreichungsformen der Hormonersatztherapie

Es gibt verschiedene Möglichkeiten, eine Hormonersatztherapie einzunehmen:

- **Tabletten und Kapseln zur oralen Einnahme** werden in der Regel täglich eingenommen, damit der Einnahmezyklus leicht zu merken ist. Östrogentabletten sind mit einem etwas höheren Risiko von Blutgerinnseln verbunden als Pflaster oder Gele, da sie von der Leber verarbeitet werden. Sie können auch die Libido beeinträchtigen und sind möglicherweise nicht geeignet, wenn du übergewichtig bist oder bestimmte gesundheitliche Probleme hast. Sie können weniger zuverlässig aufgenommen werden, wenn du eine Magenverstimmung hast.

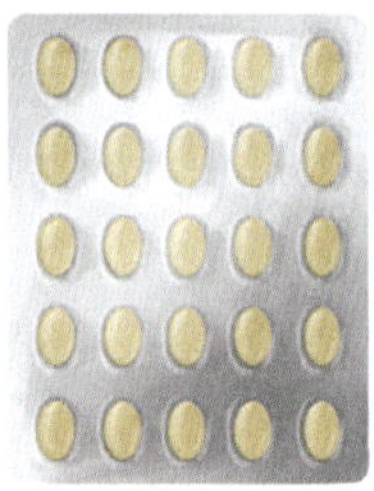

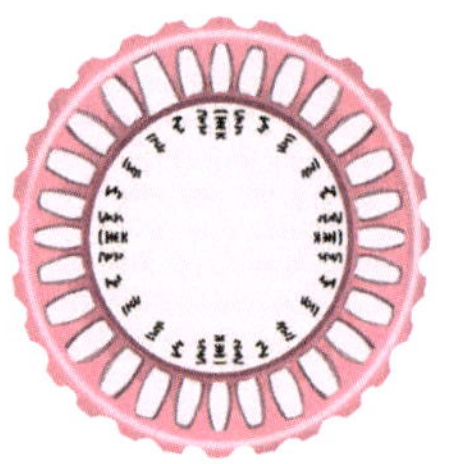

- **Hautpflaster** werden auf die Haut geklebt und ein- bis zweimal pro Woche gewechselt. Sie geben eine konstante Dosis ab und können daher gut geeignet sein, wenn du unter Migräne leidest. Du kannst auch mehrere Pflaster verwenden, wenn du eine höhere Dosis brauchst. Der verwendete Klebstoff kann einen klebrigen Rückstand hinterlassen, der sich aber leicht mit Babyöl entfernen lässt.

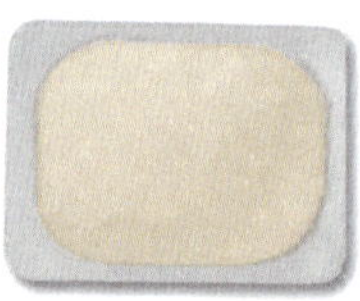

- **Hautgels und Sprays** werden normalerweise auf die Arme oder Beine aufgetragen. Die Dosis lässt sich leicht einstellen, sodass deine Ärztin oder dein Arzt eine ganz bestimmte Dosis auf deine Bedürfnisse abstimmen oder dir raten kann, sie zusammen mit einem Pflaster zu verwenden. Sie können PMS-Symptome lindern, wenn du noch deine Periode hast, und die Dosis kann bei Bedarf für die Tage vor deiner Periode erhöht werden.

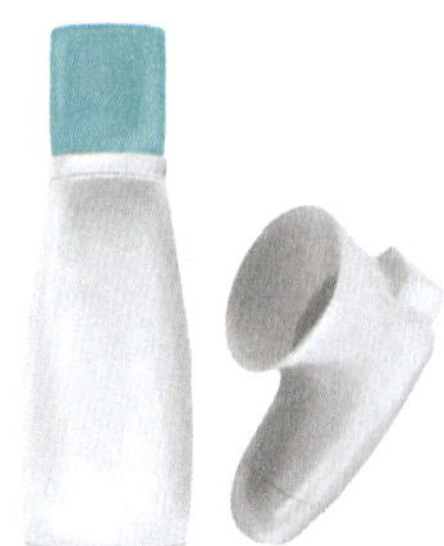

- **Implantate** werden von einer medizinischen Fachkraft eingesetzt und können für Frauen nützlich sein, die Östrogen nicht gut aufnehmen können. Allerdings können sie zu schwankenden Hormonspiegeln führen und die Dosis ist weniger flexibel als bei anderen Formen.

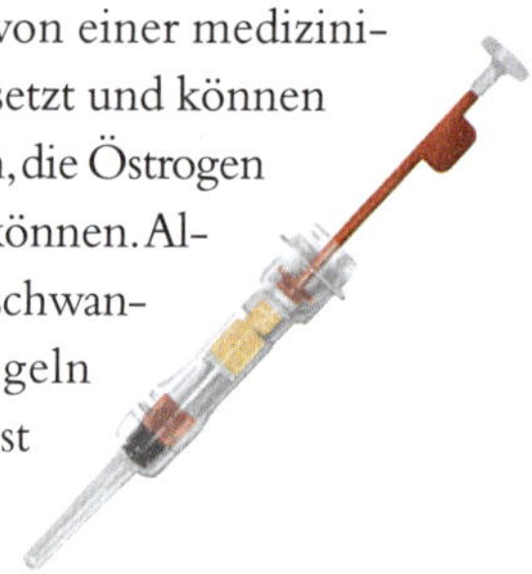

- **Vaginalpessare und Cremes** werden nur äußerlich angewendet. Cremes werden um die Vulva, die Vagina, die Blase, die Harnröhre und den Damm herum aufgetragen, um Symptome zu lindern, die mit der Senkung des Östrogenspiegels im Körper zusammenhängen, während Pessare in die Vagina eingeführt werden.

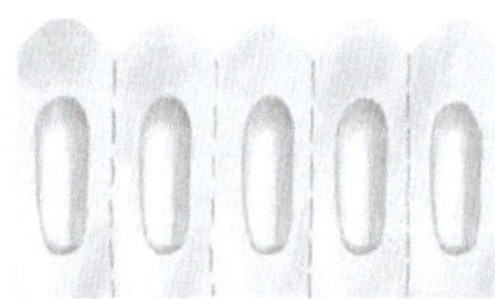

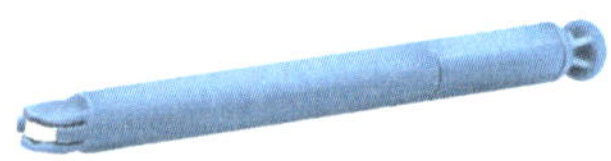

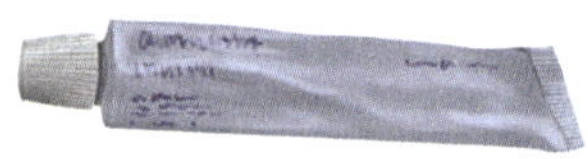

Wirkstoffformen der Hormonersatztherapie

Welche Hormonersatztherapie für dich am besten geeignet ist, hängt von deinen persönlichen Umständen ab. Im Allgemeinen lassen sie sich in eine der folgenden Kategorien einteilen:

- **Kombinierte Hormonersatztherapien** enthalten sowohl Östrogen (das die Wechseljahrsbeschwerden lindert) als auch Gestagen (welches das Risiko verringert, dass Östrogen anormale Veränderungen der Gebärmutterschleimhaut verursacht). Wenn du noch deine Periode hast (egal ob monatlich oder unregelmäßig), nimmst du in der Regel den Östrogenanteil kontinuierlich und den Gestagenanteil für zwei von vier Wochen ein. Wenn du in der Postmenopause bist, führst du die Behandlung kontinuierlich durch.

- Eine **reine Östrogen-Hormonersatztherapie** (Monotherapie mit Östrogen) ist geeignet, wenn du eine Hysterektomie hattest. Menschen, die eine Hysterektomie hatten, müssen normalerweise kein Gestagen in ihrer Hormonersatztherapie einnehmen, da kein Risiko besteht, dass die Östrogenbehandlung abnormale Veränderungen an der Gebärmutterschleimhaut verursacht (da diese ja entfernt wurde).
- Wenn du jedoch aufgrund einer schweren Endometriose eine Hysterektomie hattest, wird deine Ärztin oder dein Arzt möglicherweise eine Gestagenergänzung vorschlagen, falls noch Zellen der Gebärmutterschleimhaut im Becken verblieben sind. Wenn bei der Hysterektomie der Gebärmutterhals nicht entfernt wurde, kann es sein, dass die Patientin auch Gestagen als Teil ihrer Hormonersatztherapie benötigt, um zu verhindern, dass die verbleibenden Zellen der Gebärmutterschleimhaut abnormal verdicken. Eine reine Östrogen-HRT kann auch von Frauen eingenommen werden, die keine Hysterektomie hatten, wenn sie gleichzeitig eine reine Gestagen-HRT-Anwendung erhalten. Dies kann für Frauen gut funktionieren, die unerwünschte Nebenwirkungen von bestimmten Östrogenen oder Gestagenen verspüren.
- **Topische vaginale Östrogene** sind für Frauen sinnvoll, die unter den Auswirkungen einer vaginalen Atrophie leiden (Seite 168). Da es sich um ein topisches Östrogen handelt, birgt es nicht die Risiken anderer Formen der Hormonbehandlung und ist daher für Frauen geeignet, die an einem Östrogenrezeptor-positiven Brustkrebs erkrankt sind oder waren. Topisches vaginales Östrogen lindert keine systemischen Wechseljahrsbeschwerden.

Körperidentische Hormonersatztherapie

Dank des medizinischen und wissenschaftlichen Fortschritts gibt es immer mehr Hormonersatzpräparate. Die neuesten Präparate der jüngeren Generation sind besonders brillant: Sie sind körperidentisch (auch bioidentisch oder naturidentisch), das heißt, sie ahmen die chemische Form und Struktur unserer körpereigenen natürlichen Hormone nach. Sie sind auf pflanzlicher Basis und ich empfehle sie immer häufiger anstelle der synthetischen Hormonpräparate der älteren Generation. Die transdermalen körperidentischen Östrogene – Gele, Sprays und Pflaster – gelten als besonders sichere Optionen, da sie über die Haut aufgenommen und nicht von der Leber verarbeitet werden. Körperidentische Gestagene werden ebenfalls aus pflanzlichen Inhaltsstoffen gewonnen und haben Studien zufolge weniger Risiken und Nebenwirkungen als ihre synthetischen Gegenstücke (Seite 209). Ein Gespräch mit einer Ärztin oder einem Arzt hilft dir bei der Entscheidung, ob der körperidentische Weg der beste für dich ist.

Vorsicht vor zusammengesetzten bioidentischen Hormonen

Vielleicht stößt du auf den Begriff »zusammengesetzte bioidentische Hormone«, die aber nicht mit den körperidentischen Hormonen verwechselt werden dürfen. Dabei handelt es sich um nicht zugelassene Medikamente, die oft als »natürlich« vermarktet und von spezialisierten Ärzten privat verschrieben werden. Oftmals greifen Frauen zur Linderung ihrer Beschwerden auch auf individuell erstellte Mittel aus der Apotheke zurück – sie enthalten ebenfalls bioidentische Hormone. Im Gegensatz zu industriell hergestellten Hormonersatzpräparaten unterliegen diese jedoch keinen strengen Qualitätskontrollen. Wegen der variablen Zusammensetzung dürfen sie laut Gesetz ohne Beipackzettel verkauft werden; trotzdem können sie Nebenwirkungen haben.

Zyklische Östrogen-Gestagen-Kombinationstherapie

✓ Geeignet für Frauen mit einer Gebärmutter, die perimenopausale Symptome haben und immer noch menstruieren

✓ Ein typischer Zyklus geht über vier Wochen, wobei zwei Wochen lang eine kombinierte Östrogen- und Gestagen-Tablette und während der weiteren zwei Wochen eine reine Östrogentablette eingenommen wird.

PRODUKT-NAME	ÖSTROGENTYP + GESTAGENTYP	SYNTHETISCH (S) ODER KÖRPER-IDENTISCH (K)?	DARREICHUNGS-FORM	ANMERKUNGEN
Elleste Duet	Estradiol + Norethisteron-acetat	S	Tabletten zur oralen Einnahme	• Tägliche Einnahme, daher leicht zu merken • Geringfügig erhöhtes Risiko für Blut-gerinnsel • Weniger zuverlässige Absorption als transdermale Formen • Möglicherweise nicht geeignet, wenn du übergewichtig bist oder Typ-2-Diabetes hast • Für die meisten Ärztinnen und Ärzte die erste Wahl für eine orale Behandlung
Femoston	Estradiolhemi-hydrat + Dydro-gesteron	S	Tabletten zur oralen Einnahme	• Tägliche Einnahme, leicht zu merken • Geringfügig erhöhtes Risiko für Blut-gerinnsel • Weniger zuverlässige Absorption als bei transdermalen Formen • Möglicherweise nicht geeignet, wenn du übergewichtig bist oder Typ-2-Diabetes hast • Wird als Alternative angeboten, wenn das Norethisteron-Gestagen in Elleste Duet Nebenwirkungen wie unregel-mäßige Blutungen, Akne oder Schwindel verursacht.
Prempak C	konjugierte Östrogene + Norgestrel	S	Tabletten zur oralen Einnahme	• Tägliche Einnahme, daher leicht zu merken • Geringfügig erhöhtes Risiko für Blut-gerinnsel • Weniger zuverlässige Absorption als transdermale Formen • Möglicherweise nicht geeignet, wenn du übergewichtig bist oder Typ-2-Diabetes hast • Hergestellt aus dem Urin von Stuten, was Patientinnen abschrecken kann

Evorel Sequi	Estradiolhemihydrat + Norethisteronacetat	K	Hautpflaster	• Wird auf den Oberschenkel oder den Po geklebt und kann in der Badewanne, unter der Dusche oder beim Schwimmen getragen werden. • Bietet eine konstante Östrogendosis. • Die erste Wahl für die meisten Ärztinnen und Ärzte bei der transdermalen Anwendung
Fem7 Sequi	Estradiol + Levonorgestrel	K	Hautpflaster	• Wird auf den Oberschenkel oder den Po geklebt und kann in der Badewanne, unter der Dusche oder beim Schwimmen getragen werden. • Bietet eine konstante Östrogendosis. • Kann als Alternative verwendet werden, wenn Patientinnen unter Hautallergien, schlechter Absorption oder schlechter Haftung bei anderen Pflastern leiden.
Personalisierte, maßgeschneiderte Option	Östrogen der Wahl + Gestagen der Wahl (am häufigsten Utrogestan-Kapseln, die zyklisch eingenommen werden, oder die Mirena™-Hormonspirale)	Abhängig von den gewählten Optionen	Abhängig von den gewählten Optionen	• Kann verwendet werden, wenn du Nebenwirkungen (z. B. Blutungsprobleme) von Gestagenarten hast, die in anderen Kombinationsbehandlungen verwendet werden.

Konsultiere immer deine Ärztin oder deinen Arzt, bevor du eine neue Behandlung beginnst.

Kontinuierliche Kombinationstherapie

- ✓ Geeignet für Frauen mit einer Gebärmutter, die seit mehr als zwölf Monaten keine Periode mehr hatten
- ✓ Die kombinierten Östrogen- und Gestagen-Tabletten werden kontinuierlich eingenommen.

PRODUKT-NAME	ÖSTROGENTYP + GESTAGENTYP	SYNTHETISCH (S) ODER KÖRPER-IDENTISCH (K)?	DARREICHUNGS-FORM	ANMERKUNGEN
Kliovance	Estradiol + Norethisteron-acetat	S	Tabletten zur oralen Einnahme	• Tägliche Einnahme, daher leicht zu merken • Geringfügig erhöhtes Risiko für Blutgerinnsel • Weniger zuverlässige Absorption als transdermale Formen • Möglicherweise nicht geeignet, wenn du übergewichtig bist oder an Typ-2-Diabetes leidest • Die erste Wahl für die orale Behandlung einer kontinuierlichen Kombinationstherapie
Femoston Conti	Estradiolhemihydrat + Dydrogesteron	S	Tabletten zur oralen Einnahme	• Tägliche Einnahme, leicht zu merken • Geringfügig erhöhtes Risiko für Blutgerinnsel • Weniger zuverlässige Absorption als bei transdermalen Formen • Möglicherweise nicht geeignet, wenn du übergewichtig bist oder Typ-2-Diabetes hast • Eine Alternative, wenn es bei anderen Gestagenen zu Nebenwirkungen (Blähungen oder empfindliches Brustgewebe) kommt
Indivina	Estradiol + Medroxyprogesteron	S	Tabletten zur oralen Einnahme	• Tägliche Einnahme, daher leicht zu merken • Geringfügig erhöhtes Risiko für Blutgerinnsel • Weniger zuverlässige Absorption als bei transdermalen Formen • Möglicherweise nicht geeignet, wenn du übergewichtig bist oder Typ-2-Diabetes hast • Wird angeboten, wenn du bei anderen Formen der kontinuierlichen Kombinationstherapie Blutungen hattest und eine Gebärmuttererkrankung ausgeschlossen wurde (einschließlich Polypen, Myome, Verdickung der Gebärmutterschleimhaut).

Angeliq	Estradiol + Drospirenon	S	Tabletten zur oralen Einnahme	• Tägliche Einnahme, daher leicht zu merken • Geringfügig erhöhtes Risiko für Blutgerinnsel • Weniger zuverlässige Absorption als bei transdermalen Formen • Möglicherweise nicht geeignet, wenn du übergewichtig bist oder Typ-2-Diabetes hast • Kann als Alternative verwendet werden, wenn bei anderen Gestagenarten Nebenwirkungen auftreten (wie Blähungen, Akne oder empfindliches Brustgewebe).
Tibolon	Tibolon (ein synthetisches Molekül mit östrogenen, gestagenen und androgenen Eigenschaften)	S	Tabletten zur oralen Einnahme	• Tägliche Einnahme, daher leicht zu merken • Geringfügig erhöhtes Risiko für Blutgerinnsel • Weniger zuverlässige Absorption als bei transdermalen Formen • Möglicherweise nicht geeignet, wenn du übergewichtig bist oder Typ-2-Diabetes hast • In einigen Studien wurde festgestellt, dass die androgenen Eigenschaften eine geringe Libido verbessern. • Kann auch nach einer Hysterektomie und/oder bilateralen Salpingo-Oophorektomie in Betracht gezogen werden.
Bijuva	Estradiolhemihydrat + Gestagen	S + K	Kapseln zur oralen Einnahme	• Tägliche Einnahme, daher leicht zu merken • Weniger zuverlässige Absorption als transdermale Formen • Im Gegensatz zu anderen oralen Tabletten besser geeignet für Frauen mit Gerinnungsstörungen und Migräne in der Vorgeschichte, da sie körperidentisches mikronisiertes Gestagen enthalten. • Das Brustkrebsrisiko ist bei jüngeren Frauen geringer als bei oraler synthetischer kontinuierlicher Kombinationstherapie.

Fem7 Conti	Estradiolhemihydrat + Levonorgestrel	K + S	Hautpflaster	• Wird auf den Oberschenkel oder den Po geklebt und kann in der Badewanne, unter der Dusche oder beim Schwimmen getragen werden. • Bietet eine konstante Östrogendosis. • Kann als Alternative verwendet werden, wenn Patientinnen unter Hautallergien, schlechter Absorption oder schlechter Haftung bei anderen Pflastern leiden.
Personalisierte, maßgeschneiderte Option	Östrogen der Wahl + Gestagen der Wahl (am häufigsten Utrogestan-Kapseln, die kontinuierlich eingenommen werden, oder die Mirena™-IUS-Spirale)	Abhängig von den gewählten Optionen	Abhängig von der gewählten Option	• Kann verwendet werden, wenn du Nebenwirkungen (wie Blutungsprobleme) von den Gestagenarten hast, die in anderen Kombinationsbehandlungen verwendet werden.

Konsultiere immer deine Ärztin oder deinen Arzt, bevor du eine neue Behandlung beginnst.

Nach meiner klinischen Erfahrung gibt es KEINE Person, die nicht in irgendeiner Form eine Behandlung zur Linderung von Wechseljahrsbeschwerden erhalten kann, selbst wenn sie Krebs hat (oder hatte).

Reine Östrogen-Hormonersatztherapie

✓ Geeignet für Frauen, die eine Hysterektomie hinter sich haben (also keine Gebärmutter mehr)
✓ Geeignet für Frauen, die noch eine Gebärmutter haben, aber Gestagene separat einnehmen wollen

PRODUKT-NAME	ÖSTROGENTYP	SYNTHETISCH (S) ODER KÖRPER-IDENTISCH (K)?	DARREICHUNGS-FORM	ANMERKUNGEN
Premarin	Konjugierte Östrogene	S	Tabletten zur oralen Einnahme	• Tägliche Einnahme, daher leicht zu merken • Geringfügig erhöhtes Risiko für Blutgerinnsel • Kann die Libido beeinträchtigen • Weniger zuverlässige Absorption als transdermale Formen • Nicht geeignet, wenn du übergewichtig bist oder Typ-2-Diabetes hast • Wird aus dem Urin von Stuten hergestellt, was Patientinnen abschrecken kann.
Evorel	Estradiol	K	Hautpflaster	• Wird auf den Oberschenkel oder den Po geklebt und kann in der Badewanne, unter der Dusche und beim Schwimmen getragen werden. • Bietet eine konstante Dosis an Östrogen.
Estradot	Estradiolhemihydrat	K	Hautpflaster	• Wird auf den Oberschenkel oder den Po geklebt und kann in der Badewanne, unter der Dusche und beim Schwimmen getragen werden. • Bietet eine konstante Dosis an Östrogen. • Erhältlich in kleineren Pflastern mit einer höheren Wirkstoffkonzentration, daher besser geeignet für höhere Dosen und zierliche Frauen.
Sandrena	Estradiolhemihydrat	K	Hautgel (Portionsbeutel)	• Sehr einfach in der Anwendung • Einfache Regulierung der Dosierung bei zyklischen Symptomen • Kann als Alternative verwendet werden, wenn Pflaster Hautallergien hervorrufen. • Einzelne Beutel sind weniger umweltfreundlich als andere Optionen.

Oestrogel	Estradiolhemihydrat	K	Hautgel (Flasche)	• Sehr einfach in der Anwendung und sehr beliebt bei den Patientinnen • Die 100-ml-Flasche kann im Handgepäck mitgenommen werden. • Einfache Dosierung bei zyklischen Symptomen • Kann als Alternative verwendet werden, wenn Pflaster Hautallergien hervorrufen. • Die Plastikflasche kann recycelt werden. • Es kann zu Lieferengpässen kommen.
Lenzetto	Estradiolhemihydrat	K	Hautspray	• Ein sehr leichtes, leicht absorbierbares Präparat, das auf die Haut gesprüht wird • Einfache Dosierung bei zyklischen Symptomen • Kann als Alternative verwendet werden, wenn Pflaster Hautallergien hervorrufen. • Derzeit teurer als andere Präparate, daher zögern manche Ärzte, es zu verschreiben.

Konsultiere immer deine Ärztin oder deinen Arzt, bevor du eine neue Behandlung beginnst.

Topische vaginale Östrogene

- ✓ Geeignet für Frauen mit Beschwerden des Urogenitalsyndroms in der Menopause, zu denen Trockenheit, Brennen, Juckreiz, schmerzhafter Geschlechtsverkehr und wiederkehrende Harnwegsinfekte gehören
- ✓ Vaginales Östrogen lindert keine anderen (peri-)menopausalen systemischen Symptome.

PRODUKT-NAME	ÖSTROGENTYP	DARREICHUNGS-FORM	ANMERKUNGEN
Vagifem	Estradiol	Vaginalpessar	• Selbstverabreichung mittels Einwegapplikator • In der Regel ist eine Reihe von Behandlungen erforderlich. • Man verwendet zwei Wochen lang jede Nacht ein Pessar und reduziert dann die Häufigkeit auf zwei- bis fünfmal pro Woche, je nachdem, in welchem Rhythmus sich die Symptome bessern. • Sicher für Frauen mit Brustkrebs, die Tamoxifen nehmen
Vagirux	Estradiol	Vaginalpessar	• Selbstverabreichung mit einem wiederverwendbaren Applikator • In der Regel ist eine Reihe von Behandlungen erforderlich. • Man verwendet zwei Wochen lang jede Nacht ein Pessar und reduziert dann die Häufigkeit auf zwei- bis fünfmal pro Woche, je nachdem, in welchem Rhythmus sich die Symptome bessern. • Sicher für Frauen mit Brustkrebs, die Tamoxifen nehmen • Geeignet für Frauen mit Brustkrebs in der Vorgeschichte, die derzeit keine Aromatasehemmer oder Tamoxifen nehmen, wenn Estring nicht vertragen wird
Gina	Estradiol	Vaginalpessar	• Selbstverabreichung mit einem wiederverwendbaren Applikator • In der Regel ist eine Reihe von Behandlungen erforderlich. • Man verwendet zwei Wochen lang jede Nacht ein Pessar und reduziert dann die Häufigkeit auf zwei- bis fünfmal, je nachdem, in welchem Rhythmus sich die Beschwerden bessern.
Estriol	Estriol	Vaginalcreme	• Selbstverabreichung mit einem wiederverwendbaren Applikator • Manche finden das Einführen der Creme angenehmer als das eines Pessars. • In der Regel ist eine Reihe von Behandlungen erforderlich. • Man verwendet zwei Wochen lang jede Nacht eine Dosis und reduziert sie dann auf zweimal pro Woche, obwohl die Richtlinien nach Ermessen deiner Ärztin oder deines Arztes bis zu fünfmal pro Woche erlauben.
Ovestin	Estriol	Vaginalcreme	• Selbstverabreichung mit dem Finger oder einem wiederverwendbaren Applikator • Kann sowohl äußerlich auf die Vulva als auch innerlich in die Vagina aufgetragen werden. • In der Regel ist eine Reihe von Behandlungen erforderlich. • Man verwendet zwei Wochen lang jede Nacht eine Dosis und reduziert sie dann auf zweimal pro Woche, obwohl die Richtlinien nach Ermessen deiner Ärztin oder deines Arztes bis zu fünfmal pro Woche erlauben.

Generika	Estradiol	Vaginalcreme	• Auf Rezept sind verschiedene generische Cremes erhältlich. • Selbstverabreichung mit dem Finger oder einem Applikator • Sie können ölig sein, sind also nicht kondomfreundlich und können unangenehm aufzutragen sein. • Sie können Erdnussöl enthalten, das für Allergikerinnen ungeeignet ist. • Die Dauer der Wirkung variiert je nach Marke.
Estring	Estradiol	Vaginalring	• Dieser flexible Ring wird ähnlich wie ein Tampon eingeführt. • Kann selbst oder von deinem Arzt eingesetzt werden. • Die Wirkung hält drei Monate pro Anwendung an, sodass der Ring auch für Frauen geeignet ist, welche die tägliche Anwendung nicht selbst bewältigen können. • Du kannst ihn beim Sex in der Vagina lassen oder bei Bedarf herausnehmen. • Eine gute Alternative, wenn du Vagifem oder Vagirux in der maximal zulässigen Dosis von fünfmal pro Woche verwendest • Sicher in der Anwendung für Frauen, die an Brustkrebs erkrankt waren oder sind und Aromatasehemmer (wie Anastrozol oder Exemestan) einnehmen, da er eine konstante, langsame Freisetzung von topischem Östrogen bietet, anstatt zwei- oder dreimal wöchentlich zu wirken. • Erste Wahl für Frauen mit Brustkrebs in der Vorgeschichte, die derzeit nicht auf Aromatasehemmer oder Tamoxifen eingestellt sind
Blissel	Estriol	Vaginalgel	• Selbstverabreichung mit einem wiederverwendbaren Applikator • Sehr feuchtigkeitsspendend und nicht fettend • In der Regel ist eine Reihe von Behandlungen erforderlich. • Man verwendet zwei bis drei Wochen lang jede Nacht eine Dosis und reduziert sie dann auf zweimal pro Woche, obwohl die Richtlinien nach Ermessen deiner Ärztin oder deines Arztes bis zu fünfmal pro Woche erlauben. • Etwas teurer als andere Produkte, sodass Ärzte möglicherweise zögern, es zu verschreiben
Intrarosa DHEA	DHEA (ein Androgen, das sich im Körper in ein Östrogen umwandelt)	Topisches Pessar	• Selbstverabreichung mit einem wiederverwendbaren Applikator • Wird einmal täglich vor dem Schlafengehen in die Vagina eingeführt. • Sehr feuchtigkeitsspendend und nicht fettend • In der Regel ist eine Reihe von Behandlungen erforderlich. • Sicher in der Anwendung für Patientinnen, die an Brustkrebs erkrankt waren oder sind und Aromatasehemmer (wie Anastrozol oder Exemestan) einnehmen

Konsultiere immer deine Ärztin oder deinen Arzt, bevor du eine neue Behandlung beginnst.

Gestagene und Progesterone

✓ Geeignet für Frauen mit einer Gebärmutter, die keine Kombinationstherapie einnehmen wollen

✓ Gestagen allein lindert keine (peri-)menopausalen Symptome, sondern wird in Kombination mit einer reinen Östrogenbehandlung eingesetzt, um deren Risiken zu verringern.

PRODUKTNAME	GESTAGENTYP	SYNTHETISCH (S) ODER KÖRPERIDENTISCH (K)?	DARREICHUNGSFORM	ANMERKUNGEN
Utrogestan	Progesteron	K	Kapseln zur oralen Einnahme	• Zyklische Einnahme für Frauen, die ihre Menstruation haben: 200 Milligramm vor dem Schlafengehen für zwei von vier Wochen • Kontinuierliches Kombinationsregime für Frauen, deren Periode ein Jahr lang ausgeblieben ist: 100 Milligramm täglich vor dem Schlafengehen • Die Kapseln können auch vaginal angewendet werden (mit der Hälfte der oralen Dosis, nach Ermessen der Fachärztin oder des Facharztes für Menopause), um Nebenwirkungen wie Blähungen, Akne, Schwindel, Niedergeschlagenheit oder andere Symptome einer Progesteronunverträglichkeit zu vermeiden.
Provera	Medroxyprogesteronacetat	S	Tabletten zur oralen Einnahme	• Zyklisches Regime für Frauen, die ihre Menstruation haben: 10 Milligramm vor dem Schlafengehen für zwei von vier Wochen • Kontinuierliche Kombinationsbehandlung für Frauen, deren Periode ein Jahr lang ausgeblieben ist: 2,5–5 Milligramm täglich vor dem Schlafengehen
Intrauterin-System (Mirena™-Hormonspirale)	Levonorgestrel	S	Spirale, die von einer Ärztin oder einem Arzt in die Gebärmutter eingeführt wird	• Wirkt auch als Verhütungsmittel. • Kann starke Regelblutungen stoppen. • Das Einsetzen kann schmerzhaft sein und anfangs unregelmäßige Blutungen verursachen. • Jede Spirale hält fünf Jahre lang für die Hormonersatztherapie, danach kann sie erneuert werden.
Cyclogest	Progesteron	K	Vaginalpessar	• Wird häufig im Rahmen von Fruchtbarkeitsbehandlungen eingesetzt. • Bei einer Progesteronunverträglichkeit bevorzugen manche Frauen diese Mittel (nach Ermessen der Fachärztin oder des Facharztes für Menopause).

Konsultiere immer deine Ärztin oder deinen Arzt, bevor du eine neue Behandlung beginnst.

Hinweis zum Absetzen der kontinuierlichen oder zyklischen Kombinationstherapie

Einige Patientinnen fragen mich, wann sie die zyklische Einnahme von Gestagen beenden und auf ein kontinuierliches System umsteigen sollten. Wenn du eine kontinuierliche beziehungsweise zyklische Kombinationstherapie durchführst, die Östrogen und die Minipille nur mit Gestagen enthält, wird deine Fruchtbarkeit unterdrückt, sodass du keine Periode bekommst und daher nicht feststellen kannst, wann du medizinisch gesehen in den Wechseljahren bist. Wenn du unter 45 Jahre alt bist, muss deine Ärztin oder dein Arzt deine Hormonbehandlung vier Wochen lang unterbrechen und dann zwei Bluttests im Abstand von sechs Wochen durchführen, um deinen Östrogenspiegel und den Spiegel des follikelstimulierenden Hormons (FSH) zu bestimmen und festzustellen, ob du in den Wechseljahren bist und deine Behandlung ändern musst. Wenn du jedoch über 45 Jahre alt bist, wird deine Ärztin oder dein Arzt eine Blutuntersuchung nicht für nötig halten und dich einfach auf eine kontinuierliche Hormonbehandlung umstellen.

Wenn du eine kontinuierliche beziehungsweise zyklische Kombinationstherapie mit einem reinen Östrogenpräparat durchführst und zusätzlichem Gestagen einnimmst, wird deine Fruchtbarkeit nicht unterdrückt, du wirst also weiterhin deine Periode haben. Sobald deine Periode jedoch auf natürliche Weise ausbleibt und du zwölf Monate lang keine Blutung mehr hast, giltst du als menopausal und wirst auf eine kontinuierliche Hormonbehandlung umgestellt.

Hinweis zur Progesteronspirale und zur Gestagenpille

Wenn du eine Progesteronspirale hast oder die Gestagenpille nimmst und deine Periode ausbleibt und du dich fragst: »Bin ich in den Wechseljahren?«, lasse dich ärztlich beraten. Solltest du über 45 Jahre alt sein, brauchst du wahrscheinlich keinen Bluttest; die Diagnose wird allein anhand deiner Symptome gestellt. Bei Frauen unter 45 Jahren kann ein FSH-Test durchgeführt und auch auf Probleme wie Anämie, Schilddrüsenfunktion, Leber- und Nierenfunktion untersucht werden.

»Außerhalb der Zulassung« oder »Off-Label-Use« bedeutet, dass ein Medikament auf eine Art und Weise verwendet wird, die vom Hersteller nicht empfohlen wird. Das bedeutet nicht, dass die vorgeschlagene zulassungsüberschreitende Anwendung klinisch unsicher ist, da sie üblicherweise unter ärztlicher Anleitung oder der anderer medizinischer Fachkräfte durchgeführt wird.

Testosteron

Es gibt viele Debatten über Testosteron. Entgegen der landläufigen Meinung ist Testosteron nicht nur eine Männersache, auch Frauen brauchen es. Es trägt zur Libido, zum Orgasmus und zur sexuellen Erregung bei und spielt eine wichtige Rolle bei der Aufrechterhaltung der urogenitalen Gesundheit, der Muskel- und Knochenstärke, dem Kollagenspiegel der Haut und der kognitiven Funktion. Es ist ein Hormon, das viele Aufgaben hat, und wenn wir über eine Hormonersatztherapie gegen Wechseljahrsbeschwerden sprechen, sollte es auf jeden Fall Teil dieses Gesprächs sein.

Wenn du dich wegen geringem sexuellem Verlangen mit einer Testosterontherapie ärztlich behandeln lässt, ist es wichtig, dass das Urogenitalgewebe angemessen mit vaginalem Östrogen (Seite 170) behandelt wird, um schmerzhaften oder unangenehmen Sex zu vermeiden.

Testosteron kann parallel zu einer Östrogen- und Gestagen-HRT eingenommen werden und wird in der Regel als Gel einfach auf die Haut gerieben. Dieses Hormon sollte jedoch nur von Mediziner*innen wie mir verschrieben werden, die oder der speziell für die Testosterontherapie bei niedrigem sexuellem Verlangen ausgebildet ist, nachdem im Rahmen eines bio-psycho-sozialen Ansatzes Beziehungsprobleme, Stress und antidepressive Medikamente wie SSRIs oder SNRIs ausgeschlossen wurden (Seite 213).

Während ich dies schreibe, gibt es in Großbritannien keine einheitliche Vorgehensweise bei der Verschreibung von Testosteron. In Deutschland sind aktuell keine Präparate speziell für Frauen verfügbar. Andere Länder, darunter Australien, verschreiben dieses Hormon gern an Frauen.; die Australier haben sogar ein frauenspezifisches Präparat entwickelt (Androgel und Androfeme). Ich kann also nur vermuten, dass sie dem Sexualleben einer Frau mehr Bedeutung beimessen.

Wenn eine Patientin jedoch eine Testosteronbehandlung bekommt, muss sie sich einer Blutuntersuchung unterziehen, um den Grundwert der Androgene – einer Gruppe von Sexualhormonen – zu messen und um sicherzustellen, dass es keine anderen Gründe für ein Defizit gibt, die behandelt werden können.

Testosteron ist keine Sofortlösung – es kann ein paar Monate dauern, bis man einen klinischen Unterschied bemerkt –, aber wenn es anschlägt, können die Auswirkungen bemerkenswert sein. Meine Patientinnen haben von einer massiven Steigerung ihres Sexualtriebs und ihres allgemeinen Wohlbefindens berichtet – das ist für alle Beteiligten ein wunderbares Ergebnis!

Wenn eine Patientin jedoch nach sechs Monaten keinen Unterschied bemerkt hat, empfehlen die Richtlinien der British Menopause Society (BMS), die Testosteronbehandlung abzubrechen und nach anderen Behandlungsmöglichkeiten zu suchen.

Es empfiehlt sich (nach den British Menopause Guidelines von 2022), bei allen Testosteronprodukten den Gesamttestosteronspiegel vor Beginn der Behandlung zu überprüfen. Nach sechs Wochen der Anwendung ist ein weiterer Test erforderlich, um die Wirksamkeit zu beurteilen. Sobald die Dosis eingestellt ist, wird die Überwachung alle sechs bis zwölf Monate fortgesetzt, um sicherzustellen, dass die Werte innerhalb des weiblichen physiologischen Bereichs bleiben.

Testosteronbehandlungen

✓ Geeignet für Frauen mit geringer Libido
✓ Kann auch zu einer guten urogenitalen Gesundheit beitragen und die Muskel- und Knochenstärke sowie die kognitive Funktion unterstützen.

PRODUKTNAME	DARREICHUNGSFORM	ANMERKUNGEN
Androgel	Hautgel	• Es kann mehrere Monate dauern, bis es wirkt. • Die Häufigkeit der Anwendung liegt im Ermessen der Fachärztin oder des Facharztes für Menopause. • Wird aus Soja hergestellt und ist daher nicht geeignet, wenn du eine Allergie hast.
Testogel	Hautgel	• Zugelassen für die Verwendung bei Männern; kann außerhalb der Zulassung als physiologischer Testosteronersatz für Frauen verwendet werden. • Erhältlich in Beutelform • Es kann mehrere Monate dauern, bis es wirkt. • Die Häufigkeit der Anwendung liegt im Ermessen der Fachärztin oder des Facharztes für Menopause.
Testim	Hautgel	• Zugelassen für die Verwendung bei Männern; kann außerhalb der Zulassung als physiologischer Testosteronersatz für Frauen verwendet werden. • Erhältlich in einer Dose • Es kann mehrere Monate dauern, bis es wirkt. • Die Häufigkeit der Anwendung liegt im Ermessen der Fachärztin oder des Facharztes für Menopause.
Tostran	Hautgel	• Zugelassen für die Verwendung bei Männern; kann außerhalb der Zulassung als physiologischer Testosteronersatz für Frauen verwendet werden. • Erhältlich in einer Dose • Es kann mehrere Monate dauern, bis es wirkt. • Die Häufigkeit der Anwendung liegt im Ermessen der Fachärztin oder des Facharztes für Menopause.

Konsultiere immer deine Ärztin oder deinen Arzt, bevor du eine neue Behandlung beginnst.

Die Risiken der Hormonersatztherapie

Wie bei den meisten medizinischen Behandlungen gibt es auch bei der Hormonersatztherapie potenzielle Risiken für manche Frauen, deshalb ist es wichtig, dass du dich mit den Fakten auseinandersetzt, bevor du dich auf eine Behandlung einlässt. Ich glaube jedoch, dass alle Frauen etwas finden können, das ihrem Risikoprofil und ihrer aktuellen Situation entspricht, um ihre Symptome zu lindern.

Nicht jede Frau ist eine Kandidatin für eine Hormonersatztherapie, wenn die Risiken möglicherweise die Vorteile überwiegen, und als Mediziner*innen betrachten wir die individuellen Symptome so gut wir können. Wenn du eine Hormonersatztherapie in Erwägung ziehst, solltest du deine persönliche Situation mit deiner Ärztin oder deinem Arzt besprechen und dazu wenn möglich einen Doppeltermin vereinbaren. Dein Alter, dein Lebensstil, deine medizinische Vorgeschichte und deine persönlichen Vorlieben werden dabei berücksichtigt.

Für die meisten Frauen, denen eine Hormonersatztherapie verschrieben wird, überwiegen meiner Meinung nach die Vorteile deutlich gegenüber den Nachteilen. Wie viele meiner Kolleginnen und Kollegen bin auch ich der Meinung, dass die neueren, körperidentischen HRT-Produkte nicht nur die Symptome der Perimenopause wirksam bekämpfen, sondern auch das Risiko für Krankheiten wie Osteoporose, vaskuläre Demenz und Herzerkrankungen verringern können. Seit 2019 lauten die Leitlinien des National Institute for Health and Care Excellence (NICE) eindeutig, dass die Hormonersatztherapie für Frauen in der Perimenopause als Therapie der ersten Wahl empfohlen werden sollte, um die Symptome zu kontrollieren und die zukünftige Gesundheit zu fördern. Eine Veröffentlichung der North American Menopause Society (NAMS) zur HRT von 2017 wurde von internationalen Fachgesellschaften unterstützt, zum Beispiel der Deutschen Menopause Gesellschaft e. V. (DMG) und der Europäischen Menopause und Andropause Gesellschaft (EMAS). Die Daten belegten zusammenfassend, dass bei früher Substitution – im Alter unter circa 60 Jahren – unter Vermeidung langjähriger Östrogendefizite der Nutzen einer Hormonersatztherapie die Risiken meist überwiegt. Eine individuelle Abwägung der HRT muss gemeinsam mit der Patientin erfolgen.

> Was die HRT angeht, solltest du dich immer fragen: »Überwiegen die Vorteile die Risiken?«

Natürlich birgt die Hormonersatztherapie einige Risiken, und wenn du herausfinden willst, was das Beste für dich ist, solltest du die Vor- und Nachteile mit deiner Ärztin oder deinem Arzt persönlich besprechen und dich wenn möglich mit evidenzbasierter Forschung auseinandersetzen.

Ich kenne aber auch einige Menschen, die für eine Hormonersatztherapie infrage kommen, sich aber aus Angst vor den Risiken dagegen entscheiden und weiterhin unter den schrecklichen Symptomen der Perimenopause leiden. Meine Botschaft lautet also: Bitte verzichte nicht auf eine Hormonersatztherapie, ohne dich gründlich über die Vor- und Nachteile zu informieren.

WICHTIG!

Wir müssen aufhören, Frauen Angst vor Östrogen zu machen, und sie stattdessen mit evidenzbasierten Informationen stärken.

Die Risiken von Brustkrebs verstehen

Ein Vergleich von Lebensstil-Risikofaktoren mit einer Hormonersatztherapie-Behandlung

Unterschied in der Brustkrebsinzidenz pro 1000 Frauen im Alter von 50 bis 59 Jahren
Ungefähre Anzahl der Frauen, die in den nächsten fünf Jahren an Brustkrebs erkranken

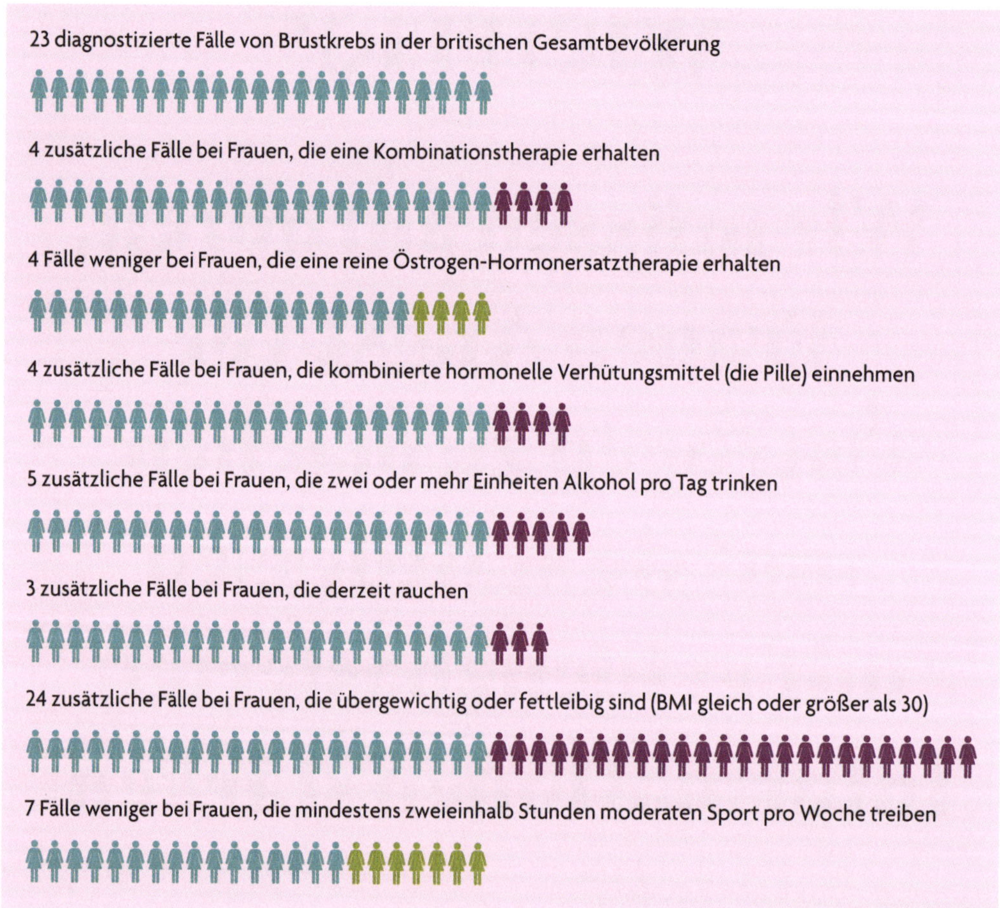
23 diagnostizierte Fälle von Brustkrebs in der britischen Gesamtbevölkerung
4 zusätzliche Fälle bei Frauen, die eine Kombinationstherapie erhalten
4 Fälle weniger bei Frauen, die eine reine Östrogen-Hormonersatztherapie erhalten
4 zusätzliche Fälle bei Frauen, die kombinierte hormonelle Verhütungsmittel (die Pille) einnehmen
5 zusätzliche Fälle bei Frauen, die zwei oder mehr Einheiten Alkohol pro Tag trinken
3 zusätzliche Fälle bei Frauen, die derzeit rauchen
24 zusätzliche Fälle bei Frauen, die übergewichtig oder fettleibig sind (BMI gleich oder größer als 30)
7 Fälle weniger bei Frauen, die mindestens zweieinhalb Stunden moderaten Sport pro Woche treiben

Hier bekommst du Informationen rund um das Thema Wechseljahre und Menopause und deren Einfluss auf Gesundheit und Lebensqualität: DEUTSCHE MENOPAUSE GESELLSCHAFT E. V.
www.menopause-gesellschaft.de

Brustkrebs und Hormonersatztherapie

Brustkrebs (Seite 222 bis 224) ist eine lebensverändernde Krankheit, die Millionen von Frauen auf der ganzen Welt betrifft. Obwohl sie meist mit dem Alter in Verbindung gebracht wird, können auch Frauen in jüngeren Jahren oder Menschen, die bei der Geburt als weiblich eingestuft wurden und Brustgewebe haben, daran erkranken. In Großbritannien bekommt jede siebte Frau im Laufe ihres Lebens Brustkrebs, in Deutschland ist es jede achte.

In der Vergangenheit haben einige klinische Studien Brustkrebs mit der Hormonersatztherapie in Verbindung gebracht. Die berüchtigte Studie des Women's Health Institute aus den frühen 2000er-Jahren, über die in den Medien viel berichtet wurde, behauptete zum Beispiel, dass synthetisches, systemisches Östrogen – das heute als eine der »älteren« Arten der Hormonersatztherapie gilt – das Risiko für Brustkrebs und Herzkrankheiten deutlich erhöht. Diese Behauptung erwies sich als irreführend, denn eine genauere Betrachtung der Studiendaten zeigte, dass dieses erhöhte Risiko nicht allein mit Östrogen zusammenhing. Bei Frauen, die eine Kombinationstherapie mit synthetischem Östrogen und synthetischem Gestagen einnahmen, stieg das Brustkrebsrisiko zwar leicht an, aber das war nur bei einer von 1000 Frauen pro Jahr der Fall.

Die Selbstuntersuchung der Brüste und des Brustgewebes (in jedem Alter) ist die beste Methode, um Brustveränderungen frühzeitig zu erkennen.

Neuere Studien – darunter die Studie »Menopausal hormone therapy formulation and breast cancer risk«, die im Juni 2022 vom American College of Obstetricians and Gynaecologists veröffentlicht wurde – haben jedoch deutlich gemacht, dass das Brustkrebsrisiko bei Frauen, welche die neue Generation der körperidentischen Hormontherapie anwenden, vergleichsweise geringer ist. Die Grafik der British Menopause Society (BMS) auf Seite 208 finde ich sehr hilfreich. Sie zeigt das Brustkrebsrisiko für Frauen, die eine Hormonersatztherapie durchführen, im Vergleich zu anderen Faktoren.

Die wichtigsten Fakten lauten wie folgt:

- Frauen unter 50 Jahren, die eine Hormonersatztherapie mit transdermalem, körperidentischem Östrogen und mikronisiertem Progesteron anwenden, haben ein geringeres relatives Brustkrebsrisiko als Frauen, die eine ältere Version der Hormonersatztherapie anwenden.
- Frauen unter 50 Jahren, die eine Hysterektomie hinter sich haben (und daher nur transdermales, körperidentisches Östrogen verwenden), haben kein erhöhtes Brustkrebsrisiko.
- Frauen über 50, die eine Hormonersatztherapie gegen Wechseljahrsbeschwerden einnehmen, haben ein etwas höheres Brustkrebsrisiko als Frauen, die keine Hormonersatztherapie einnehmen.
- Es gibt kein erhöhtes Brustkrebsrisiko bei Frauen, die vaginales Östrogen zur Linderung von Wechseljahrsbeschwerden einnehmen (selbst wenn sie Brustkrebs haben oder hatten).
- Für Frauen zwischen 50 und 69 Jahren ist der Nutzen des Mammografie-Screenings international belegt: Zahlreiche Studien haben für diese Altersgruppe einen Rückgang der Sterblichkeit von etwa 25 Prozent abgeschätzt: Jede vierte Frau, die normalerweise an Brustkrebs sterben würde, könnte also durch diese Vorsorgemaßnahme gerettet werden.

Doch die Bedenken bezüglich Östrogen halten sich hartnäckig, obwohl es immer mehr Beweise dafür gibt, dass Östrogen nicht allein für Brustkrebs verantwortlich ist. Als Ärztinnen und Ärzte *müssen* wir unsere Patientinnen darauf hinweisen und ihnen erklären, dass das Gesamtbild vielschichtiger ist. Die gesundheitliche Vorgeschichte in der Familie, der biologische Status als Frau, das fortschreitende Alter und das vorhandene Brustgewebe erhöhen natürlich das Risiko, an Brustkrebs zu erkranken, ebenso wie Lebensstilentscheidungen in Bezug auf Ernährung, Bewegung, Rauchen und Alkohol. Laut Cancer Research UK erhöht ein BMI von über 30 das Brustkrebsrisiko bei Frauen über 50 Jahren um 50 Prozent. Das Trinken von zwei oder mehr Gläsern Wein pro Abend (oder das Überschreiten der empfohlenen Menge von 14 Alkoholeinheiten pro Woche) erweist sich als risikoreicher als die Einnahme der neueren, körperidentischen HRT-Wirkstoffformen.

Mit meiner Aussage, dass Brustkrebs oft mit dem Lebensstil, dem Alter oder der Genetik zusammenhängt, möchte ich Betroffene und Überlebende nicht verunsichern, verärgern oder ihnen in irgendeiner Weise »eine Schuld zuweisen«. Manchmal erreichen mich im Internet Kommentare von Menschen, die meine Beobachtungen als unfair empfinden, vor allem, wenn sie selbst vorbildlich für ihre Gesundheit und ihr Wohlbefinden gesorgt haben. Aber wie viele andere Menopausespezialist*innen bin auch ich der Meinung, dass die Vorteile der Hormonersatztherapie im Allgemeinen alle potenziellen Risiken überwiegen.

Ich verstehe auch, dass sich manche Menschen diskriminiert fühlen, weil sie aufgrund einer Krebsdiagnose oder anderer Krankheiten oder Beschwerden keine Hormonersatztherapie anwenden können. Ich bin mir dessen sehr bewusst und empfehle in meiner Praxis oder in den sozialen Medien gern alternative medizinische Behandlungen (Seite 213) und komplementäre und alternative Therapien (Seite 186 bis 187), die diesen Patientinnen helfen können.

Blutgerinnsel und Hormonersatztherapie

Studien zeigen, dass transdermales Östrogen im Gegensatz zu synthetischem oral verabreichtem Östrogen das Risiko von Blutgerinnseln, medizinisch als venöse Thromboembolien (VTE) bezeichnet, nicht erhöht. Im Vergleich zu synthetischen Progesteronen weist mikronisiertes Progesteron außerdem ein geringeres Risiko für Blutgerinnsel auf, wenn es in Kombination mit Östrogen verwendet wird. Das bedeutet, dass Patientinnen, die unter Migräne leiden, übergewichtig sind oder bei denen Blutgerinnsel in der Familie vorkommen (oder die selbst schon einmal ein Blutgerinnsel hatten, das behandelt wurde), für eine körperidentische Hormonersatztherapie infrage kommen, wobei die Risiken und Vorteile für jede einzelne Patientin abgewogen werden müssen.

Wie alle Sexualhormone wird auch Östrogen aus Cholesterin gewonnen. Deshalb müssen Patientinnen, die bereits einen hohen Cholesterinspiegel haben oder an einer Herzerkrankung leiden, vorsichtig sein, wenn sie eine orale Hormonersatztherapie mit Estradiol (einer Östrogenart) einnehmen. Aufgrund des Estradiols in unserem Körper liegt bereits ein gewisses Grundrisiko für die Bildung von Blutgerinnseln vor. Daher ist das Risiko für Blutgerinnsel bei der kombinierten oralen Verhütungspille erhöht, da diese ebenfalls Estradiol enthält. Die Einnahme von transdermalem Östrogen in Form eines Pflasters, Gels oder Sprays – also bei Anwendung über die Haut – erhöht jedoch nicht das Grundrisiko für Blutgerinnsel.

Herzkrankheiten, Schlaganfälle und Hormonersatztherapie

Transdermales, körperidentisches Östrogen erhöht im Gegensatz zu oralem synthetischem Östrogen das kardiovaskuläre Risiko nicht. Mikronisierte Progesterone und Dydrogesteron – beides körperidentisch – wirken sich außerdem neutral

Wichtig: Wenn du Brustkrebs hast, kannst du trotzdem eine vaginale Östrogen-HRT gegen vaginale Trockenheit oder das Urogenitalsyndrom in den Wechseljahren anwenden.

auf deinen Cholesterinspiegel, den Glukosestoffwechsel und den Blutgefäßtonus aus. Das bedeutet, dass dein Risiko für Schlaganfälle und Herzkrankheiten geringer ist, wenn du eine körperidentische Hormonersatztherapie machst, als wenn du eine synthetische Version nimmst.

Gebärmutterkrebs und Hormonersatztherapie

Das Risiko, an Gebärmutterkrebs zu erkranken, wird bei Frauen mit einer Gebärmutter stark reduziert, wenn Östrogen in Kombination mit Progesteron angewendet wird. Das Progesteron kann über orale Kapseln, ein Pflaster oder eine Spirale verabreicht werden. Wenn eine Frau eine Gebärmutter hat und mikronisiertes Progesteron vaginal verabreicht bekommt (wenn auch im Off-Label-Use), kann dies den Schutz der Gebärmutterschleimhaut sogar verbessern. Das liegt daran, dass das Progesteron direkt in der Gebärmutter wirkt und den Leberstoffwechsel umgeht, sodass es bei der Verwendung von Östrogen vor Gebärmutterkrebs schützt.

Da wir gerade beim Thema Gebärmutter sind, noch ein kurzer Hinweis zur Hormonersatztherapie und Endometriose: Frauen mit einer Endometriose-Vorgeschichte können eine Hormonersatztherapie anwenden (dazu gehört auch Testosteron). Allerdings sollten Frauen, die eine Hysterektomie hinter sich haben, darauf hingewiesen werden, dass eine Östrogenbehandlung möglicherweise einige ihrer Endometriose-Symptome reaktivieren kann. Um dem entgegenzuwirken, kann ihnen eine kleine Menge Progesteron oder eine kontinuierliche Hormonersatztherapie angeboten werden, um ihre Symptome zu lindern. Wenn du also an Endometriose leidest und keine Gebärmutter mehr hast, lass dich nicht davon abhalten, eine Hormonersatztherapie durchzuführen, wenn du unter Wechseljahrsbeschwerden leidest, sondern sprich mit deiner Ärztin oder deinem Arzt über deine Möglichkeiten.

Eierstockkrebs und Hormonersatztherapie

Es gibt kein erhöhtes Risiko für Eierstockkrebs bei Frauen mit einer Gebärmutter, die eine kombinierte systemische Östrogen- und Progesteron-Hormonersatztherapie anwenden. Studien zeigen, dass die alleinige Einnahme von Östrogen das Risiko für Eierstockkrebs sehr geringfügig erhöht. Daher wird eine reine Östrogentherapie nur Frauen verabreicht, die eine Hysterektomie hatten oder keine Gebärmutter haben. Wenn einer Frau die Gebärmutter entfernt wurde, sie aber noch Eierstöcke hat, erhält sie ebenfalls eine reine Östrogentherapie, da ein Progesteron-Element zur Verhinderung der Verdickung der Gebärmutter nicht benötigt wird. In diesem Fall bleibt also das geringe erhöhte Risiko für Eierstockkrebs bestehen.

Gewichtszunahme und Hormonersatztherapie

Es ist zwar ein weitverbreiteter Irrglaube, dass eine Hormonersatztherapie zu einer Gewichtszunahme führen kann, aber es gibt keine Daten, die dies belegen. Tatsächlich zeigen Studien, dass die Hormonersatztherapie dir hilft, ein gesundes Gewicht zu halten, weil du mehr Energie hast und besser schläfst, was dich zusätzlich motiviert, Sport zu treiben und dich gesünder zu ernähren.

Hormonersatztherapie – Versorgung und Lieferengpässe

Die steigende Nachfrage nach Hormonersatztherapien ist meiner Meinung nach eine wunderbare Sache, denn sie bedeutet, dass immer mehr Frauen die Kontrolle über ihre Hormone übernehmen. Aber in den letzten Jahren hat dies zu ernsthaften Lieferengpässen und Versorgungsproblemen geführt, insbesondere bei den neueren körperidentischen Produkten. Das verursacht bei allen Beteiligten große Sorgen und Stress, da Tausende von Frauen auf Östrogen angewiesen sind. Mediziner*innen wie ich stellen sich zudem die Frage, ob man auch zulassen würde, dass das Problem so eskaliert, wenn es zu einer landesweiten Verknappung von Insulin für Typ-1-Diabetiker*innen oder Viagra™ käme. Für mich ist das ein weiteres Beispiel für ein patriarchalisches Gesundheitssystem, das die Bedürfnisse von Frauen im Gesundheitswesen abwertet.

Ich habe einige Artikel gelesen, in denen die Medien für die Probleme bei der HRT-Versorgung verantwortlich gemacht werden und die Ärztinnen und Ärzte beschuldigt werden, die Hormonersatztherapie zu häufig zu verschreiben. Das ist eine lächerliche Sichtweise. Wir sollten die Tatsache feiern, dass unzählige Frauen von der Hormonersatztherapie profitieren, statt darüber zu lamentieren. Ich werde mich ganz sicher nicht dafür entschuldigen, dass ich stapelweise Östrogen- und Progesteronrezepte ausgestellt habe, das ist mal sicher. Meine Priorität ist es, Frauen zu befähigen, die richtigen Entscheidungen für ihre langfristige Gesundheit und ihr Wohlbefinden zu treffen.

Wenn du von einem Lieferengpass betroffen bist und dein reguläres Hormonpräparat ersetzen musst, ist es wichtig, dass du das mit deiner Ärztin oder deinem Arzt besprichst. Die Resorption kann nämlich von Präparat zu Präparat variieren, und es kann eine gewisse Zeit des Ausprobierens erforderlich sein, bis du die optimale Dosierung gefunden hast. Die folgende Tabelle ist ein Leitfaden für Östrogenpräparate, bei denen es am häufigsten zu Engpässen kommt.

KÖRPERIDENTISCHE HRT: ÄQUIVALENTE DOSIERUNG VON ÖSTROGENPRODUKTEN

Pflaster	ein halbes Pflaster mit 25 Mikrogramm	25 Mikrogramm	50 Mikrogramm	75–100 Mikrogramm
Gel – Pumpvorrichtung	eine halber Pumpstoß	1 Pumpstoß	2 Pumpstöße	3–4 Pumpstöße
Gel – Portionsbeutel	ein halber 0,5-Milligramm-Beutel	0,5-Milligramm-Beutel	1 Milligramm	1–2 Milligramm
Spray	–	1–2 Sprühstöße*	2–3 Sprühstöße*	über 3 Sprühstöße*

* Dies sind ungefähre Dosen. Die Resorption des Sprays kann sehr unterschiedlich sein. Viele Menschen müssen große Mengen verwenden, um eine symptomatische Wirkung zu erzielen. Konsultiere immer deine Ärztin oder deinen Arzt, bevor du eine neue Behandlung beginnst.

Weitere Behandlungen für Wechseljahrsbeschwerden

Nicht alle Menschen in der Perimenopause und nach der Menopause entscheiden sich für eine Hormonersatztherapie. Bei einigen liegt das nicht in ihrer Macht, da sie vielleicht unter gesundheitlichen Problemen leiden, die sie daran hindern, die HRT anzuwenden. Bei anderen ist es ihre eigene Entscheidung, weil sie einfach andere Möglichkeiten ausprobieren wollen. Glücklicherweise gibt es zahlreiche alternative Behandlungsmöglichkeiten, von denen viele nicht hormonell sind und ärztlich verschrieben werden können. Ich bin immer gern bereit, mit meinen Patient*innen über das Wieso und Warum zu sprechen, und ich bin sicher, deine Ärztin oder dein Arzt wird das auch tun.

Gabapentin

Dieses krampflösende Medikament kann helfen, Hitzewallungen und nächtliche Schweißausbrüche zu bekämpfen. Der Mechanismus, mit dem es diese Beschwerden lindert, ist unbekannt, aber wir vermuten, dass es auf den Hypothalamus wirkt, den Teil des Gehirns, der die Temperatur reguliert. Es hat jedoch Nebenwirkungen – vor allem, wenn es in höheren Dosen eingenommen wird – wie Benommenheit, Schwindel, Gewichtszunahme und einen trockenen Mund. Es handelt sich um ein verschreibungspflichtiges Medikament. Bitte beachte, dass es für Menschen mit einer Nierenerkrankung im dritten oder vierten Stadium, einer chronisch obstruktiven Lungenerkrankung (COPD) oder einer allergischen Reaktion auf Gabapentin möglicherweise nicht geeignet ist.

Pregabalin

Dieses krampflösende und angstlösende Medikament kann in niedriger Dosierung zur Behandlung von Hitzewallungen verschrieben werden. Zu den Nebenwirkungen können Schläfrigkeit, Schwindel, Kopfschmerzen und verschwommenes Sehen gehören. Pregabalin wird nicht für Patient*innen empfohlen, die unter Selbstmordgedanken, COPD, chronischen Nierenerkrankungen oder einer bestehenden Abhängigkeit von Pregabalin leiden.

Clonidin

Dieses nicht hormonelle Medikament wird häufig zur Behandlung von Bluthochdruck eingesetzt (einige Marken werden bei Aufmerksamkeitsdefizit-/Hyperaktivitätsstörungen verwendet) und ist auch zur Verhinderung von Hitzewallungen zugelassen. Studien haben gezeigt, dass es in dieser Hinsicht wirksam ist, aber bei anderen Wechseljahrsbeschwerden nicht hilft. Eine seiner Nebenwirkungen ist Schläfrigkeit, daher kann es durchaus den Schlaf fördern und Schlaflosigkeit verhindern. Da es sich um ein blutdrucksenkendes Mittel handelt, würde ich es jemandem mit niedrigem Blutdruck in der Regel nicht verschreiben.

Antidepressiva

Antidepressiva wie selektive Serotonin-Wiederaufnahmehemmer (SSRI) oder Serotonin-Noradrenalin-Wiederaufnahmehemmer (SNRI) sind auf Rezept erhältlich und können bei perimenopausalen Symptomen, vor allem bei Hitzewallungen, sehr hilfreich sein. Zu den Nebenwirkungen können Übelkeit, Benommenheit, Schwindel, Kopfschmerzen, verschwommenes Sehen und ein geringerer Sexualtrieb gehören. SSRIs oder SNRIs dürfen niemandem empfohlen werden, der schon einmal unter ihren Nebenwirkungen gelitten hat oder süchtig nach Antidepressiva ist.

Die Menopause betrifft Frauen aller Glaubensrichtungen, Kulturen und Ethnien!

Menopause in unterschiedlichen Minderheitengemeinschaften

Die Menopause ist nach wie vor ein Tabuthema in den Gemeinschaften ethnischer Minderheiten, die von Natur aus sehr zurückhaltend und gehemmt sind. Aus Erfahrung weiß ich, dass viele Frauen in südasiatischen Gemeinschaften an einer kulturellen Haltung festhalten, die als Purdah bekannt ist – mit anderen Worten, sie halten die Dinge »unter dem Schleier« –, was die Diskussion über gynäkologische Themen wie Menstruation und Menopause verhindert. Diese völlig natürlichen Vorgänge gelten als schmutzig und unschicklich – oder werden manchmal sogar sexualisiert –, was dazu führt, dass viele Frauen die Symptome beschönigen und ihr Leiden verschweigen, nur um das Gesicht zu wahren.

Außerdem halten einige meiner Patientinnen die Wechseljahre für ein westliches Phänomen, das nur hellhäutige Frauen betrifft, und tun oft alle verräterischen körperlichen Symptome ab, die sie selbst erleben, wie Kopfschmerzen, Gelenkschmerzen und vaginale Atrophie. Auch emotionale und psychologische Probleme wie Ängste, Paranoia, Niedergeschlagenheit oder ein geringes Selbstwertgefühl werden oft verschwiegen, aus Angst, als besessen oder verrückt angesehen zu werden. Andere, die in der Lage sind, die heißen Temperaturen in Delhi oder Dubai zu ertragen, spielen vasomotorische Symptome, die mit der Verengung der Blutgefäße zusammenhängen, wie Hitzewallungen oder nächtliche Schweißausbrüche, oft herunter, wenn sie wieder zu Hause in Westeuropa sind, und sagen sich, dass diese Symptome im Vergleich dazu doch harmlos sind und keinen Arztbesuch rechtfertigen.

Diese Denkweise ist wirklich besorgniserregend, denn sie führt dazu, dass Frauen keine wirksame, lebensverändernde Behandlung erhalten. Wenn man Dinge »unter dem Schleier« verbirgt, versäumt man die Gesundheitsvorsorge, kann nicht von der Behandlung profitieren und sein Wissen beziehungsweise eigene Erfahrungen nicht an andere weitergeben. Menschen aus Südasien, dem Nahen Osten und der schwarzen Bevölkerung sind besonders anfällig für Typ-2-Diabetes, Herzkrankheiten und Osteoporose in der Lebensmitte. Wenn sie vor dem 60. Lebensjahr mit einer Hormonersatztherapie beginnen, kann dies das Risiko für diese Komplikationen verringern und die Symptome der Perimenopause verbessern.

Women of Color kommen im Durchschnitt früher in die Perimenopause als ihre weißen Geschlechtsgenossinnen und leiden länger unter den Symptomen der Perimenopause.

Diese Situation wird durch die systematische Diskriminierung, die es im Gesundheitswesen immer noch gibt, weiter verschärft, einschließlich eines besorgniserregenden Mangels an Forschung über die Menopause bei Women of Color. Auch wenn es an diesen Fronten noch viel zu tun gibt, verbessert sich die Situation allmählich. Mehr schwarze und südasiatische Frauen als je zuvor erzählen mir stolz, dass sie wegen ihrer Wechseljahrsbeschwerden behandelt werden, und das lässt mein Herz höher schlagen!

Menopause und Ramadan

Entgegen der landläufigen Meinung können muslimische Frauen während des Fastens im heiligen Monat Ramadan weiterhin alle Formen der Hormonersatztherapie einnehmen. Ich habe mit unterschiedlichen Institutionen, wie dem Royal College of Obstetricians and Gynaecologists, Muslim Women UK und Imam Allama Arif Hussain Saydee MBE, zusammengearbeitet, um einen Leitfaden für Fastende zu erstellen, doch wenn du dir Sorgen machst, sprich am besten darüber mit deinem Gelehrten.

Die folgenden Arten der Hormonersatztherapie haben keine ernährungsphysiologischen Eigenschaften und dürfen daher während des Ramadan verwendet werden:

- **Transdermale Östrogenpflaster, -gels und -sprays** können während des Ramadan verwendet werden. Dadurch, dass sie auf deinen Oberschenkel oder Oberarm geklebt oder aufgetragen werden, werden die Hormone über die Haut aufgenommen und gelangen direkt in deine Muskel- und Fettzellen. Du brichst damit also nicht dein Fasten. Wenn du ein Gel oder Spray verwendest, das täglich von Hand aufgetragen werden muss, kannst du dies zur Zeit von *Sehri / Sahūr* (vor Sonnenaufgang, also bevor du mit dem Fasten beginnst) oder *Iftar / Iftari* (nach Sonnenuntergang, wenn du dein Fasten brichst) tun.
- **Progesteronkapseln** können zum *Iftar* eingenommen werden, wenn du dein Fasten gebrochen hast. Sie sollten auf jeden Fall nur abends eingenommen werden und haben den zusätzlichen Vorteil, dass sie dir beim Schlafen helfen.
- Die **Mirena™-Hormonspirale** wird in die Gebärmutter eingesetzt und gilt daher nicht als Nahrungsergänzungsmittel und bricht somit das Fasten nicht.
- **Vaginales Östrogen** hilft beim genitourinären Syndrom der Menopause (GSM), zu dem Beschwerden wie Scheidentrockenheit und schmerzhafter Sex gehören können. Da es topisch – also direkt auf die betroffene Stelle – aufgetragen wird, kann es während des Ramadan verwendet werden und beeinträchtigt dein Fasten nicht. Auch hier kannst du die Creme oder das Pessar nach dem Abendgebet auftragen oder verwenden.

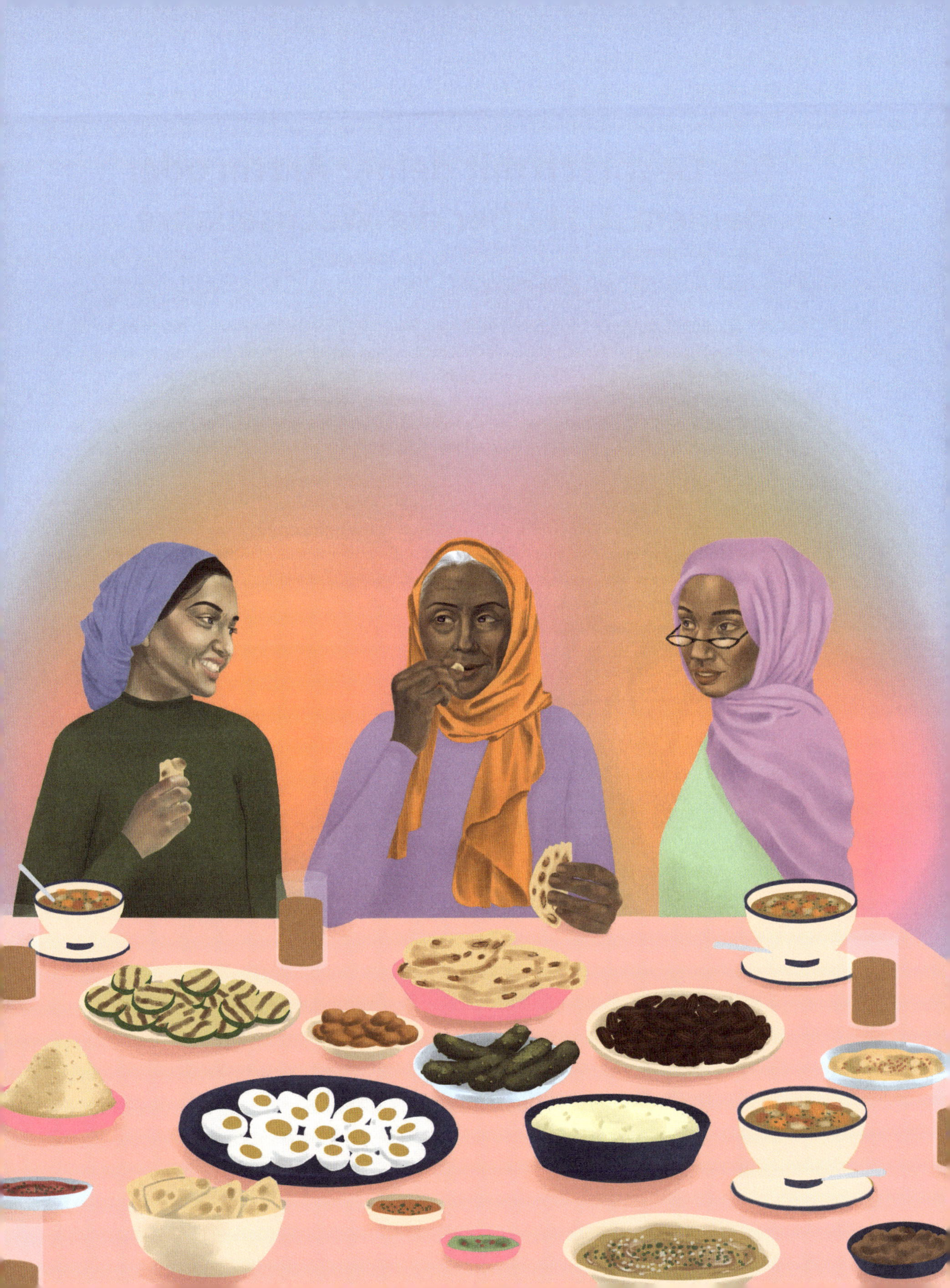

Das Gespräch mit deiner Ärztin oder deinem Arzt über die Wechseljahre

Frauen suchen bei Wechseljahrsbeschwerden viel seltener Hilfe als bei anderen offensichtlichen Krankheiten wie Typ-2-Diabetes oder Herzerkrankungen. Das liegt zum Teil daran, dass die Gesellschaft Hitzewallungen, nächtliche Schweißausbrüche und unregelmäßige Menstruation immer noch als »Frauenprobleme« ansieht, die einfach zum Übergang der Menopause dazugehören. Diese »Normalisierung« der Symptome kann jedoch dazu führen, dass Frauen sich gezwungen fühlen, weiterzukämpfen, ohne eine eindeutige Diagnose zu erhalten. Wenn das auf dich zutrifft, verzichte darauf, weiterhin nichts zu unternehmen und einfach wie bisher weiterzumachen ... Es ist an der Zeit, zu deiner netten Ärztin oder deinem netten Arzt zu gehen!

Natürlich verstehe ich auch, dass manche Menschen erst einmal den Mut aufbringen müssen, einen Termin zu vereinbaren, denn für viele sind die Wechseljahre ein sehr sensibles und persönliches Thema. Deshalb findest du hier meine Schritt-für-Schritt-Anleitung, wie du alles in die Wege leiten und dich untersuchen lassen kannst.

Schritt 1: Dokumentiere deine Symptome

Wenn du glaubst, dass du in der Perimenopause sein könntest (Seite 165 bis 166), solltest du damit beginnen, deine Symptome zu dokumentieren. Versuche, dies mindestens einen Monat lang zu tun, höchstens aber drei Monate (bis dahin hast du hoffentlich einen Termin in der ärztlichen Praxis).

Wenn du dir eine spezielle Menopause-App herunterlädst, kannst du deine Symptome damit aufzeichnen und alle Veränderungen beobachten. Aus klinischer Sicht schätze ich es sehr, dass viele Menopausen-Apps es dir ermöglichen, deine Daten zu speichern und sie zu deinem Termin mitzunehmen. Wenn Zeitpunkt, Häufigkeit und Intensität deiner Symptome analysiert werden, kann man eine schnelle und genaue Diagnose stellen.

Wenn du keine App verwenden möchtest, kannst du deine körperlichen und psychischen Symptome natürlich auch in diesem Buch nachlesen, schlage dazu gern die Seiten 165 bis 166 auf. Dann kannst du deine Beobachtungen in einem Tagebuch festhalten, zum Beispiel den Zeitpunkt und die Intensität deiner Hitzewallungen oder die Regelmäßigkeit deiner Periode – einfach alles, was du mit deinen schwankenden Hormonen in Verbindung bringst.

2023 bekam der Welt-Menopause-Tag so viel Aufmerksamkeit wie nie zuvor in Deutschland. Ärzte, Ärztinnen, Gesellschaft und Politik sollen diese Lebensphase mit offeneren Augen als bisher wahrnehmen und besonders den medizinischen Belangen mehr Aufmerksamkeit schenken – eine Herzensangelegenheit der Deutschen Menopause Gesellschaft (DMG) als wissenschaftliche Fachgesellschaft.

Schritt 2: Bereite dich auf deinen Termin vor

Je besser du dich im Voraus vorbereitest, desto besser kannst du die Zeit mit deiner Ärztin oder deinem Arzt nutzen. Zuallererst solltest du dich über deine Behandlungsmöglichkeiten in der Perimenopause informieren. Wenn eine Patientin mit einem gewissen Grundwissen über die verfügbaren Möglichkeiten in meine Praxis kommt, muss ich vielleicht nicht bei null anfangen und kann mir daher mehr Zeit nehmen, um die Einzelheiten und die Möglichkeiten zu besprechen.

Gut vorbereitet kannst du dein Beratungsgespräch mitgestalten, was ich sehr begrüße, denn so entsteht ein positiver Austausch und nicht nur eine einseitige Information durch die Ärztin oder den Arzt. Du musst natürlich keine Expertin für Frauengesundheit sein – das kannst du uns überlassen – aber wie ein altes Sprichwort sagt: Wissen ist Macht. Wenn du dieses Buch liest oder eine App benutzt, verschaffst du dir einen großen Vorteil.

Meiner Erfahrung nach geht es bei deinem ersten Menopausetermin darum, allgemeine Informationen zu sammeln (nicht immer erhältst du gleich eine hormonelle oder nicht hormonelle Behandlung; diese findet oft bei der Nachuntersuchung statt). Es kann auch geprüft werden, ob sich die Symptome mit anderen Beschwerden, Krankheiten und Mangelerscheinungen überschneiden. Gedächtnisschwäche, Hitzewallungen, Angstzustände und eine geringe Libido müssen nicht immer mit den Wechseljahren zusammenhängen und können manchmal auch auf andere Krankheiten zurückgeführt werden. Gedächtnisschwäche kann zum Beispiel bei einer Patientin mit Long Covid auftreten, Angstzustände können durch Drogenmissbrauch verursacht werden und Hitzewallungen manchmal auf eine Schilddrüsenüberfunktion hinweisen. Als Fachkräfte im Gesundheitswesen ist es für uns wichtig, über den Tellerrand zu schauen.

Es kann auch hilfreich sein, bestimmte Informationen zu deinem Termin mitzubringen, nicht nur um Zeit zu sparen, sondern auch damit ein vollständiges Bild von dir gemacht werden kann. Du könntest die folgenden Informationen zusammenstellen:

- eine Liste mit Symptomen (die du über deine Menopause-App erfasst oder in deinem Tagebuch notiert hast)
- kurze Angaben zur gesundheitlichen Vorgeschichte in deiner unmittelbaren Familie (wie Diabetes, Herzerkrankungen oder Krebs)
- eine Liste mit allen verschriebenen oder anderen Medikamenten, die du einnimmst
- Angaben zu deinen Allergien oder Unverträglichkeiten
- eine Liste der Maßnahmen, die du bereits ergriffen hast (zum Beispiel Ernährungsumstellung, Rauchverzicht)
- eine Angabe zum Blutdruck, wenn du ein Messgerät zu Hause hast
- deine letzten Messwerte für Größe und Gewicht

In einigen Kliniken und Praxen kannst du die oben genannten Informationen bereits vor deinem Termin per E-Mail einsenden. Überprüfe, ob dies der Fall ist, indem du das Verwaltungsteam kontaktierst oder die Website der Praxis aufrufst. Kennzeichne deine E-Mail so, dass sie für deine Ärztin oder deinen Arzt bestimmt ist, dann wird sie vor deinem Termin an sie oder ihn weitergeleitet.

Schritt 3: Finde heraus, was dir zusteht

Es ist dein Körper, es ist deine Menopause, also ist es nur richtig, dass du die Kontrolle übernimmst! Mach dir bewusst, auf welche Behandlung du Anspruch hast, und scheue dich nicht, bei der Terminvereinbarung deine Wünsche zu äußern.

- Du kannst darum bitten, von einer Ärztin oder einem Arzt behandelt zu werden, die oder der auf die Gesundheit von Frauen in der Menopause spezialisiert ist.
- Wenn es dir unangenehm ist, von einem männlichen Arzt behandelt zu werden, kannst du um einen Termin bei einer Ärztin bitten.

- Nimm eine Freundin oder eine Verwandte zu deinem Termin mit oder frage im Voraus, ob eine Begleitperson anwesend sein kann, zum Beispiel eine Arzthelferin.
- Du kannst im Voraus einen Doppeltermin für deine erste Sprechstunde bezüglich der Perimenopause beantragen, die Verfügbarkeit hängt jedoch von den individuellen Richtlinien deiner Praxis ab.
- Du solltest die Möglichkeit haben, dich persönlich, per Telefon oder per Video beraten zu lassen (ich würde allerdings empfehlen, dass du deinen ersten Termin in der Perimenopause persönlich wahrnimmst).
- Wenn Deutsch nicht deine Muttersprache ist, kannst du vorab nachfragen, ob jemand für dich dolmetschen kann, oder bringe selbst jemanden mit.

Schritt 4: Sei bei deinem Termin proaktiv!

Als Familienärzte und – ärztinnen haben wir uns einem personenzentrierten Ansatz verschrieben. Das bedeutet, dass wir die Betreuung und Behandlung in den Vordergrund stellen, die für unsere Patient*innen am wichtigsten ist, ohne zu urteilen oder Annahmen zu treffen. Deshalb scheue dich nicht, in der Sprechstunde offen zu sein; schließlich kennt niemand deinen Körper besser als du selbst. Beim idealen Termin kommen beide Seiten zu Wort: Die Ärztin oder der Arzt lässt die Patient*innen zu Wort kommen, hört sich ihre Sorgen an und bespricht mit ihnen die Optionen. Bei manchen Diagnosen dauert es länger als bei anderen, aber wenn wir alle Punkte zusammenfügen und die passende Behandlung finden, können beide Parteien einen wunderbaren Aha-Moment erleben.

Für Patientinnen kann es entmutigend sein, wenn sie das Gefühl haben, abgespeist zu werden – ich bin kein Fan dieses Begriffs, aber ich weiß, dass es vorkommt – oder nicht ernst genommen werden. Nach einigen Nachrichten zu urteilen, die ich in den sozialen Medien erhalte, passiert das viel zu oft. Aber sei versichert, dass dies viel seltener vorkommt, wenn du die Schritte 1, 2 und 3 befolgst! Es ist manchmal schwierig, deiner Ärztin oder deinem Arzt die richtigen Fragen zu stellen, vor allem, wenn die Zeit eines Termins knapp bemessen ist. Daher findest du hier einige gängige Beispiele, was du sagen könntest (natürlich sind alle von den individuellen Erfahrungen abhängig):

»Ich glaube, ich leide unter Perimenopausensymptomen, wie zum Beispiel ... [dann zähle deine Symptome auf]. Ich habe mich über die hormonellen und nicht hormonellen Behandlungsmöglichkeiten informiert und hätte dazu gern Ihren Rat.«

»Meine Lebensqualität hat sich verschlechtert, seit ich [dann zähle deine Symptome auf] habe. Ich habe pflanzliche Behandlungen ausprobiert, die aber nicht geholfen haben, also würde ich gern mehr über die Hormonbehandlung erfahren. Können Sie mir etwas über die Risiken und Vorteile sagen?«

»Ich würde gern Östrogen als Pflaster oder Gel über die Haut einnehmen, und weil ich noch eine Gebärmutter habe, würde ich lieber körperidentisches Progesteron verwenden.«

»Ich bin unter 45 Jahre alt. Kann ich einen FSH-Bluttest machen lassen, um andere Ursachen für meine Symptome auszuschließen?«

»Ich weiß, dass der FSH-Bluttest nach sechs Wochen wiederholt werden kann, darum würde ich ihn gern durchführen lassen. Mir ist auch klar, dass der FSH-Wert allein nicht aussagt, dass ich mich in der Perimenopause befinde. Meine Symptome (unter Ausschluss anderer Ursachen) können zu dieser Diagnose führen ...«

»Ich bin über 45 Jahre alt und habe noch meine Periode (habe keine Periode mehr), also brauche ich keinen FSH-Bluttest, um zu diagnostizieren, dass ich in der Perimenopause bin.«

»Ich denke, dass meine seelische Verfassung auf Hormonschwankungen zurückzuführen sein könnte. Ich möchte keine Antidepressiva verschrieben bekommen und würde gern andere Möglichkeiten besprechen. Ich weiß, dass die Hormonersatztherapie die erste Wahl bei Wechseljahrsbeschwerden ist, auch bei psychischen Beschwerden.«

Die Menopause bei Trans*- und nicht binären Menschen

Wir müssen uns darüber im Klaren sein, dass die Forschung und die Diskussionen über die Menopause in der Regel auf die Erfahrungen von Cisgender-Frauen ausgerichtet sind. Bei den meisten Menschen ist diese Lebensphase eine Reaktion auf die nachlassende Funktion der Eierstöcke, aber auch transgender und nicht binäre Menschen können Symptome der Menopause erleben, obwohl die Ursachen dafür unterschiedlich sind.

Personen, die bei der Geburt als weiblich eingestuft wurden (AFAB), Trans*- und nicht binäre Menschen können Östrogenblocker und Testosteron zur Maskulinisierung einnehmen. Eine maskulinisierende Hormontherapie verursacht in der Regel keine Wechseljahrsbeschwerden, aber bei manchen Menschen können Hitzewallungen, nächtliche Schweißausbrüche, Stimmungsschwankungen, Konzentrationsschwäche, Müdigkeit und Schläfrigkeit auftreten. Obwohl eine maskulinisierende Hormontherapie das Brustkrebsrisiko senken kann, müssen diejenigen, die keine vollständige subkutane Mastektomie hatten, trotzdem auf ihre Brüste achten.

Personen, die bei der Geburt als männlich eingestuft wurden (AMAB, *assigned male at birth*), Trans*- und nicht binäre Menschen können Symptome erleben, die denen der Menopause ähneln (wie die bereits beschriebenen), wenn sie eine östrogenbasierte Hormonbehandlung erhalten, die oft vor dem 40. Lebensjahr begonnen wird.

Viele transsexuelle und nicht binäre Menschen erhalten nur wenige oder gar keine Informationen darüber, was sie erwartet, wenn sie sich der Perimenopause und Menopause nähern. Außerdem gibt es nicht genügend ausgebildete Fachleute, die sie durch den Prozess begleiten können. Das hat zur Folge, dass viele dieser Patient*innen nicht die Behandlung erhalten, die sie brauchen. Idealerweise sollte die Behandlung ihrer Wechseljahrsbeschwerden von einem multidisziplinären Team überwacht werden, zu dem sowohl die Ärztin oder der Arzt der Patient*innen als auch Spezialist*innen für Transgender-Gesundheit und für die Menopausenbehandlung gehören könnten.

Es werden bereits positive Schritte unternommen, um diese Ungleichheit zu beseitigen, was ich von ganzem Herzen begrüße. Der Weltverband für Transgender-Gesundheit hat mit Vorsorgeempfehlungen klinische Leitlinien bezüglich Gesundheit und Wohlbefinden von transsexuellen, transgender und nicht geschlechtskonformen Personen für Mitarbeitende in Gesundheitsberufen veröffentlicht. Das ist eine ermutigende Nachricht, denn sie wird zweifellos sowohl den Patient*innen als auch den Fachkräften zugutekommen.

Nicht alle transsexuellen und nicht binären Menschen nehmen Hormone ein. Eine Person kann ihre Geschlechtspräsentation auch ohne medizinischen Eingriff ändern.

Brustkrebs

Brustkrebs ist sehr häufig und wird in Großbritannien bei etwa einer von sieben Frauen im Laufe ihres Lebens diagnostiziert, in Deutschland ist es eine von acht Frauen. Eine frühzeitige Erkennung verbessert die Chancen auf eine erfolgreiche Behandlung und Heilung erheblich. Deshalb ist es so wichtig, dein Brustgewebe regelmäßig zu untersuchen (Seite 16 bis 17).

Mammografie

Obwohl auch jüngere Frauen an Brustkrebs erkranken können, sind eher ältere Menschen betroffen. In Deutschland können Frauen zwischen 50 und 75 alle zwei Jahre ihren Anspruch auf die Vorsorgeuntersuchung im Rahmen des Mammografie-Screening-Programms wahrnehmen. Wenn du 50 Jahre alt bist und noch keine Einladung zur Mammografie erhalten hast, solltest du mit deiner Ärztin oder deinem Arzt sprechen. Ein weiterer Grund dafür, dass die Mammografie jüngeren Frauen nicht routinemäßig angeboten wird, ist, dass die Krebszellen bei einem Mammografie-Screening weiß erscheinen. Jüngere Frauen haben dichtere, östrogenreiche Brustzellen, die auf einer Mammografie ebenfalls weiß erscheinen. Daher ist es schwieriger, weiße Krebszellen auf einer weißen Brustzelle zu erkennen.

Die Selbstuntersuchung der Brüste ist immer noch von entscheidender Bedeutung!

Eine Mammografie ist eine Röntgenuntersuchung des Brustgewebes, bei der nach Krebsgeschwülsten gesucht wird, die oft zu klein sind, um sie zu sehen oder zu fühlen. Das Röntgengerät macht in der Regel ein Bild von oben und ein Bild von der Seite von jeder Brust.

Bei Frauen, die ein erhöhtes Risiko für Brustkrebs haben, können auch schon früher regelmäßige Untersuchungen auf Brustkrebs vorgenommen werden, etwa wenn in ihren Familien gehäuft Brustkrebs oder Eierstockkrebs vorkam oder bei denen eine genetische Veränderung wie zum Beispiel in den BRCA-Genen nachgewiesen wurde. Die Ärztin oder der Arzt kann das persönliche Erkrankungsrisiko berechnen und entsprechend eine engmaschigere Früherkennung empfehlen.

Trans*Männer und nicht binäre Menschen erhalten eine Einladung zur Mammografie, wenn sie aufgrund von natürlich vorkommendem Östrogen oder Östrogen-Hormonersatz Brustgewebe haben. Ein Trans*Mann, der eine doppelte Mastektomie und eine männliche Brustrekonstruktion hinter sich hat, muss in der Regel kein Screening machen lassen, sollte aber trotzdem wachsam bleiben. Manchmal kann nach der Operation eine kleine Menge Brustgewebe zurückbleiben, daher ist es immer ratsam, nach Knoten oder Hautveränderungen Ausschau zu halten.

In der Regel erhalten die Patientinnen die Ergebnisse der Mammografie nach etwa zwei Wochen in Form eines Briefes.

Typische Ergebnisse sind:

- Entwarnung mit dem Rat, sich weiterhin selbst zu untersuchen (Seiten 16 bis 17) und wenn du über 50 Jahre alt bist, in zwei Jahren eine weitere Mammografie durchführen zu lassen.
- Unklares Ergebnis mit dem Rat, eine Ultraschalluntersuchung, ein MRT oder eine Feinnadelaspiration eines Knotens durchführen zu lassen oder beides.
- Abnormes Ergebnis mit der Empfehlung, sich an Onkolog*innen für Brustkrebs und ein multidisziplinäres Team zu wenden. Wer ein auffälliges Ergebnis hat, wird zu weiteren Tests und Untersuchungen überwiesen (was aber nicht unbedingt bedeutet, dass Krebs vorhanden ist). Jede erforderliche Behandlung wird von Brustkrebsspezialisten durchgeführt.

Brustkrebsnachsorge

Die Nachsorge nach einer Brustkrebserkrankung ist für jede Person unterschiedlich. Praktische und emotionale Unterstützung erhältst du von Onkolog*innen, außerdem gibt es im Internet, zum Beispiel bei den Krankenkassen, eine Fülle von Informationen zum Thema Brustgesundheit.

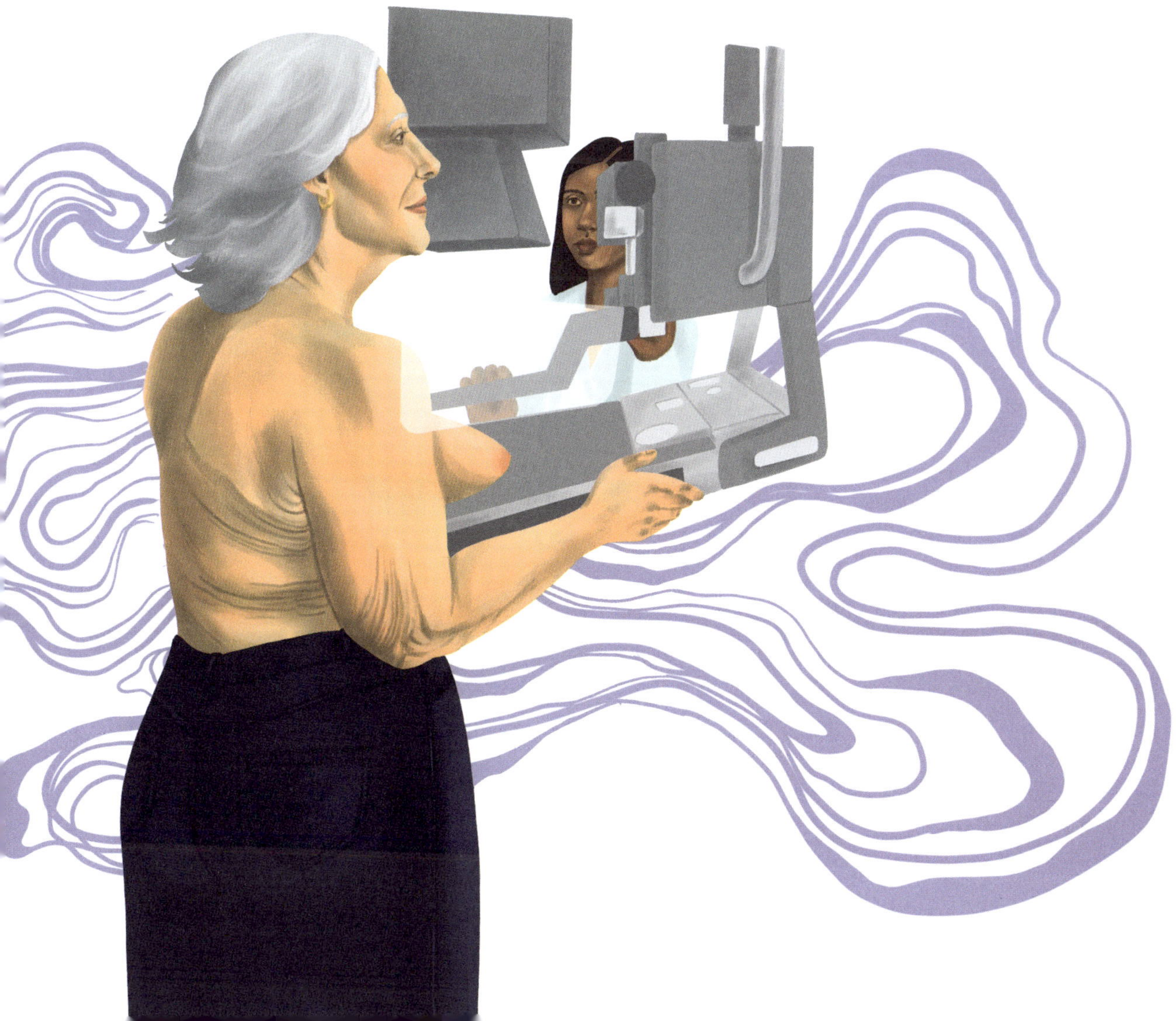

Brustkrebs bei Frauen aus schwarzen, asiatischen und ethnischen Minderheitengemeinschaften

Genetische Unterschiede und struktureller Rassismus in vielen Systemen des Gesundheitswesens, der öffentlichen Dienste und der öffentlichen Aufklärung führen leider dazu, dass Brustkrebs bei einigen Ethnien deutlich häufiger vorkommt als bei anderen.

Schwarze Frauen sind überproportional von Brustkrebs betroffen; im Vergleich zu weißen Frauen haben sie ein 70 Prozent höheres Risiko, die Krankheit zu bekommen und ihr Leben daran zu verlieren. Es gibt keine schlüssigen Daten über Brustkrebs in anderen ethnischen Minderheitengemeinschaften, aber nach dem, was wir über die ethnische Kluft in anderen Gesundheitsbereichen wissen, glaube ich, dass dies nur zeigt, dass mehr Forschung betrieben werden muss!

Triple-negative Krebsarten, die aggressiver und schwieriger zu behandeln sind, kommen bei schwarzen Frauen viel häufiger vor. Die Gründe dafür können folgende sein:

- Schwarze Frauen haben ein dichteres Brustgewebe, sodass es schwieriger ist, Zellveränderungen auf einer Mammografie zu erkennen.
- Es kann zu weniger Bewusstsein für Brustkrebs in der Gemeinschaft kommen.
- ein später Gang zum Arzt und mangelndes Verständnis für die Vorsorgeuntersuchungen in ethnischen Minderheitengemeinschaften
- hohe Raten von entzündlichem Brustkrebs, einer aggressiven Krankheit, bei der die Krebszellen die Lymphgefäße in der Haut verstopfen und Veränderungen in ihrer DNA entwickeln, die sich in einer roten, geschwollenen oder entzündeten Brust bemerkbar machen
- hohe Raten von Fettleibigkeit
- Hindernisse beim Zugang zur Gesundheitsversorgung, die mit geografischen Benachteiligungen zusammenhängen.
- Rassismus im Gesundheitssystem.

Die Anzeichen und Symptome von Brustkrebs zu erkennen ist bei schwarzen Frauen nicht immer ganz einfach. Aufgrund der Hautfarbe sind bestimmte Veränderungen an der Brust schwerer auszumachen, zum Beispiel Rötungen und Dellen. Deshalb solltest du bei deinen Selbstuntersuchungen besonders aufmerksam sein (Seite 16 bis 17). Auch Ärztinnen und Ärzte müssen sich dessen bewusst sein, wenn sie Patientinnen aus schwarzen, asiatischen und ethnischen Minderheiten beraten. Sprich darüber, wenn du dir Sorgen machst, und geh bitte zur Mammografie, wenn du dazu eingeladen wirst.

Schwarze Frauen haben ein 70 % höheres Risiko, an entzündlichem Brustkrebs zu erkranken als weiße Frauen.

Unabhängig von deiner Herkunft oder ethnischen Zugehörigkeit solltest du ab dem Alter von 50 Jahren zur Brustkrebs-vorsorgeuntersuchung gehen, wenn du dazu eingeladen wirst.

Dr. Nighats Ratschläge

1 Führe ein Tagebuch über die Symptome der Menopause, mit einer App oder einem Notizbuch

Das ist sowohl für dich als auch für deine Ärztin oder deinen Arzt sehr nützlich!

2 Verschließe dich niemals einer Behandlung

Jedes Medikament birgt Risiken und Vorteile, und wenn du dich dagegen wehrst, können deine Gesundheit und dein Wohlbefinden darunter leiden.

3 Leide nicht im Stillen

Suche ärztlichen Rat. Wenn es etwas gibt, das du nicht verstehst, frage nach. Es gibt keine dummen Fragen!

4 Dein Lebensstil ist der Grundstein für alle Gesundheitsprobleme

Sich gesund zu ernähren, Sport zu treiben, den Alkoholkonsum zu reduzieren, mit dem Rauchen und dem Konsum von Freizeitdrogen aufzuhören, Stress abzubauen und in die Selbstfürsorge zu investieren ist von entscheidender Bedeutung.

5 Teile deine Erfahrungen

Teile deine Erfahrungen in deiner Gemeinschaft, an deinem Arbeitsplatz, in deiner Familie und in deinem Freundeskreis. Sie tragen dazu bei, das Bewusstsein zu schärfen, Veränderungen voranzutreiben, die Forschung anzuregen, Stigmatisierung zu verringern und Tabus zu bekämpfen.

Teile das Wissen

Hier endet deine Reise durch die drei Phasen, die wir alle auf natürliche Weise durchlaufen: vom Beginn des Menstruationszyklus über die fruchtbaren Jahre, in denen wir neues Leben in die Welt setzen können, bis hin zur Freude über unseren Körper in der Lebensmitte.

Unser ganzes Leben lang sollten wir unseren Körper verstehen und immer wieder untersuchen. Du musst wissen, was bei dir normal ist. Und du solltest erkennen, wenn etwas nicht in Ordnung ist und wann du ärztliche Unterstützung brauchst.

Ich möchte betonen, dass das Stigma und das Tabu um die Gesundheit von Frauen und um die weibliche Biologie mit diesem Buch endet. Schluss mit dem Mangel an Vielfalt und Inklusion in medizinischen Lehrbüchern. Schluss mit der falschen Darstellung von neurodiversen Frauen und Menschen mit anderen körperlichen Voraussetzungen. Schluss mit dem Ignorieren ethnischer Minderheiten. Schluss mit der Herabwürdigung und Verharmlosung weiblicher Körper und der Symptome von Frauen. Schluss damit, dass bei Abstrichuntersuchungen, Geburten und Gebärmutterspiegelungen keine angemessene Schmerzlinderung angeboten wird. Schluss damit, dass keine realen Körperformen gezeigt werden. Schluss mit dem Mangel an Daten. Schluss mit der Frauenfeindlichkeit in der Medizin, die vom Patriarchat ausgeht – einschließlich des Patriarchats in uns selbst und unseren eigenen Bedenken, ob unsere Schmerzen es wert sind, darüber zu sprechen.

Ich hoffe, du hast inzwischen erkannt, dass ich absolut keine Skrupel habe, über Brüste, die Vulva, Vagina, den Anus und so weiter zu sprechen – ganz im Gegenteil! Ich finde es so wichtig, dass Frauen die Königinnen ihrer Körper sind, und als Königinnen sollten wir uns gegenseitig die Kronen auf unserem Weg richten.

Dieses Buch gehört nicht mir, es ist mein Geschenk an dich. Nimm das Wissen in diesem Buch und teile es wie Konfetti mit den Menschen um dich herum.

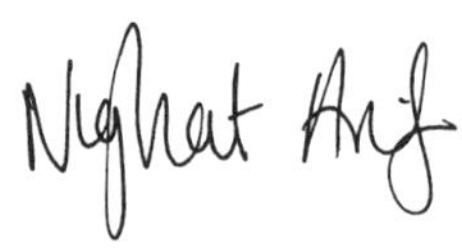

Dr. Nighat Arif

Dieses Buch ist mein Geschenk an dich: Nimm es an, kümmere dich darum, komm wieder darauf zurück, wenn du bereit bist, und wisse, dass du die Freiheit hast, eine Versorgung zu wählen, die zu dir passt.

Glossar

Abstrich: Eine Routineuntersuchung, die allen Frauen (oder Personen, die bei der Geburt als weiblich eingestuft wurden) je nach Alter in bestimmten Abständen angeboten wird. Vom Gebärmutterhals werden Zellen entnommen, um sie auf Typen des humanen Papillomavirus (HPV) zu prüfen, die krebserregende Veränderungen des Gebärmutterhalses verursachen können.

Adenom: Nicht krebsartige Zyste oder ein Tumor, der Drüsengewebe ähnelt und aus der Zellschicht im Inneren von Organen (Epithel) entsteht.

Adenomyose: Erkrankung, bei der sich die Zellen, die normalerweise die Gebärmutterwände (Endometrium) auskleiden, in der Muskelwand des Gebärmuttergewebes (Myometrium) entwickeln, aber im Rahmen des Menstruationszyklus weiter verdicken und abgestoßen werden. Im Gegensatz zur Endometriose befinden sich diese Zellen immer innerhalb der Gebärmutter.

Adipositas: Ein Zustand von starkem Übergewicht; eine Person mit einem BMI (Body-Mass-Index) über 30 wird als fettleibig bezeichnet.

Allgemeinmediziner*in oder Hausarzt beziehungsweise Hausärztin: Für allgemeine Erkrankungen zuständig. Patienten*innen werden von hier aus bei Bedarf an andere medizinische Fachrichtungen überwiesen, um sie fachärztlich behandeln zu lassen.

Analsex: Form des Geschlechtsverkehrs, bei welcher der Penis des Mannes in den Analkanal seiner Partnerin oder seines Partners eindringt.

Anämie: Ein Zustand, bei dem die Konzentration des Sauerstoff tragenden Pigments (Hämoglobin) in den roten Blutkörperchen zu niedrig ist. Sie kann entstehen, weil nicht genügend rote Blutkörperchen vorhanden sind oder weil die zirkulierenden Zellen defekt sind. Es handelt sich nicht um eine Krankheit, sondern um ein Merkmal von verschiedenen Störungen.

Androgen: Hormon, das die Entwicklung und Aufrechterhaltung der männlichen Merkmale fördert.

Antibiotika: Eine Gruppe von Medikamenten, die zur Behandlung bakterieller Infektionen eingesetzt werden. Manchmal werden sie auch angeboten, um Infektionen zu verhindern, wenn das Immunsystem geschwächt ist.

Ausfluss: Flüssigkeit, die aus dem Körper austritt.

Außerhalb der Zulassung oder Off-Label-Use: Verwendung eines Medikaments oder einer anderen Substanz auf eine Art und Weise, die vom Hersteller nicht empfohlen wird, die aber trotzdem sicher ist.

Bakterien: (Singular: Bakterium) Einzellige Organismen, die in Luft, Boden und Wasser vorkommen und für den Menschen meist harmlos sind. Manche, wie die Darmbakterien, sind nützlich und helfen, die Nahrung abzubauen. Einige wenige, sogenannte Krankheitserreger, können Krankheiten verursachen.

Barrieremethode der Empfängnisverhütung: Formen der Geburtenkontrolle, wie zum Beispiel ein Kondom oder eine Kappe, die physisch verhindern, dass ein Spermium eine Eizelle erreicht.

Becken: Großer knöcherner, schalenförmiger Rahmen an der Basis der Wirbelsäule, der die Fortpflanzungsorgane umgibt und schützt.

Befruchtung: Der Punkt, an dem ein Spermium in eine Eizelle eindringt.

Belastungsinkontinenz: Unfreiwilliger Urinverlust, der zum Beispiel beim Husten oder Heben eines schweren Gegenstands auftritt, weil die Muskeln am Ausgang der Harnwege (Schließmuskel) geschwächt sind, zum Beispiel nach einer Entbindung.

Betäubung (Anästhetikum): In der Medizin werden Anästhetika verwendet, um die Empfindungen in bestimmten Bereichen zu betäuben (Lokalanästhesie) oder um Schlaf zu erzeugen, beispielsweise bei Operationen (Vollnarkose).

Bilaterale Salpingo-Oophorektomie: Chirurgischer Eingriff, bei dem die Eierstöcke und Eileiter entfernt werden, oft als Schlüssellochchirurgie durchgeführt.

Bimanuelle Untersuchung: Form der Untersuchung zur Überprüfung der inneren Organe, bei der die Ärztin oder der Arzt eine Hand auf den unteren Teil des Unterleibs der Person legt und gleichzeitig zwei Finger in die Vagina einführt.

Biopsie: Ein diagnostischer Test, bei dem eine kleine Menge Gewebe oder einige Zellen aus dem Körper entnommen werden, um sie mikroskopisch zu untersuchen.

Blähungen: Völlegefühl oder Schwellung im Bauch, möglicherweise als Folge von Darmgasen, übermäßigem Essen, Nahrungsmittelunverträglichkeiten oder Verstopfung.

Blutgerinnsel: Masse aus Blut, die sich bildet, wenn Blutplättchen, Proteine und Zellen zusammenkleben. Es kann mit dem Blutstrom durch den Körper getragen werden oder sich an der Wand eines Blutgefäßes (Thrombus) festsetzen.

Body-Mass-Index (BMI): Eine Methode, um zu beurteilen, ob eine Person ein gesundes Gewicht hat, indem Gewicht und Körpergröße gemessen werden – das Gewicht in Kilogramm wird durch das Quadrat der Körpergröße in Metern geteilt und die Berechnung dann in ein Diagramm eingetragen, das eine Zahl ergibt. 18,5 bis 24,9 beschreibt ein gesundes Gewicht, über 25 bedeutet übergewichtig und über 30 fettleibig.

Cholesterintest: Bluttest zur Überprüfung des Cholesterinspiegels, bei dem die Person normalerweise gebeten wird, zwölf Stunden vorher nichts zu essen.

Cisgender (cis): Eine Person, deren Geschlechtsidentität mit der bei der Geburt festgestellten übereinstimmt.

Coitus interruptus: Methode zur Vermeidung einer Schwangerschaft, bei welcher der Penis vor dem Orgasmus beziehungsweise der Ejakulation aus der Scheide entfernt wird, um zu verhindern, dass Spermien in die Scheide gelangen.

Damm: Der Teil des Körpers zwischen dem Eingang zur Vagina (oder dem Hodensack) und dem Anus.

Depression: Eine Stimmungsstörung, die sich in anhaltenden Gefühlen von Traurigkeit und Hoffnungslosigkeit äußert. Die Symptome variieren je nach Schweregrad.

Diabetes: Eine langfristige Stoffwechselerkrankung, die durch einen hohen Blutzuckerspiegel (Glukose) im Körper gekennzeichnet ist. Der Blutzucker wird normalerweise durch das Hormon Insulin abgebaut. Diabetes kann entstehen, weil der Körper kein Insulin produziert (Typ 1) oder weil der Körper das produzierte Insulin nicht nutzen kann (Typ 2) – Letzteres ist oft reversibel.

Diagnose: Der Prozess, bei dem die Art einer Krankheit durch Untersuchung und Bewertung der Symptome festgestellt wird.

Diaphragma: Eine Barrieremethode zur Empfängnisverhütung, die vor dem vaginalen Geschlechtsverkehr in die Vagina eingesetzt wird, um den Gebärmutterhals zu bedecken.

Dranginkontinenz: Der unkontrollierte Urinverlust, der auftritt, wenn eine Person einen plötzlichen Harndrang verspürt und nicht in der Lage ist, diesen zu stoppen.

Eierstock: Eine der beiden Drüsen, die auf beiden Seiten der Gebärmutter liegen, in denen sich die Eizellen bilden und die weiblichen Hormone Östrogen und Progesteron gebildet werden.

Eierstockzyste: Abnormale, flüssigkeitsgefüllte Schwellung, die sich an einem Eierstock bilden kann.

Eileiter: Einer von zweien, die vom oberen Teil der Gebärmutter zu den Eierstöcken verlaufen und in denen die Befruchtung stattfindet. Die Eizelle bewegt sich entlang des Eileiters zum Hauptteil der Gebärmutter und die Spermien bewegen sich von der Gebärmutter zum Eileiter.

Eisprung: Der Vorgang, bei dem der Eierstock eine Eizelle freisetzt.

Eizelle: Die reife weibliche Geschlechtszelle, die aus einem Eierstock freigesetzt wird und sich nach einer Befruchtung zu einem Embryo entwickeln kann.

Ejakulation: Der Vorgang, bei dem das Sperma aus dem Körper des Mannes ausgestoßen wird.

Embryo: Menschlicher Nachkomme, der sich von der befruchteten Eizelle zum Fötus entwickelt.

Empfängnis: Der Beginn einer Schwangerschaft, der durch die Befruchtung einer Eizelle durch ein Spermium gekennzeichnet ist.

Empfängnisverhütung: Kontrolle der Fruchtbarkeit, um eine Schwangerschaft mit Barrieremethoden, Spiralen oder Hormonen zu verhindern.

Entzündung: Schmerzen, Schwellungen, Hitze und Rötungen in einem oder mehreren Bereichen des Körpers als Folge einer Verletzung oder Infektion.

Episiotomie: Ein chirurgischer Schnitt (Dammschnitt), der am Scheideneingang vorgenommen werden kann, um eine schwierige Geburt zu erleichtern und Dammrisse zu verhindern.

Familienplanung: siehe Verhütung

Fehlgeburt: Der Verlust eines Fötus vor der 24. Schwangerschaftswoche.

Fibrose: Ein gutartiger, langsam wachsender Tumor, der aus glatter Muskulatur und Bindegewebe besteht und sich in der Gebärmutter entwickeln kann. Es können ein oder mehrere sein und die Größe kann variieren.

Filzläuse: Winzige parasitäre Insekten, die auch als Schamläuse bezeichnet werden und sich auf der Haut und den Haaren im Genitalbereich festsetzen können. Sie werden durch engen Körperkontakt übertragen und verursachen starken Juckreiz; Läuse und Eier können sichtbar sein.

Follikel: Ein kleiner Hohlraum im Körper, zum Beispiel ein Haarfollikel. In einem Eierstock sind Follikel kleine sackartige, flüssigkeitsgefüllte Bläschen, die jeweils eine Eizelle enthalten.

Fruchtbarkeit: Die Fähigkeit einer Person oder eines Paares, Nachkommen zu zeugen; hängt vom Alter und der Gesundheit ab.

Fruchtblase: Häutige Membran, die den Fötus in der Gebärmutter umgibt und mit Fruchtwasser gefüllt ist.

Fruchtwasser: Die klare, wässrige Flüssigkeit, die den Fötus in der Gebärmutter umgibt und ihn bei den Bewegungen der Mutter polstert, damit er sich frei bewegen kann.

Frühe Menopause: Die Menopause tritt vor dem 40. Lebensjahr ein; sie wird auch als vorzeitige Menopause oder vorzeitige Ovarialinsuffizienz bezeichnet.

Gebärmutter: Größtes inneres weibliches Fortpflanzungsorgan, in dem ein Fötus während der Schwangerschaft verbleibt.

Gebärmutterhals: Öffnung am unteren Ende der Gebärmutter, die zur Vagina führt.

Gebärmutterhalsschleim: Schleimige Absonderung, die vom Gebärmutterhals abgegeben wird und es den Spermien erleichtert, die Scheide hinaufzuschwimmen; seine Konsistenz ändert sich während des Menstruationszyklus.

Gebärmutterhals-Screening: Ein regelmäßiger Screeningtest, der Frauen angeboten wird und der die Gesundheit des Gebärmutterhalses beurteilt. Dem Gebärmutterhals werden Zellen entnommen, um ihn auf Typen des humanen Papillomavirus (HPV) zu untersuchen, die Krebs verursachen können.

Gebärmutterschleimhaut: Auch Endometrium genannt. Die innere Auskleidung der Gebärmutter.

Geburtshelfer*in: Arzt oder Ärztin mit dem Fachgebiet der Geburtshilfe oder eine Hebamme.

Gelbkörper: Ein Zellhaufen, der sich bei jedem Menstruationszyklus im Eierstock bildet, kurz nachdem die Eizelle den Eierstock verlassen hat.

Gender: Geschlechtsidentität eines Menschen.

Genitalien: Die äußeren Geschlechtsorgane einer Person.

Gerinnsel: siehe Blutgerinnsel

Geschlecht: Das Geschlecht, als das sich eine Person identifiziert, zum Beispiel männlich, weiblich oder nicht binär.

Geschlechtervielfalt: Überbegriff für das Spektrum der verschiedenen Geschlechtsidentitäten.

Geschlechtskrankheiten: Sexuell übertragbare Krankheiten, die durch intimen Kontakt mit einer anderen Person übertragen werden.

Geschlechtsverkehr: Auch als Sex bekannt, ist dies ein körperlicher Kontakt zwischen zwei Personen, der die Genitalien von mindestens einer von ihnen betrifft.

Gestagenpille: Auch bekannt als Minipille oder reine Progesteronpille – eine Verhütungspille, die nur Gestagen enthält, das den Gebärmutterhalsschleim verdickt und verhindert, dass die Spermien die Eizelle erreichen.

Gestationsdiabetes: Eine Form von Diabetes, die sich während der Schwangerschaft entwickeln kann; sie verschwindet oft nach der Schwangerschaft wieder.

Gleitmittel: Ölige oder glitschige Substanz, die zum Beispiel verwendet werden kann, um die Reibung beim Geschlechtsverkehr zu verringern.

Gutartig: Eine Wucherung oder einen Tumor, der nicht krebsartig ist, bezeichnet man als gutartig. Er kann an Ort und Stelle weiterwachsen, breitet sich aber nicht auf andere Teile des Körpers aus.

Gynäkologie: Fachärztliche Richtung (auch Frauenheilkunde), die sich auf die weibliche Gesundheit und die weiblichen Fortpflanzungsorgane spezialisiert hat.

Gynäkologischer Krebs: Ein Krebs, der einen Teil des weiblichen Fortpflanzungssystems betrifft.

Harnröhre: Die Röhre, durch den der Urin aus der Blase und aus dem Körper fließt.

Hebamme: Eine Person, die ausgebildet wurde, um Frauen bei der Geburt zu helfen.

Herz-Kreislauf-Erkrankung: Störungen und Krankheiten, die das Herz und die Blutgefäße betreffen.

Hitzewallung: Ein häufiges Symptom der Wechseljahre, das durch ein hormonelles Ungleichgewicht verursacht wird und bei dem eine Person einen plötzlichen Anstieg der Körpertemperatur, vor allem im Oberkörper, verspürt, oft begleitet von Schweißausbrüchen, und gerötet aussieht.

Hormon: Chemischer Botenstoff, der von bestimmten Organen in den Blutkreislauf abgegeben wird und eine bestimmte Wirkung auf Gewebe an anderen Stellen im Körper hat.

Hormonspirale: Kleines T-förmiges, hormonfreisetzendes Gerät (Spirale), das als Verhütungsmittel in die Gebärmutter eingeführt wird.

Hyperthyreose: Auch bekannt als Schilddrüsenüberfunktion, eine Erkrankung, die zu einer Überproduktion von Schilddrüsenhormonen führt. Zu den Symptomen gehören Anstieg von Herzfrequenz und Appetit, Schwitzen sowie Gewichtsverlust.

Hypophyse: Die Hypophyse liegt unter dem Gehirn und ist die wichtigste Drüse des endokrinen (hormonproduzierenden) Systems. Sie wird als Hauptdrüse bezeichnet und steuert und reguliert alle anderen endokrinen Drüsen und viele Körperprozesse.

Hysterektomie: Chirurgische Entfernung der Gebärmutter. Bei der häufigsten Form werden nur die Gebärmutter und der Gebärmutterhals entfernt, manchmal auch Eierstöcke und Eileiter.

Impfstoff: Ein medizinisches Präparat, das verabreicht wird, um eine Immunität gegen eine Infektionskrankheit zu erzeugen. Bei manchen Stoffen sind mehrere Dosen nötig, um zu wirken, bei anderen reicht eine Dosis, um lebenslang immun zu sein.

Implantation: Der Zeitpunkt, an dem sich eine befruchtete Eizelle an der Gebärmutterwand festsetzt – dies geschieht normalerweise sechs Tage nach der Befruchtung.

Inkontinenz: Unfreiwilliger Urinabgang, der durch eine Verletzung, Schwäche oder Erkrankung der Harnwege verursacht werden kann.

Insulin: Das von der Bauchspeicheldrüse produzierte Hormon, das den Blutzuckerspiegel im Körper kontrolliert.

Insulinresistenz: Ein Zustand, bei dem die Körperzellen nicht richtig auf Insulin reagieren, egal ob es vom Körper produziert oder (bei Diabetikern) gespritzt wird.

Kaiserschnitt: Operation, bei der ein Baby durch einen Schnitt im Bauch entbunden wird. Er wird in der Regel durchgeführt, wenn eine vaginale Entbindung medizinisch riskant ist oder weil eine Geburt schwierig wird (Notkaiserschnitt).

Keloid: Eine Narbe, die nach der Heilung einer Wunde weiterwächst und größer werden kann als die ursprüngliche Wunde.

Klitoris: Teil der weiblichen Genitalien, ein kleines, empfindliches, erigierbares Organ, das sich direkt unter dem Schambein befindet und teilweise von den Schamlippen umschlossen wird.

Kognitive Funktion: Bezeichnung für geistige Prozesse, die mit dem Erwerb von Wissen, der Verarbeitung von Informationen und dem logischen Denken zu tun haben.

Kombinationspille: Empfängnisverhütung in Form einer Pille, die künstliche Versionen der natürlich vorkommenden Hormone Progesteron und Östrogen enthält.

Kondom: Ein hüllenförmiges Barriereprodukt, das zur Verhinderung einer Schwangerschaft und zum Schutz vor sexuell übertragbaren Infektionen verwendet wird. Kondome können über den Penis gestülpt werden oder die weibliche Version (Femidom) wird in die Vagina eingeführt.

Kontraktionen: Rhythmische Krämpfe der Muskeln in den Wänden der Gebärmutter, die während der Geburt auftreten.

Krämpfe (Dysmenorrhö): Schmerzen während der Periode, die auftreten können, wenn der Körper hormonähnliche Substanzen, sogenannte Prostaglandine, freisetzt, die bewirken, dass sich die Gebärmutter zusammenzieht, um ihre Schleimhaut vor und während der Menstruation abzustoßen.

Kupferspirale: Eine kleine T-förmige, nicht hormonelle Spirale, die als Verhütungsmethode in die Gebärmutter eingesetzt wird. Sie kann zu jedem Zeitpunkt des Menstruationszyklus eingesetzt werden.

Labia majora: Die äußeren Schamlippen der weiblichen äußeren Genitalien.

Labia minora: Die inneren Schamlippen der weiblichen äußeren Genitalien.

Laparoskopie: Ein chirurgischer Eingriff, bei dem das Innere des Bauches mit einem Gerät namens Laparoskop untersucht wird, das durch ein kleines Loch in der Bauchdecke eingeführt wird.

Leihmutterschaft: Der Prozess, bei dem ein Baby für eine andere Person ausgetragen und zur Welt gebracht wird. Die leibliche Mutter übergibt dann das Sorgerecht für das Baby an diese Person.

LGBTQ+: Akronym für die Gruppe von Menschen, die sich als lesbisch, schwul, bisexuell, transgender, queer oder fragend bezeichnen. Das + erkennt an, dass es auch andere sexuelle Identitäten gibt, wie zum Beispiel intersexuell und asexuell.

Libido: Grad des sexuellen Verlangens.

Lungenembolie: Verstopfung eines der arteriellen Blutgefäße in der Lunge durch ein Blutgerinnsel. Gerinnsel können sich in der Lunge bilden oder von einem anderen Teil des Kreislaufsystems durch das Blut dorthin getragen werden.

Mammografie: Eine Art von Röntgenaufnahme, die speziell zur Untersuchung der Brust auf Anzeichen von Krebs eingesetzt wird und als Form der Vorsorgeuntersuchung angeboten wird.

Mastektomie: Chirurgische Entfernung einer oder beider Brüste, meist zur Behandlung von Brustkrebs.

Menopause: Zeitpunkt im Leben einer Frau, an dem die Menstruation für zwölf Monate ausbleibt, unabhängig von anderen Symptomen.

Menstruation: Der periodische Abgang der Gebärmutterschleimhaut einer Frau, wenn sie nicht schwanger ist.

Migräne: Eine Kopfschmerzart, die durch wiederkehrende Anfälle von starken Schmerzen gekennzeichnet ist. Sie treten meist auf einer Seite des Kopfes auf und verursachen ein pochendes Gefühl.

MRT: Kurz für Magnetresonanztomografie, eine Diagnosetechnik, die einen Querschnitt oder dreidimensionale Bilder von Organen oder Körperstrukturen erstellt.

Multidisziplinäres Team: Ein Gesundheitsteam, das sich aus verschiedenen Fachrichtungen zusammensetzt, die bei der medizinischen Versorgung einer Person zusammenarbeiten.

Myometrium: Das Muskelgewebe in der Gebärmutterwand.

Nadelstichverletzung: Versehentlicher Einstich in die Haut durch eine möglicherweise kontaminierte Injektionsnadel, der ein Krankheitsrisiko birgt.

Nebenwirkung: Sekundäre Reaktion eines Medikaments, die über die beabsichtigte therapeutische Wirkung hinausgeht.

Neuropathie: Krankheit oder Entzündung, welche die peripheren Nerven betrifft, also die Nerven, die mit dem zentralen Nervensystem (Gehirn und Rückenmark) verbunden sind.

NHS: National Health Service, das Gesundheitssystem in Großbritannien, zu dem alle im Gesundheitswesen tätigen Personen gehören.

Nicht binär: Person, die sich weder als männlich noch als weiblich identifiziert.

Notfallverhütung: Eine Verhütungsmethode, die nach ungeschütztem Sex angewendet werden kann, um eine Schwangerschaft zu verhindern. Es gibt zwei Formen: Man kann die Pille danach nehmen oder eine Spirale einlegen.

Oophorektomie: Chirurgischer Eingriff, bei dem die Eierstöcke entfernt werden.

Orale Medikamente: Medikamente oder Tabletten, die durch den Mund eingenommen werden.

Oralsex: Sexuelle Aktivität, bei der die Genitalien einer Person durch den Mund einer anderen Person stimuliert werden.

Osteoporose: Verlust von Knochengewebe, der dazu führt, dass die Knochen spröde und brüchig werden und eher brechen. Dies ist ein natürlicher Teil des Alterns, aber Frauen verlieren nach der Menopause schneller an Knochengewebe.

Östrogene: Eine Gruppe von Hormonen, die für die Aufrechterhaltung der weiblichen Eigenschaften des Körpers wichtig sind.

Östrogenrezeptor-positiver Brustkrebs: Eine Art von Brustkrebs mit Zellen, die Rezeptoren besitzen, die es ihnen ermöglichen, Östrogenhormone für ihr Wachstum zu nutzen – daher kann eine Person zur Behandlung Medikamente erhalten, welche die Hormonproduktion reduzieren.

Penetration: Körperlicher Kontakt zwischen zwei Personen, bei dem ein Mann seinen Penis in die Vagina oder den Anus seiner Partnerin oder seines Partners einführt.

Penis: Das größte äußere männliche Geschlechtsorgan.

Perimenopause: Die Zeit vor der Menopause, in der eine Frau Symptome der Menopause hat, aber noch menstruiert; dies kann bis zu einem Jahrzehnt dauern.

Perinatale Phase: Die Wochen unmittelbar vor und nach der Geburt eines Babys.

Periode: Auch Menstruation oder Regel genannt, ist die periodische Ablösung der Gebärmutterschleimhaut einer Frau, wenn sie nicht schwanger ist.

Pessar: Medizinisches Gerät, das in die Vagina eingeführt wird, um zum Beispiel die Position der Gebärmutter zu korrigieren oder um Medikamente oder Verhütungsmittel zu verabreichen.

Pflaster: Ein klebendes Produkt, das Medikamente, zum Beispiel für die Hormonersatztherapie oder die Empfängnisverhütung, über die Haut in den Körper abgibt; das Pflaster wird normalerweise alle zwei bis drei Wochen gewechselt.

Physiotherapeut*in: Gesundheitsfachkraft, die physiotherapeutische Behandlungen anbietet, um Gelenksteifheit zu verhindern oder zu verringern und die Bewegung zu fördern.

Pille danach: siehe Notfallverhütung

Plazenta: Das Organ, das sich während der Schwangerschaft in der Gebärmutter bildet und den Fötus stützt und ernährt.

Plazentaablösung: Ablösung der Plazenta von der Gebärmutterwand während der Schwangerschaft oder während der Wehen, bevor das Baby geboren wird; dies ist lebensbedrohlich für Mutter und Baby.

Polyp: Eine Wucherung, oft stielförmig, die aus der Wand eines Organs wie dem Gebärmutterhals, der Gebärmutter oder der Nase herausragt. Manche Polypen sind krebsartig und müssen entfernt werden.

Postmenopause: Der Lebensabschnitt einer Frau oder einer Person, die bei der Geburt als Frau eingestuft wird, nach der Menopause.

Postnatal: Die ersten Wochen nach der Geburt eines Babys.

Postpartum: Die Stunden unmittelbar nach der Geburt eines Babys.

Progesteron: Hormon, das in den Eierstöcken gebildet wird und für das Funktionieren des weiblichen Fortpflanzungssystems wichtig ist.

Progesteron-Medikamente: Eine Gruppe von Medikamenten, die ähnliche Eigenschaften wie das natürlich vorkommende Hormon Progesteron haben und meist in Verhütungsmitteln eingesetzt werden.

Progesteronpille: siehe Gestagenpille

Prolaps: Verschiebung eines Organs, zum Beispiel der Gebärmutter, von seinem normalen Platz im Körper.

Pubertät: Die Zeit, in der ein Mädchen (oder ein Junge) geschlechtsreif wird.

Röntgen: Ein Diagnoseverfahren, bei dem elektromagnetische Strahlung mit kurzer Wellenlänge und hoher Energie durch den Körper geschickt wird, um Knochen, Organe und innere Gewebe zu betrachten.

Schamlippen: siehe Labia majora und Labia minora

Scheide: siehe Vagina

Schlaflosigkeit: Unfähigkeit, einzuschlafen oder für eine gewisse Zeit zu schlafen. Die Ursachen können physisch, psychisch oder umweltbedingt sein.

Schmierblutung: Leichte Blutspuren, die auf das Ende der Periode hinweisen können oder manchmal um den Eisprung herum auftreten.

Schwangerschaft: Die Zeitspanne zwischen Empfängnis und Geburt, in der sich ein Kind in der Gebärmutter entwickelt, normalerweise 40 Wochen oder 9 Monate.

Schwangerschaftsabbruch, auch Abtreibung: Beendigung einer Schwangerschaft vor der Geburt; sie kann medizinisch herbeigeführt werden oder spontan erfolgen (bekannt als Fehlgeburt).

Screening: Die regelmäßige Untersuchung von scheinbar gesunden Menschen auf Anzeichen von Krankheiten.

Sexualität: Identität einer Person in Bezug auf die Geschlechter, zu denen sie sich hingezogen fühlt, beziehungsweise wie sie ihre eigene Sexualität definiert. Sie beschreibt auch die Einstellung und das Verhalten einer Person in Bezug auf Sex und körperliche Intimität mit anderen.

Sexuell übertragbare Krankheiten: siehe Geschlechtskrankheiten

Spekulum: Ein Gerät, das von einer medizinischen Fachkraft in die Vagina eingeführt wird, um den Gebärmutterhals zu untersuchen und einen Abstrich zu machen.

Sperma: Die Samenflüssigkeit des Mannes, die Spermien enthält und die bei der Ejakulation beziehungsweise dem Orgasmus aus dem Penis austritt.

Spermium: Auch Samenzelle genannt. Die männliche Geschlechtszelle, die für die Befruchtung einer Eizelle verantwortlich ist.

Spirale: Eine kleine T-förmige Vorrichtung, die in die Gebärmutter eingesetzt wird, um eine Schwangerschaft zu verhindern. Es gibt zwei Arten: eine Kupferspirale und eine Hormonspirale.

Synthetikum: Chemisch hergestellte Substanz, die ein natürlich vorkommendes Produkt imitiert.

Systemisch: Medizinische Behandlung mit Substanzen beziehungsweise Arzneimitteln, die im ganzen Körper verteilt werden.

Testosteron: Das Hormon, das die Entwicklung der sekundären männlichen Geschlechtsmerkmale anregt und diese aufrechterhält.

Tinnitus: Kontinuierliches oder intermittierendes Klingeln, Brummen oder Rauschen in einem oder häufiger in beiden Ohren.

Topisch: Medikation oder Behandlung, die direkt auf einen Bereich (zum Beispiel die Haut) aufgetragen wird.

Toxisches Schocksyndrom: Eine seltene, aber potenziell lebensbedrohliche Erkrankung, die dadurch verursacht wird, dass schädliche Bakterien in den Körper gelangen und Giftstoffe freisetzen. Es wird manchmal mit der Verwendung von Tampons bei jungen Frauen in Verbindung gebracht.

Trans*Frau: Eine Person, die als Frau lebt, die bei der Geburt als männlich eingestuft wurde.

Trans*Mann: Eine Person, die als Mann lebt, die bei der Geburt als weiblich eingestuft wurde.

Transdermal: Verabreichung eines Medikaments über die Haut, normalerweise über ein Pflaster.

Transgender oder trans: Eine Person, die nicht in dem Geschlecht lebt, in das sie bei der Geburt eingestuft wurde.

Transvaginale Ultraschallaufnahme: Ultraschalluntersuchung, die mit einer in die Vagina eingeführten Sonde durchgeführt wird; siehe auch Ultraschalluntersuchung.

Trimester: Die drei Phasen der Schwangerschaft, die jeweils etwa ein Drittel der Schwangerschaft abdecken.

Triple-negativer Krebs: Eine aggressive, schnell wachsende Form von Brustkrebs, bei der die Zellen keine Hormonrezeptoren haben, die sie zum Wachstum nutzen.

Tupfer: Kleines saugfähiges Kissen oder Tuch (in der Regel steril), das in der Chirurgie oder von medizinischem Fachpersonal verwendet wird, um eine Wunde zu reinigen, Medikamente aufzutragen oder eine Probe zu entnehmen.

Ultraschalluntersuchung: Ein Diagnoseverfahren, bei dem hochfrequente Schallwellen durch den Körper geleitet werden – die reflektierten Echos ergeben ein Bild der Organe oder zum Beispiel des Fötus, das auf einem Bildschirm sichtbar ist.

Unfruchtbarkeit: Unfähigkeit, ein Kind zu bekommen. Dies kann auf ein Problem im männlichen oder weiblichen Fortpflanzungssystem oder in beiden zurückzuführen sein.

Ungeschützter Sex: Geschlechtsverkehr ohne eine Form der Verhütung.

Vagina: Auch Scheide genannt. Der muskulöse Schlauch oder Kanal zwischen den äußeren weiblichen Genitalien (Vulva) und den inneren Organen Gebärmutterhals und Gebärmutter.

Vaginales Östrogen: Eine Form von Östrogen (weibliches Hormon), die in Form eines Pessars oder einer Creme in die Vagina verabreicht wird.

Vaginalschleim: Schleimige Substanz, die von der Vagina abgesondert wird und eine unterschiedliche Konsistenz hat.

Verhütung: Eine Methode zur Kontrolle der Fruchtbarkeit, um eine Schwangerschaft zu verhindern.

Verhütungsimplantat: Langfristige Form der Verhütung, bei der ein kleines flexibles Plastikstäbchen unter der Haut eingesetzt wird.

Verhütungsspritze: Eine Injektion, die das Hormon Progesteron in den Blutkreislauf abgibt, um eine Schwangerschaft längerfristig zu verhindern; die Wirkung kann je nach Typ zwischen acht und dreizehn Wochen anhalten.

Virus: Einfache, kleine Mikroorganismen, die sich in Zellen vermehren und Krankheiten verursachen können.

Vorzeitige Menopause: Eine Menopause, die beginnt, wenn eine Frau noch keine 40 Jahre alt ist.

Vorzeitige Ovarialinsuffizienz: siehe Frühe Menopause

Vulva: Die äußeren weiblichen Genitalien.

Wehen: Der Prozess, durch den ein Kind geboren wird.

Zöliakie: Erkrankung, bei welcher der Dünndarm überempfindlich auf das in Weizen, Roggen und Gerste enthaltene Protein Gluten reagiert. Der Verzehr von Gluten führt dazu, dass das Immunsystem das Darmgewebe angreift und schädigt, sodass die betroffene Person keine Nährstoffe aufnehmen kann.

Zyklische Hormonersatztherapie: Eine Form der Hormonersatztherapie für Frauen, die unter Wechseljahrsbeschwerden leiden, aber noch menstruieren, bei der täglich ein Hormon (Östrogen) und zusätzlich Progesteron für einen Teil (normalerweise die Hälfte) des Monats eingenommen wird.

Quellen und weiterführende Informationen

aufgerufen am 26.08.2024

Akupunktur
https://www.daegfa.de/Ueber-uns

Alkohol
https://www.pharmazeutische-zeitung.de/besser-gar-kein-alkohol-fuer-alle-unter-40-jahren-134380/

Assistierte Fortpflanzung
https://www.g-ba.de/themen/methodenbewertung/kuenstliche-befruchtung/#:~:text=Bei%20Frauen%20liegen%20die%20Altersgrenzen,und%20vollendeten%2050

Beckenorganprolaps: netzgestützte Therapie
https://www.aerzteblatt.de/archiv/210600/Urogenitaler-Deszensus-Ohne-Netz-und-doppelten-Boden

Beschwerde über die Behandlung in Arztpraxen
https://www.meisl-rechtsanwaelte.de/beschwerde-bei-der-aerztekammer/

https://www.antidiskriminierungsstelle.de/DE/wir-beraten-sie/jetzt-kontakt-aufnehmen/jetzt-kontakt-aufnehmen-node.html

BHs
https://www.vogue.de/mode/artikel/die-richtige-bh-groesse

https://www.breuninger.com/de/editorial/bh-berater/

Bioidentische / körperidentische Hormone
https://wechseljahre-verstehen.de/hormonersatztherapie/bioidentische-hormone/

BMI-Rechner
https://adipositas-gesellschaft.de/bmi/

Brustkrebs: Nachsorge
https://www.leben-mit-brustkrebs.de/diagnose-brustkrebs/nachsorge#zust%C3%A4ndig

Brustkrebs: Prävention und Früherkennung
https://brustkrebsdeutschland.de/praevention-und-frueherkennung-2/

https://www.krebsgesellschaft.de/onko-internetportal/basis-informationen-krebs/krebsarten/brustkrebs-definition-und-haeufigkeit.html

https://www.krebsgesellschaft.de/onko-internetportal/basis-informationen-krebs/krebsarten/brustkrebs/frueherkennung.html

Covid-19-Impfung: Schwangerschaft
https://www.rki.de/SharedDocs/FAQ/COVID-Impfen/FAQ_Liste_Impfung_Schwangere_Stillende.html#:~:text=Schwangere%20sollten%20erst%20ab%20dem%202.&text=Das%20gilt%20sowohl%20f%C3%BCr%20Impfungen,Trimenon%20durchgef%C3%BChrt%20werden

Dolmetschen: ehrenamtlich
https://www.lingua-world.de/blog/ehrenamt-dolmetscher-fuer-mehr-verstaendnis-sorgen/

Eizellen einfrieren
https://www.frauenaerzte-im-netz.de/aktuelles/meldung/eizellen-einfrieren-fuer-spaete-familienplanung/

Eizellen spenden
https://www.eizellspendefreunde.de/ivf-altersgrenze-wie-alt-ist-zu-alt/

Endometriose
https://www.endometriose-vereinigung.de/was-ist-endometriose/

https://endometriose-sef.de/

Erster Besuch in der frauenärztlichen Praxis
https://www.gyn-wiesestrasse.de/verhuetung/tipps-fuer-den-ersten-besuch-beim-frauenarzt

https://www.profamilia.de/fuer-jugendliche/pubertaet/frauenarztbesuch

Essstörungen
https://www.bundesgesundheitsministerium.de/service/begriffe-von-a-z/e/essstoerungen

Gebärmutterhalskrebs, Früherkennung
https://www.bundesgesundheitsministerium.de/themen/praevention/frueherkennung-vorsorge/frueherkennung-von-gebaermutterhalskrebs

Gehörlosigkeit
https://dglb.de/service/ratgeber-gehoerlosigkeit/dolmetschen/

https://bgsd.de/de/

Genitalverstümmelung
https://www.bundesgesundheitsministerium.de/service/begriffe-von-a-z/g/genitalverstuemmelung

Geschlechtsangabe auf Formularen
https://www.rehakliniken.de/news/geschlecht-auf-formularen-richtig-angeben

Geschlechtsdysphorie
https://www.sueddeutsche.de/gesundheit/trans-trans-kids-leitlinie-geschlechtsdysphorie-geschlechtsinkongruenz-geschlechtsdysphorie-bei-kindern-und-jugendlichen-transidentitaet-1.6478388

https://www.transinterqueer.org/wp-content/uploads/2022/04/Hormontherapie_DE_barrierearm.pdf

Geschlechtskrankheiten
https://www.liebesleben.de/fuer-alle/sexuell-uebertragbare-infektionen/partnerinformation/

Gewalt gegen Frauen und Mädchen
https://unwomen.de/formen-der-gewalt-gegen-frauen-und-maedchen/

https://beauftragte-missbrauch.de/themen/hilfeangebote-fuer-betroffene-von-sexualisierter-gewalt

https://www.bundesregierung.de/breg-de/bundesregierung/bundeskanzleramt/frauenhilfetelefon-2193988

Hilfetelefone in Deutschland
Ärztlicher Bereitschaftsdienst: **116 117**
Gewalt gegen Frauen: **116 016**

Histaminintoleranz-Test
https://cara.care/de/erkrankungen/intoleranz/histamin/histaminintoleranz-testen/

HIV-Test
https://www.aidshilfe.de/node/5205#acc-687805

Hormonersatztherapie
https://www.imd-berlin.de/fachinformationen/diagnostikinformationen/hormonersatztherapie-in-der-peri-und-postmenopause

https://www.menopause-gesellschaft.de/themen/hormonbehandlung/

Hormontherapie für trans*und nicht binäre Menschen
https://www.transinterqueer.org/wp-content/uploads/2022/04/Hormontherapie_DE_barrierearm.pdf

HPV-Impfung
https://www.rki.de/DE/Content/Infekt/EpidBull/Archiv/2014/35/Art_02.html?nn=2375548

https://www.impfen-info.de/impfempfehlungen/fuer-kinder-0-12-jahre/hpv-humane-papillomviren/

Humane Papillomviren (HPV)
https://www.bundesgesundheitsministerium.de/themen/praevention/frueherkennung-vorsorge/frueherkennung-von-gebaermutterhalskrebs

Jugendliche allein in ärztlicher Behandlung
https://www.profamilia.de/fuer-jugendliche/rechte-und-sexualitaet/beratung-und-behandlung

https://www.profamilia.de/fuer-jugendliche/pubertaet/frauenarztbesuch

Kognitive Verhaltenstherapie
https://www.gesundheitsinformation.de/kognitive-verhaltenstherapie.html

https://gesund.bund.de/verhaltenstherapie

Krebsarten
https://www.krebsgesellschaft.de/basis-informationen-krebs/krebsarten.html

Krebs: Statistik
https://de.statista.com/statistik/daten/studie/172573/umfrage/krebstote-in-deutschland/

Künstliche Befruchtung
https://www.ndr.de/ratgeber/gesundheit/Kuenstliche-Befruchtung-Unterstuetzung-beim-Kinderwunsch,kinderwunsch346.html

Mammografie-Screening
https://www.bfs.de/DE/themen/ion/anwendung-medizin/diagnostik/roentgen/mammographie.html

https://www.kbv.de/html/1150_65561.php

Menopause
https://www.menopause-gesellschaft.de/

https://www.bvf.de/aktuelles/fachliche-meldungen/artikel/menopause-meets-bundestag-mehr-aufmerksamkeit-und-sensibilisierung-fuer-die-versorgung/

Menstruationsartikel
https://www.plan.de/menstruation-im-fokus.html?sc=IDQ24100

https://www.swr.de/swraktuell/baden-wuerttemberg/kostenlose-tampons-karlsruhe-heidelberg-tuebingen-100.html

https://www.tampagne.de/

https://de.statista.com/statistik/daten/studie/1348699/umfrage/monatliche-ausgaben-fuer-periodenprodukte-von-frauen-in-deutschland/

https://www.plan.de/presse/pressemitteilungen/detail/menstruationsprodukte-in-deutschland-nicht-fuer-alle-bezahlbar.html?sc=IDQ25100

Neurologen und Psychiater im Netz
https://www.neurologen-und-psychiater-im-netz.org/selbsthilfe-angehoerige/selbsthilfe/

Notrufnummern
Notruf: **112**
Telefonseelsorge: **0800 – 1110111** oder **0800 – 1110222**
https://www.malteser.de/aware/hilfreich/notrufnummern-in-deutschland-das-musst-du-wissen.html

Pflanzliche Arzneimittel
https://www.deutsche-apotheker-zeitung.de/daz-az/2014/daz-31-2014/zugelassen-oder-registriert

PMDS
Behandlung: https://pmds-hilfe.de/pmds-behandlung/
Zyklustagebuch: https://pmds-hilfe.de/zyklustagebuch/

Postpartale Psychose
https://www.pharmazeutische-zeitung.de/von-angst-und-zwang-bis-zur-psychose-119642/seite/3/?cHash=35ae2737d93bbc56cec65431b2581d5e

https://www.dhz-online.de/news/detail/artikel/suizid-waehrend-der-schwangerschaft-und-im-ersten-jahr-post-partum/

Pro Familia
https://www.profamilia.de/

Pubertät
Sonya Renee Taylor: *You go, Girl! Der ultimative Pubertätsratgeber für selbstbewusste Mädchen.* mvg Verlag, 2022

Rauchen: Apps zum Aufhören
https://www.krankenkassen.de/gesetzliche-krankenkassen/leistungen-gesetzliche-krankenkassen/apps/rauchfrei/

Regenbogenfamilie
https://www.bpb.de/themen/gender-diversitaet/homosexualitaet/269064/regenbogenfamilien-in-deutschland/

https://familienportal.de/familienportal/lebenslagen/regenbogenfamilien/was-sind-regenbogenfamilien--133148

https://www.lsvd.de/de/ct/3292-Wie-viele-Kinder-gibt-es-mit-gleichgeschlechtlichen-Eltern-bzw-in-Regenbogenfamilien

Samenspende
https://www.rosepartner.de/samenspende.html

https://beratung.de/recht/ratgeber/samenspende-spermaspende-zentrale-punkte-einfach-erklaert_frvvmu

Schlaf-App (auf Rezept)
https://somn.io/app/

Suizidgedanken
https://www.springermedizin.de/kongress-fuer-kinder--und-jugendmedizin-2021/geschlechtsinkongruenz-in-der-jugend-oder-im-erwachsenenalter/suizidgefahr-bei-jugendlichen-mit-transidentitaet-erhoeht/19760442

Schwangerschaft
https://www.familienplanung.de/

Schwangerschaftsabbruch
https://www.profamilia.de/themen/schwangerschaftsabbruch

https://www.bmfsfj.de/bmfsfj/themen/familie/schwangerschaft-und-kinderwunsch/schwangerschaftsabbruch/schwangerschaftsabbruch-nach-218-strafgesetzbuch-81020

https://www.familienplanung.de/schwangerschaftskonflikt/schwangerschaftsabbruch/schwangerschaftsabbruch-rechtslage-indikationen-und-fristen/

Sport und Menstruation
https://www.businesswire.com/news/home/20220502005441/de/

Sprache und Migrationshintergrund
https://www.destatis.de/DE/Presse/Pressemitteilungen/Zahl-der-Woche/2023/PD23_08_p002.html

Telefonseelsorge
https://online.telefonseelsorge.de/

Testosteronbehandlung für Frauen
https://www.hormonspezialisten.de/sexualhormone/testosteron/testosteron-bei-frauen

Transsexualität im Gesundheitssystem
https://www.bundesverband-trans.de/wp-content/uploads/2022/09/BVT_Aerzt_03_ONLINE.pdf

https://www.regenbogenportal.de/materialien/standards-of-care/show

https://www.wpath.org/media/cms/Documents/SOC%20v7/SOC%20V7_German.pdf

Transsexuelle Schwangerschaft
https://www.gwi-boell.de/de/2022/01/17/trans-schwangerschaft

Unfruchtbarkeit
https://www.medizin.uni-muenster.de/fakultaet/news/ungewollt-kinderlos-ein-massenphaenomen-wwu-podcast-mit-reproduktionsgenetiker-frank-tuettelmann.html

https://www.ndr.de/ratgeber/gesundheit/Kuenstliche-Befruchtung-Unterstuetzung-beim-Kinderwunsch,kinderwunsch346.html

Vulva- und Vaginalkrebs
https://www.ago-online.de/fileadmin/ago-online/downloads/_leitlinien/kommission_vulva-vagina/360_Vulvakrebs_Patientinnenleitlinie.pdf

https://www.frauengesundheitsportal.de/themen/krebserkrankungen/vulva-und-scheidenkrebs/page2/

Queere Community im Gesundheitswesen
https://queermed-deutschland.de/ueber/

Wasser trinken
https://www.verbraucherzentrale.de/wissen/lebensmittel/gesund-ernaehren/wie-viel-sollte-man-am-tag-trinken-24202

Sachregister

A

Abstrichuntersuchungen 31, 152 f., 155
Adenomyose 132 ff.
Adoption 106, 108, 112
Aids 87
Akne 39, 72 ff., 131
Akupunktur 59, 186
Alkohol 59, 99 f., 104, 143, 154, 183, 208, 210
Anämie 64 f., 73
Angst 89, 184, 219
Antibabypille 62, 89, 134
Antidepressiva 61, 119, 213, 220
Aufmerksamkeitsdefizit-/Hyperaktivitätsstörung (ADHS) 180
Ausfluss 16, 21, 38, 40 f., 68 f., 86, 116, 126, 173
Autismus 180

B

Beckenbodenübungen 173
Beckenorganprolaps 144 f.
BH-Größe 18 f.
Blähungen 41, 84, 102, 115, 140, 151, 185
Blasenentzündung 70
Bluthochdruck 100 f., 116 ff., 213
Blutgerinnsel 65, 74, 77 f., 210
Bluthochdruck 100 f., 118, 176, 213
Blutungen 40 f., 44 f., 62 ff., 68, 72 ff., 86, 88 f., 112 f., 116, 126, 129, 134 f., 138, 151, 175
BMI (Body Mass Index) 100 f., 131, 144
Brust-Binder 90
Brustkrebs 16, 170, 200 f., 208 ff., 222 ff.
Brustwarzen 15 ff., 116

C

Candidose 69, 116
Chlamydien 86, 143
Coitus interruptus 72, 83
Covid-19 101

D

Dammschnitt 122, 152, 170
Darm 13, 134 f., 137, 145, 182
Dehnungsstreifen 117
Depression 61, 127, 131, 179, 188
Diabetes 69, 99, 129, 131, 176
– Schwangerschaftsdiabetes 100, 118
Diaphragma 82

E

Ehlers-Danlos-Syndrom 77, 79, 166
Eierstockkrebs 65, 149, 211, 222
Eileiterschwangerschaft 113 f., 143
Eisprung 40 ff., 102, 104 f., 129 f., 164
Eizellentnahme 106, 108, 164
Eltern, alleinerziehend 52, 104, 108
Endometriose 77, 105, 132, 134 ff., 211
Erbrechen in der Schwangerschaft 111, 113, 115 f., 118
Erektile Dysfunktion 176
Ernährung 43, 64, 181 ff.
Essstörungen 76, 89, 100

F

Familienplanung, *siehe* Verhütung
Fehlgeburt 62, 99 f., 113, 116
Filzläuse 87
Follikelphase 40, 42
Folsäure 99, 157

Fruchtbarkeit, *siehe auch* Unfruchtbarkeit 89, 97, 102 f., 105, 108, 138, 143, 203
Fruchtblase 121 ff.

G

Gabapentin 146 f., 213
Gebärmutterhals 12 f., 77, 79 f., 145, 150, 153 f., 155
Gebärmutterkrebs und HRT 83, 87, 149, 152, 155
Gebärmutterschleimhaut 12, 40 ff., 58, 76 f., 106, 131 ff., 135 ff., 140 f., 143, 190 f.
Geburt 79, 82, 116 ff., 120 ff.
Genitalien 21, 37, 66 f., 69 f., 86
Geschlechtsdysphorie 31 f., 88, 90
Geschlechtsidentität, 31, 88, 90
Geschlechtskrankheiten 68, 73 ff., 102 f., 175
Gestagene und Progesterone (HRT) 202
Gewalt 66
Gewicht 67, 100 f., 149
Gonorrhö 86, 102

H

Hämorrhoiden 115, 126
Harninkontinenz 172, 174
Harnröhre 70, 168, 172
Harnwegsinfektionen 67, 70, 168, 170
– Blasenentzündung 70
Hebammen 111, 116 ff., 121 ff., 126
Herpesvirus 68
Herzerkrankungen und HRT 210 f., 218
Histaminintoleranz 185
HIV (Humanes Immundefizienz-Virus) 87
Hormonersatztherapie, *siehe* HRT
Hormonspirale 63, 77, 89, 175, 216
HPV (Humane Papillomviren) 71, 87, 152
HRT (Hormonersatztherapie) 162, 164, 175, 185, 188 ff., 198, 206, 208 ff., 216
Hypermobilität 74, 77 f., 166
Hysterektomie 62 f., 83, 134, 138, 145, 164, 191, 211

I

Impfungen 87, 101
Inkontinenz 126, 172 f.
In-vitro-Fertilisation (IVF) 105 f.

K

Klitoris 13 f., 146 ff.
Kognitive Verhaltenstherapie 62, 104, 181, 186 f.
Kombinationspille 62 f., 72 ff., 78
Komplementäre Therapien 61, 186, 210
Kondome 67, 73 ff., 83, 85
Kopfschmerzen 45, 61, 116, 166, 185
Krebsvorsorge 31
Kupferspirale 79, 84

L

Laparoskopie 105, 132, 13 f.
LGBTQ+-Eltern 108
Libido, niedrige 32, 61, 73, 165, 176, 204 f., 219
Lichen planus 147 f.
Lichen sclerosus 146, 148, 152
Lutealphase 40, 42, 63

M

Mammografie 31, 209, 222 ff.
Mastitis 126
Menopause, *siehe auch* HRT (Hormonersatztherapie) 65, 131, 143, 162, 164, 180 ff., 186 ff., 200, 215 f., 218 ff.
– Akzeptanz- und Commitment-Therapie 187
– Histaminintoleranz 185
– Perimenopause 162, 164 ff., 175 ff., 179 f., 182 f., 186, 206, 215, 218 ff.
– Postmenopause 70, 131, 162, 177, 182, 191
– Vorzeitig 143, 164
Menstruation, *siehe* Periode
Müdigkeit 53, 76, 116, 166
Muttermund 122, 124
Myome 43, 49, 132 f., 140 f.

N

Nahrungsergänzungsmittel 61, 64, 99, 183, 216

Nasenbluten 116

Neurodiversität 28, 180

Nicht binäre Menschen 31, 50, 88, 90, 152, 221 f.

Notfallverhütung 72, 84

O

Öffentlichkeitsarbeit 26

Oralsex 71

Östrogen 31, 40 f., 62, 73, 76, 78, 140, 145, 170, 188, 190 ff., 194, 198, 200, 209 ff., 216, 222

P

Periode 39 ff., 43 ff., 48, 50 ff., 58 f., 63 ff., 111, 127, 131 f., 135, 162, 203
- Anämie 64 f.
- Regelschmerzen 45, 50, 58 f., 73, 132
- Sport 41, 50
- Transsexuelle und nicht binäre Patient*innen 50

Periodenprodukte 46, 50 ff.
- Binden 46 f., 50 f., 56, 126
- freie Menstruation 48
- Menstruationstasse 46, 48 ff., 126, 148
- Periodenslips 48, 50
- Tampons 44, 46, 48 ff., 53, 55, 65, 148
- Umwelt 46 ff., 82
- wiederverwendbar 46 ff.

Pflegeelternschaft 108

Phytoöstrogene 183

Pille danach 84

Polyzystisches Ovarialsyndrom (PCOS) 65, 129

Postnatale Depression 127

Postnatale Probleme 126

Postpartal 126 f.

Prämenstruelle dysphorische Störung 62

Prämenstruelles Syndrom (PMS) 61, 88

Pregabalin 213

Progesteron 62, 73 ff., 188, 210 f.

Prolaps 144 f., 166

Pubertät 36 ff., 65, 69, 129

R

Ramadan 216

Rauchen 59, 99, 104, 143, 208

Röteln 101

S

Samenspende 106, 108

Schamlippen 13 f., 21 ff., 122, 146, 171

Scheide, *siehe* Vagina

Schlaf 61 ff., 116, 165, 181 ff., 187, 213

Schmerzmittel 59, 65, 134, 146 f.

Schwangerschaft 12, 41, 68 f., 72 ff., 97, 99 ff., 105 f., 111 ff., 126 f., 140, 143
- ungewollte 112
- Test 111 ff.

Screening 85, 87, 152, 209, 222

Selbstmordgedanken 62, 89, 127, 179, 213

Selbstuntersuchung 11, 25, 149, 157
- Brüste 16, 209
- Vulva und Genitalbereich 21, 168

Sex 40, 69, 71, 80, 82, 84 ff., 102 f., 111, 127, 135, 176 f.

Sexuell übertragbare Krankheiten, *siehe* Geschlechtskrankheiten

Sodbrennen während der Schwangerschaft 115

SSRIs und SNRIs 61 f., 119, 204, 213

Sterilisation 83

Stillen 115, 117, 123, 126 f., 147

Stress 43 f., 69, 104, 154, 176, 186

Syphilis 86 f.

T

Testosteron 89 f., 164, 176, 203 ff.

Tiefe Venenthrombose 118

Trans*Menschen 30 ff., 88 f., 149, 221 f.

Trichomoniasis 86

U

Übelkeit während der Schwangerschaft 111, 113, 115
Überbrückungsrezepte, Trans*Personen 32
Unfruchtbarkeit 102 ff., 138
Unterleibsentzündung 143

V

Vagina 49, 67 ff., 78 ff., 122, 144 ff., 151, 168 ff., 177
– Pflege 67
– Schmerzen 144 f.
Vaginale Atrophie 126, 168, 170
Vaginales Östrogen 70, 145, 170, 200, 209, 216
Vaginismus 177
Vorzeitige Ovarialinsuffizienz (POI) 164
Verdauungsstörungen 115
Vergewaltigung 112
Verhütung 71 ff., 76 ff., 82 f., 127, 175
Vitamine, *siehe auch* Nahrungsergänzungsmittel 99, 183
Vulva 14, 20 f., 69, 146 ff., 150 f., 168 ff.
– Pflege 67
– Schmerzen 144
Vulvodynie 148

W

Wehen 101, 121 ff.
Zähne und Zahnfleisch 116

Dank

Dieses Buch und meine bisherige medizinische Karriere wären ohne die Hilfe und Unterstützung so vieler Menschen nicht möglich gewesen. Es stimmt, es braucht wirklich ein ganzes Dorf! Insbesondere möchte ich mich bei den folgenden Personen und Organisationen bedanken.

Ein großes Dankeschön geht an meine Familie. An meine Eltern, die mich mit ihren Duas (Gebeten) und ihrem Rat immer unterstützen, und an meine Geschwister Irfan, Imran, Saba und Ali, die immer meine besten Freunde sein werden. Mein Ehemann Khalid ist eine Stütze, ein Vater für unsere drei Jungs und ein Rückhalt für meine Entscheidungen. Ein Dank an meine Kinder Haris, Qasim und Adam, die meine Welt sind und so viel Freude in mein Leben bringen. An die pakistanischen Frauen in meiner Gemeinde: Als ich damals in Großbritannien ankam, haben sie uns mit so viel Essen, Liebe und Bildung versorgt und uns mit offenen Armen willkommen geheißen. Diese unglaublichen Frauen lehren mich bis heute die Facetten des Frauseins.

In Bezug auf Medizin und Frauengesundheit bin ich mir bewusst, dass ich auf den Schultern von Riesen stehe, insbesondere von Dr. Louise Newson, die mir den Mut gab, mein Wissen über Hormonersatztherapie und Menopausenbehandlung weiterzugeben und es auf meine südasiatische Gemeinschaft zu übertragen. Dr. Annice Mukherjee hat mir die Auswirkungen von Hormonen auf Frauen nähergebracht, und ich danke Dr. Radikha Vohra, Dr. Aziza Sesey, Dr. Liz O'Riordan, Dr. Philippa Kaye, Dr. Zoe Williams, Dr. Larissa, Dr. Sara Hyat, Dr. Punam Krishan und Dr. Naomi Potter – an deren Buch mit Davina McCall ich mitgearbeitet habe – für ihre Unterstützung. Vielen Dank auch an meine Kolleg*innen aus den USA, von denen ich so viel lerne: Dr. Karen Tang, Dr. Mary Claire Haver und Dr. Rachel Rubin.

Vielen Dank an alle, die dazu beigetragen haben, dass dieses Buch so geworden ist, wie es ist. Insbesondere Dr. Ajay Verma, der mir beim Korrekturlesen von Abschnitten des Buches mit Rat und Tat zur Seite stand, und Dr. Kamilah Kamaruddin, die sich in der medizinischen Gemeinschaft für die Rechte von Trans*Personen einsetzt und die Abschnitte über die Gesundheitsversorgung von Trans*Personen mit ihrer Weisheit bereichert hat.

Ein großes Dankeschön an meine Familie bei Wellbeing of Women, insbesondere Dame Lesley Regan, Janet Lindsay, die mich als Botschafterin gewonnen hat, und meine Kollegin Rosie Nixon für ihre kontinuierliche Unterstützung. Danke auch an Manjit Gill MBE von Binti Period, deren Kampagnenarbeit zum Thema Periode von unschätzbarem Wert ist und die ihr Wissen über die Mythen rund um den Menstruationszyklus beigesteuert hat, sowie an Hibo Wardere und Nimko Ali OBE, deren Rat mir geholfen hat, mit Klarheit und Autorität über weibliche Genitalverstümmelung zu schreiben. Ich bin den Aktivistinnen und Aktivisten an der Basis, die so viel für die Gesundheit von Frauen tun, unendlich dankbar: Diane Danzebrink, Gründerin von Menopause Support; Elizabeth Carr-Ellis von Pausitivity; und die südasiatischen Brustkrebskampagnen und -kämpferinnen Sakoon Through Cancer, Iyna Butt, Kreena Dhiman und Bep Dhaliwal. Und ein Dankeschön an die Wohltätigkeitsorganisationen: The Eve Appeal, Jo's Cervical Cancer Trust, Breast Cancer Now, Lichen Sclerosus und Vulval Cancer UK Awareness, die mir eine Fülle von Informationen zur Verfügung gestellt und meine Arbeit stets unterstützt haben.

Ich danke Jan Croxson, meiner Agentin, die mich 2019 fand, mich 30 Sekunden lang kennenlernte und sagte, sie würde mich gern unter Vertrag nehmen. Ich war verblüfft, dass sich jemand für eine einen Hidschab tragende Muslimin mit einer etwas vulgären Sprache und drei Kindern interessierte und mich zusammen mit Borra Garson und Louise Leftwich in die Welt der Medien brachte. Danke an Davina McCall, die mich so sehr unterstützt und Frauen aufrichtet.

Danke an Kate Muir, die mich ursprünglich gebeten hat, bei *Davina McCall: Sex, Myths and the Menopause* mitzumachen, und an Eleanor Mills, die mir geholfen hat, über Frauengesundheit zu schreiben, und die mich als Botschafterin für Noon engagiert hat.

Ein großes Dankeschön an das *BBC-Breakfast*-Team: Louise Minchin als Ratgeberin und Mentorin, Naga Munchetty, Sally Nugent und Richard (oder »Freddie«), der meine Medienarbeit so sehr unterstützt hat und mich immer wieder in die Sendung holen wollte.

Danke an das Dreamteam von ITV *This Morning*: Phil und Holly, die mich besonders unterstützt haben, Alison Hammond und Dermot O'Leary, die immer so nett sind, sowie Redakteur Martin Frizell und Produktionsassistentin Ellie Cole, die sich so sehr dafür einsetzen, dass jemand wie ich wöchentlich auf dem Bildschirm zu sehen ist. Und an Josie Gibson, die mir gesagt hat, ich sei ihre Lieblingsärztin – das war das Sahnehäubchen auf der Torte (obwohl ich sicher bin, dass sie das zu jedem sagt!).

Danke auch an mein Team von BBC Three Counties Radio, besonders an Louise Parry und Toby Friedner, die versucht haben, mir die Kunst des Moderierens an einem Sonntagmorgen beizubringen, als ich wenig bis gar nicht gefrühstückt und nur eine halbe Tasse Tee getrunken habe, mit denen es aber unglaublich viel Spaß gemacht hat, dies zu lernen – zum Moderieren gehört mehr dazu, als mir jemals bewusst war.

Danke an Baroness Sayeeda Warsi, Saira Khan, Anita Rani, Pippa Vosper, Lavina Mehta MBE, Meera Bhogal und Tessy Ojo CBE, die sich immer für meine Arbeit einsetzen. Ich danke meinen Her-Spirit-Freunden: Mel Berry, Holly Woodford und Professor Greg Whyte, die mich buchstäblich dazu motivieren, Sport zu treiben und in jeder Hinsicht fitter, stärker und gesünder zu werden, weil ich mehr Schokolade konsumiere, als ich sollte!

Ein großes Dankeschön geht an meine NHS-Praxis, insbesondere an meine unterstützenden Kolleg*innen Dr. Heather White, Dr. Kirsten Riemer und Dr. Lee Mitchell. All meinen Kolleg*innen bei OSD Healthcare, die mir geholfen haben, eine private Frauenklinik nach meinen Vorstellungen einzurichten, und die mir sogar Entonox zur Schmerzlinderung beim Einsetzen von Spiralen zur Verfügung gestellt haben, möchte ich ebenfalls danken. Und auch ein Dank an meine NHS-Patient*innen, die mir durch ihre Erfahrungen mehr beigebracht haben als jedes medizinische Lehrbuch.

Ein riesiges Dankeschön an Stephanie Jackson, die an die Vision dieses Buches geglaubt und dieses Mammutprojekt auf sich genommen hat. Ich bin Jo Lake und Han sehr dankbar, deren Weisheit und Rat ich überaus zu schätzen weiß. Ich bin auch Pauline Bache, Jaz Bahra und Liliana Rasmussen für ihre Hilfe dankbar. Ohne Lilianas Illustrationen hätte dieses Buch nicht die Seele, die es hat.

Ich danke meinen Lehrer*innen an der Misbourne School, insbesondere meinem Schulleiter

David Selman, der sich weigerte, mich zur Schulsprecherin zu machen, damit ich mich auf mein Abitur konzentrieren und als erste Schülerin der Schule Medizin studieren konnte. Mrs Carol Taylor, die mich betreute und mit Taschentüchern versorgte, während ich praktisch täglich in ihrem Büro weinte, weil ich Angst hatte zu versagen (sie hatte immer Kekse und Tee für mich); Mrs Lorraine Cummings, die mir bei meiner UCAS-Bewerbung half, um an der Queen Mary's University of London, Barts and the London School of Medicine aufgenommen zu werden. Und allen Professor*innen, Freund*innen und Dozent*innen in Barts, die mich auf den Weg gebracht haben, Ärztin zu werden.

Und schließlich danke ich meinem neunjährigen Ich, der kleinen Nighat, die so verloren war und alles, was sie in Pakistan gekannt hatte, zurückließ. Sie war in einer fremden Welt, hatte nie die richtige Kleidung für das nasse und kalte Wetter, verstand das neue Essen und die neue Lebensweise nicht, aber sie gewann auch all diese Freiheiten und hatte die Möglichkeit, sich als Mädchen nicht einschränken zu lassen. Als ich hierherzog, empfand ich einen bittersüßen Verlust meines Lebens in Pakistan, aber ich erkannte auch die Liebe zu dem, was ich in Großbritannien gefunden habe. Es gibt keinen anderen Ort wie meine Heimatstadt Chesham. Als ich als junges Mädchen hierherkam, hatte ich ständig damit zu kämpfen, meine Identität zu finden. Deshalb möchte ich mich bei diesem Mädchen bedanken, weil sie mit einem Lächeln durchgehalten hat (ich lächle immer noch, wenn ich nervös bin, deshalb lächle ich auch immer im Fernsehen!) und weil sie sich allmählich von den Fesseln des Patriarchats gelöst hat, indem sie leicht rebellisch war und in der Medizin eine Gemeinschaft fand. Deshalb ist dieses Buch für all die anderen Menschen, die das Gefühl haben, ihre Identität und ihren Halt zu verlieren – und die sich hin und wieder fragen: »Was mache ich hier eigentlich?« Ich hoffe, dass du zumindest das Gefühl hast, deinen eigenen Körper im Griff zu haben und zu verstehen, wie du ihn am besten pflegst, als helfende Hand auf deinem Weg.

Über die Autorin

Dr. Nighat Arif ist Allgemeinmedizinerin mit Spezialisierung auf Frauengesundheit und Familienplanung und verfügt über 16 Jahre Erfahrung im staatlichen NHS-Gesundheitsdienst und in der Privatpraxis. Sie ist in Buckinghamshire ansässig und kann ihre Patient*innen fließend in Urdu und Pandschabi beraten. Dr. Nighat ist auch als medizinische Ausbilderin tätig und unterrichtet angehende Allgemeinmediziner*innen in der Region sowie auf nationalen und internationalen Konferenzen. Dr. Nighat wurde für den Nationalen Bevan-Preis für Gesundheit und Wohlbefinden nominiert, um ihr außergewöhnliches Engagement für die Förderung des Wohlbefindens in ihrer Gemeinde zu würdigen. Dr. Nighat hat sich dafür eingesetzt, das Bewusstsein für die Menopause und die Gesundheitsfürsorge für schwarze und asiatische Frauen zu schärfen, und sie hat ihre klinische Arbeit bei der Anhörung des britischen parlamentarischen Ausschusses »Menopause am Arbeitsplatz« vorgestellt. Sie hat außerdem mit dem Team Halo zusammengearbeitet, einer Initiative der Vereinten Nationen zur Beendigung der Pandemie. Zudem hat sie auf dem G7 Global Vaccine Confidence Summit einen Vortrag gehalten, für den ihr die Ehrendoktorwürde der London City University für Frauengesundheit, öffentliche Gesundheit und Inklusion verliehen wurde. Für ihre Arbeit im Bereich der Frauengesundheit wurde sie 2023 mit dem SHE Award ausgezeichnet.

Dr. Nighat ist als Ärztin bei *BBC Breakfast*, *This Morning* bei ITV und *BBC Look East* tätig und moderiert ihre eigene Sonntagsfrühstückssendung bei BBC Three Counties Radio. Dr. Nighat hat außerdem an der Channel-4-Dokumentation *Davina McCall: Sex, Lies and the Menopause* mitgewirkt und war in zahlreichen Podcasts zu Gast, in denen sie sich mit Tabuthemen rund um die Frauengesundheit auseinandergesetzt hat. Dr. Nighat schreibt regelmäßig für verschiedene Publikationen wie *Stylist*, *HELLO*, *Red*, *Good Housekeeping* und *Women in Medicine*, und ihre Arbeit über die Menopause wurde in der britischen *Vogue* veröffentlicht. Derzeit ist sie stellvertretende Lord Lieutenant von Buckinghamshire und vertritt in dieser Funktion die Krone. Außerdem ist sie Botschafterin der global tätigen Wohltätigkeitsorganisationen Wellbeing of Women, Roald Dahl's Marvellous Children's Charity, The Good Grief Trust, HerSpirit, Sikh Forgiveness und Upon Noon. Sie lebt mit ihrem Mann und drei Söhnen in Buckinghamshire.

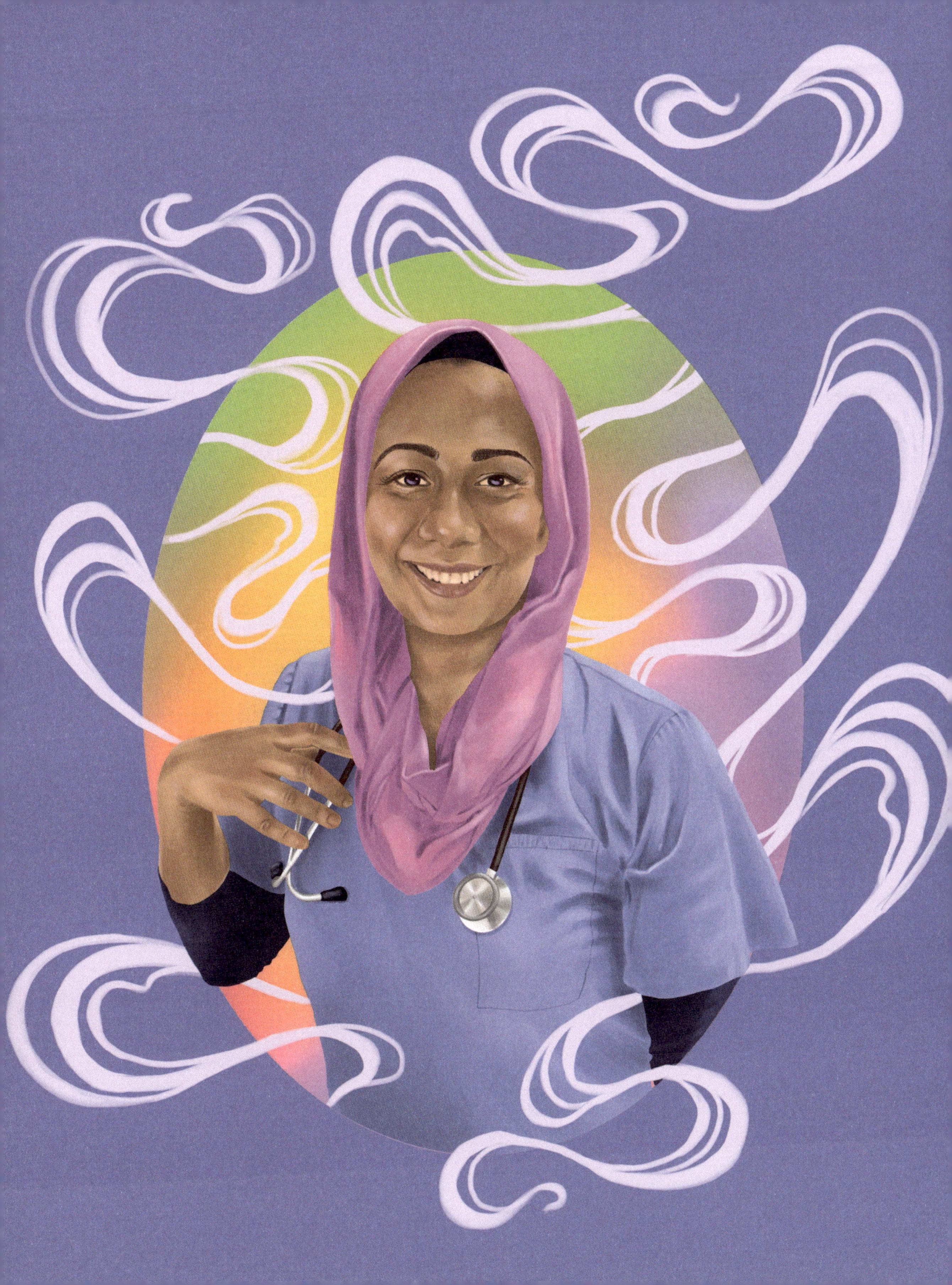

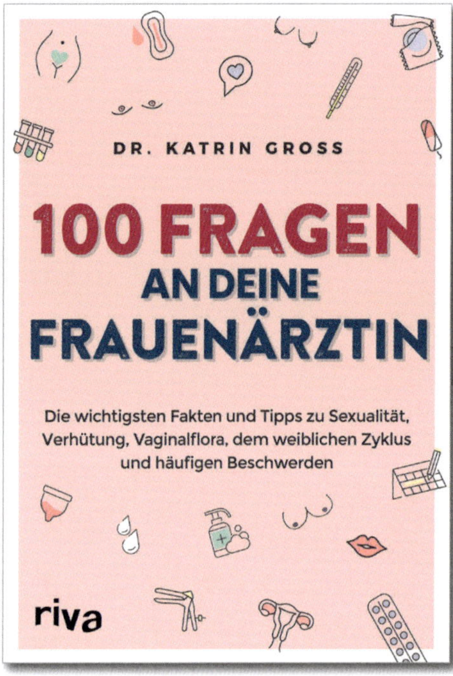

Auch als **E-Book** erhältlich

208 Seiten
16,00 € (D) | 16,50 € (A)
ISBN 978-3-7423-2395-8

Dr. Katrin Gross

100 Fragen an deine Frauenärztin

Die wichtigsten Fakten und Tipps zu Sexualität, Verhütung, Vaginalflora, dem weiblichen Zyklus und häufigen Beschwerden

Vielen Frauen ist es nach wie vor unangenehm, offen über bestimmte Themen zu sprechen. Auf all die unbeantworteten oder gar ungestellten Fragen geht die Gynäkologin Dr. Katrin Gross ein und bietet damit eine umfassende und entspannte Sprechstunde voller Infos und mit praktischem Rat rund um Anatomie, Hormonhaushalt, Verhütungsmethoden, Geschlechtskrankheiten oder Schmerzen. Evidenzbasiert und leicht verständlich erklärt sie, was es braucht, um die Gesundheit des weiblichen Körpers zu schützen: Wie hält man das vaginale Mikrobiom in Balance? Ist eine Intimrasur gefährlich? Warum sollte man den Beckenboden trainieren? Wie kann man PMS wirksam behandeln? Was hilft bei Scheidentrockenheit? Antworten auf Fragen wie diese helfen Frauen, die richtigen Entscheidungen für sich zu treffen. Denn erst das Wissen über den eigenen Körper gibt ihnen die Macht, selbstbewusst für ihre Gesundheit einzustehen.

riva

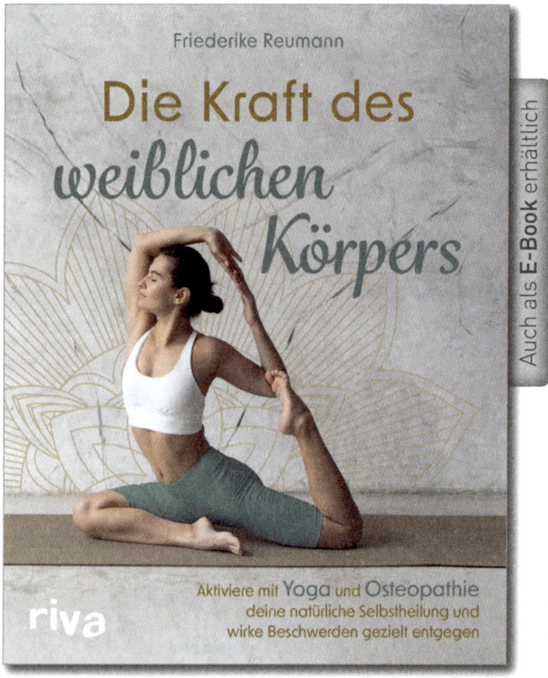

208 Seiten
22,00 € (D) | 22,70 € (A)
ISBN 978-3-7423-2484-9

Friederike Reumann

Die Kraft des weiblichen Körpers

Aktiviere mit Yoga und Osteopathie deine natürliche Selbstheilung und wirke Beschwerden gezielt entgegen

Der weibliche Körper verfügt über ganz besondere Eigenschaften und Fähigkeiten. Und um diese aktivieren und nutzen zu können, bietet die Kombination aus Yoga und Osteopathie dafür das ideale Tool: Die mit Step-by-Step-Bildern angeleiteten Programme bestehen aus einem Asanaflow, der durch osteopathische Impulse modifiziert und an unterschiedliche Beschwerden angepasst werden kann. Ganz individuell kann so jede Frau entscheiden, was sie und ihr Körper gerade brauchen – egal, ob bei zyklusbedingten Schmerzen, einer Blasenentzündung, Stress oder Hormonchaos. Auch für besonders herausfordernde Lebenssituationen, wie die Prämeno- und Menopause, einen unerfüllten Kinderwunsch oder die Schwangerschaft, gibt es die jeweils passende Sequenz. Denn klar ist: Jede Frau sollte selbstbestimmt die eigene Gesundheit unterstützen können.

riva